增广校正和剂局方补佚校注

王世民　主编

中国科学技术出版社
·北　京·

图书在版编目（CIP）数据

增广校正和剂局方补佚校注 / 王世民主编 . -- 北京：中国科学技术出版社，2025.6

ISBN 978-7-5236-0081-8

Ⅰ. ①增…　Ⅱ. ①王…　Ⅲ. ①方剂—汇编　Ⅳ. ① R289.2

中国国家版本馆 CIP 数据核字 (2023) 第 037622 号

增广校正和剂局方补佚校注　ZENGGUANG JIAOZHENG HEJIJUFANG BUYI JIAOZHU

策划编辑	卢紫晔　崔小荣
责任编辑	李　洁
封面设计	泽匠创意
正文设计	中文天地
责任校对	张晓莉
责任印制	李晓霖

出　　版	中国科学技术出版社
发　　行	中国科学技术出版社有限公司
地　　址	北京市海淀区中关村南大街 16 号
邮　　编	100081
发行电话	010-62173865
传　　真	010-62173081
网　　址	http://www.cspbooks.com.cn

开　　本	710mm × 1000mm　1/16
字　　数	268 千字
印　　张	14.75
版　　次	2025 年 6 月第 1 版
印　　次	2025 年 6 月第 1 次印刷
印　　刷	北京荣泰印刷有限公司
书　　号	ISBN 978-7-5236-0081-8 / R · 3107
定　　价	99.00 元

编著者名单

主　　　编：王世民

执行副主编：周益新

编　　　者：（以姓氏笔画为序）

马　娜　王世民　王左希　杨继红

张芙蓉　周益新　聂优爱　裴妙荣

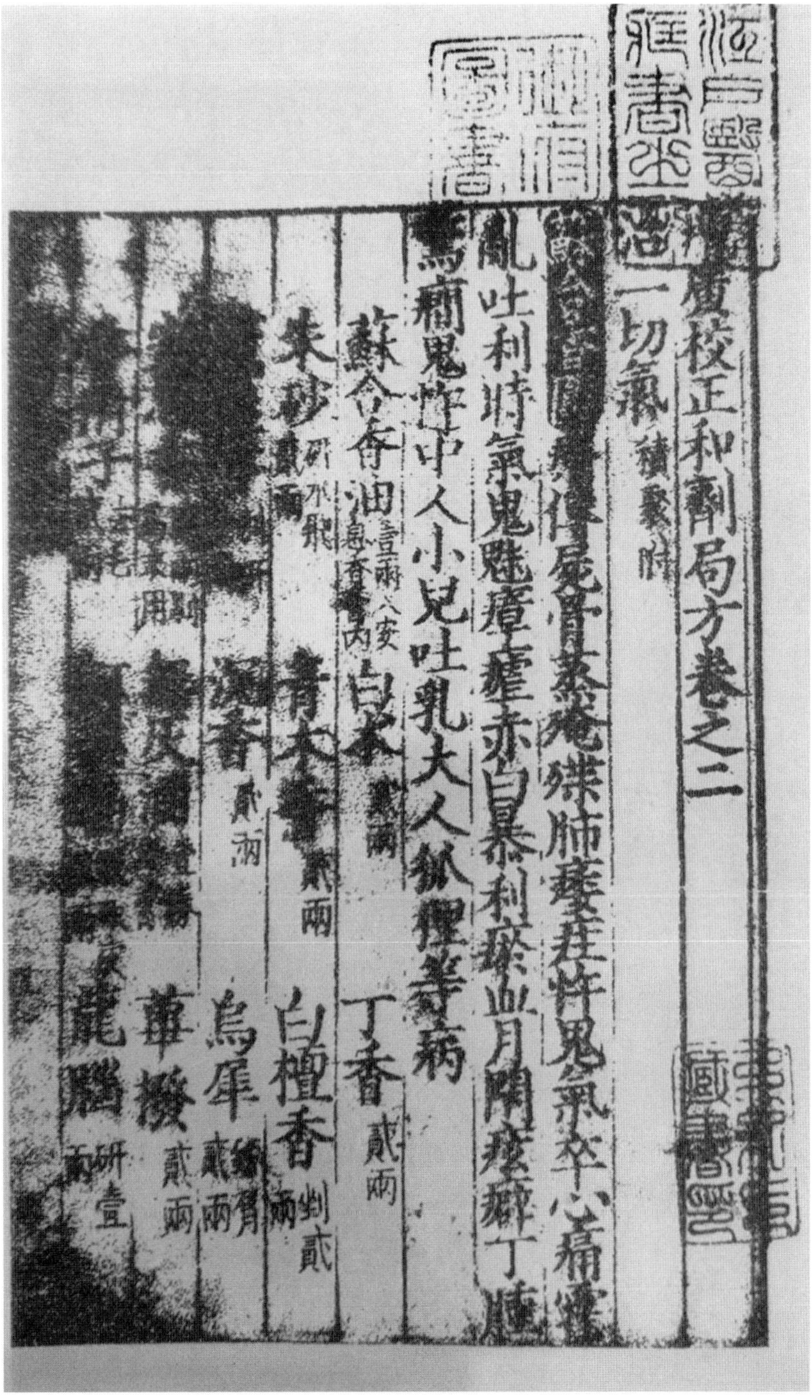

书影 1 吴琏本《增广校正和剂局方》卷之二

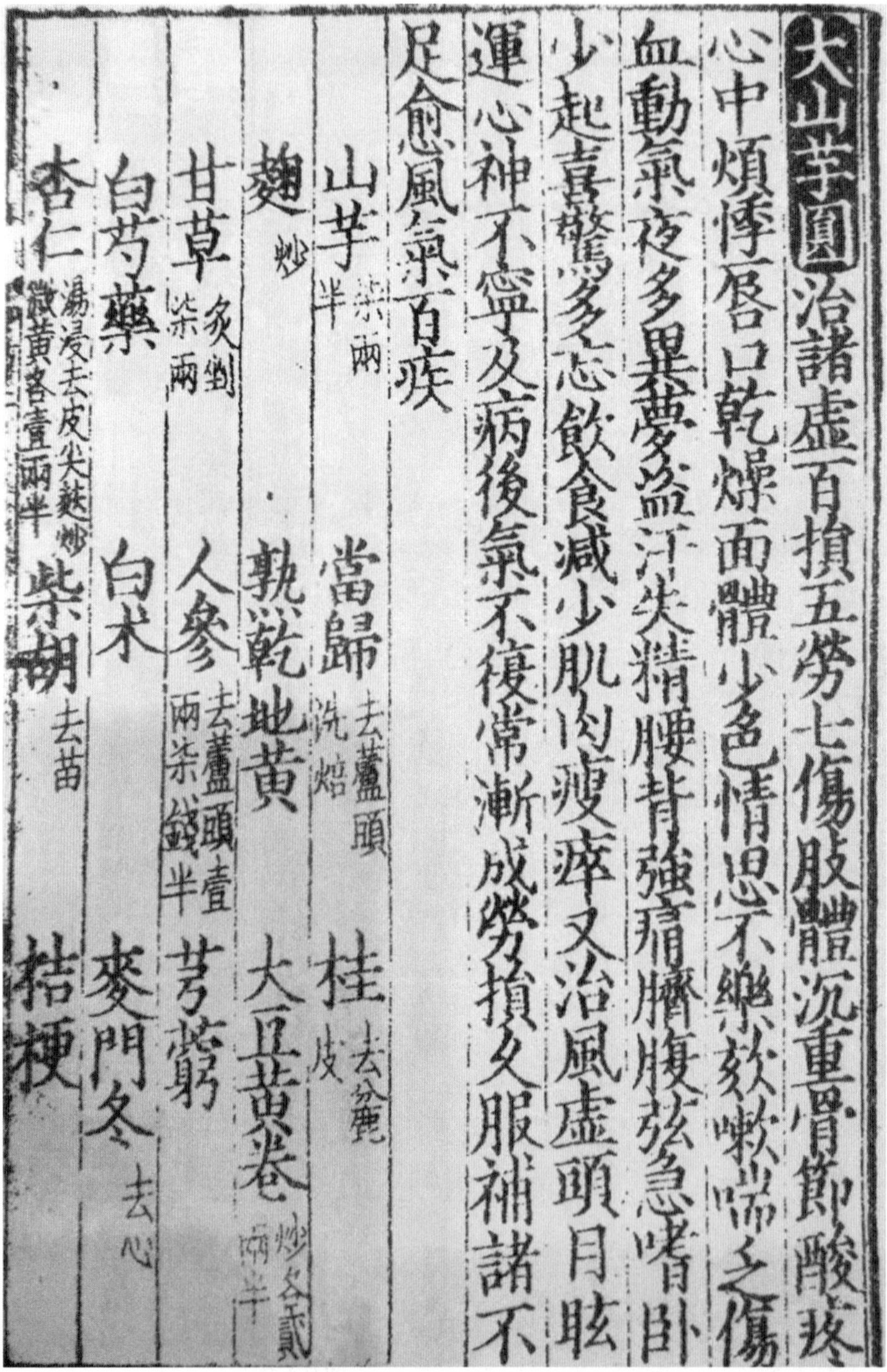

大山芋圓 治諸虛百損五勞七傷肢體沉重骨節酸疼心中煩悸唇口乾燥面體少色情思不樂欬嗽喘乏傷血動氣夜多異夢盜汗失精腰背強痛臍腹弦急嗜卧少起喜驚多忘飲食減少肌肉瘦瘁又治風虛頭目眩運心神不寧及病後氣不復常漸成勞損久服補諸不足愈風氣百疾

山芋 柒兩半　當歸 去蘆頭洗焙　桂 去麄皮

麴 炒　熟乾地黃　大豆黃卷 炒各貳兩半

甘草 炙剉柒兩　人參 去蘆頭壹兩柒錢半　芎藭

白芍藥　白朮　麥門冬 去心

杏仁 湯浸去皮尖麩炒微黃各壹兩半　柴胡 去苗　桔梗

书影 2　吴珽本《增广校正和剂局方》卷之三

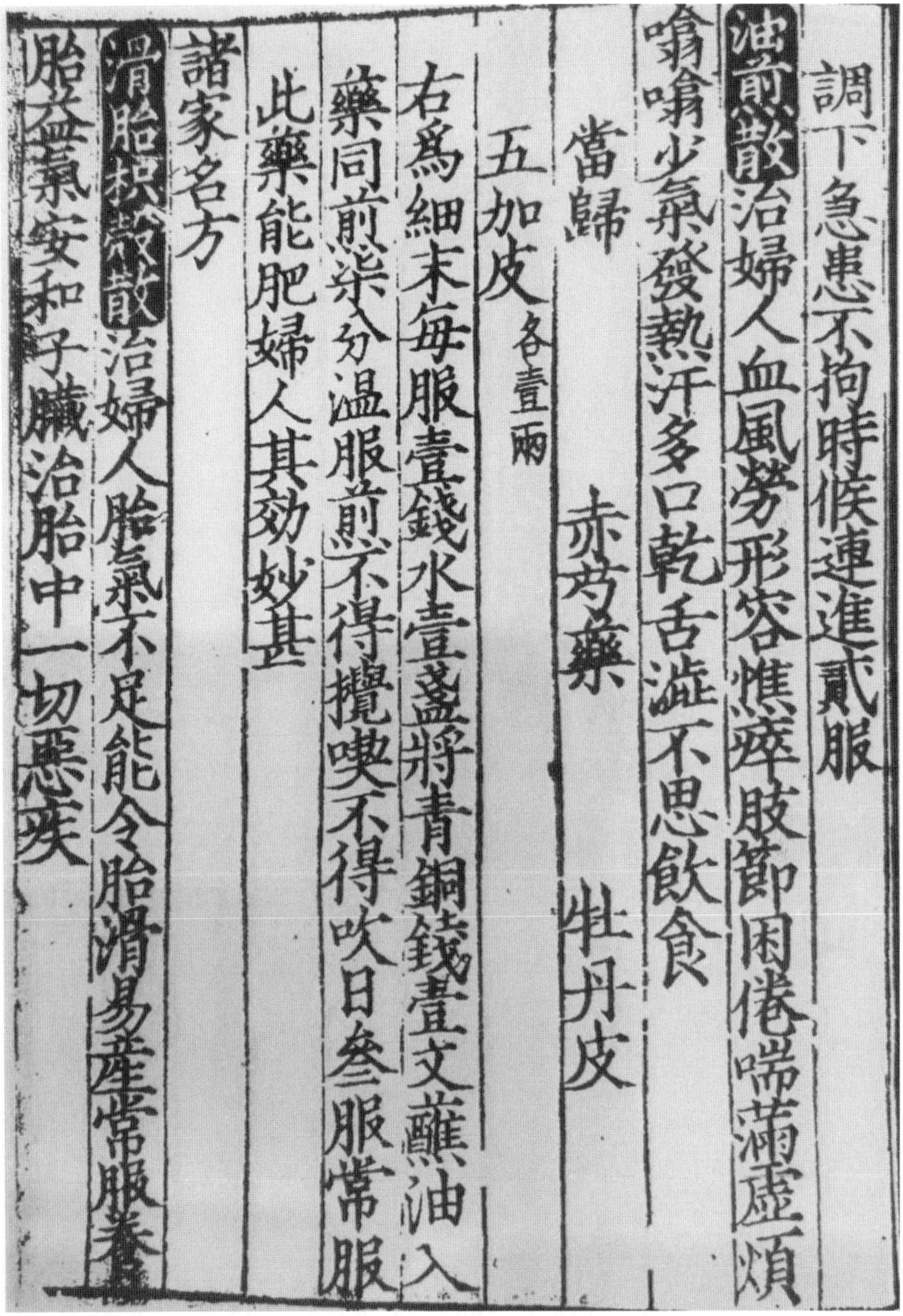

調下急患不拘時候連進貳服

油煎散 治婦人血風勞形容憔瘁肢節困倦喘滿虛煩噏噏少氣發熱汗多口乾舌澀不思飲食

當歸　赤芍藥　牡丹皮

五加皮 各壹兩

右為細末每服壹錢水壹盞將青銅錢壹文蘸油入藥同煎柒分溫服煎不得攪喫不得吹日叁服常服此藥能肥婦人其効妙甚

諸家名方

滑胎枳殼散 治婦人胎氣不足能令胎滑易產常服養胎益氣安和子臟治胎中一切惡疾

书影 3　吴琏本《增广校正和剂局方》卷之四

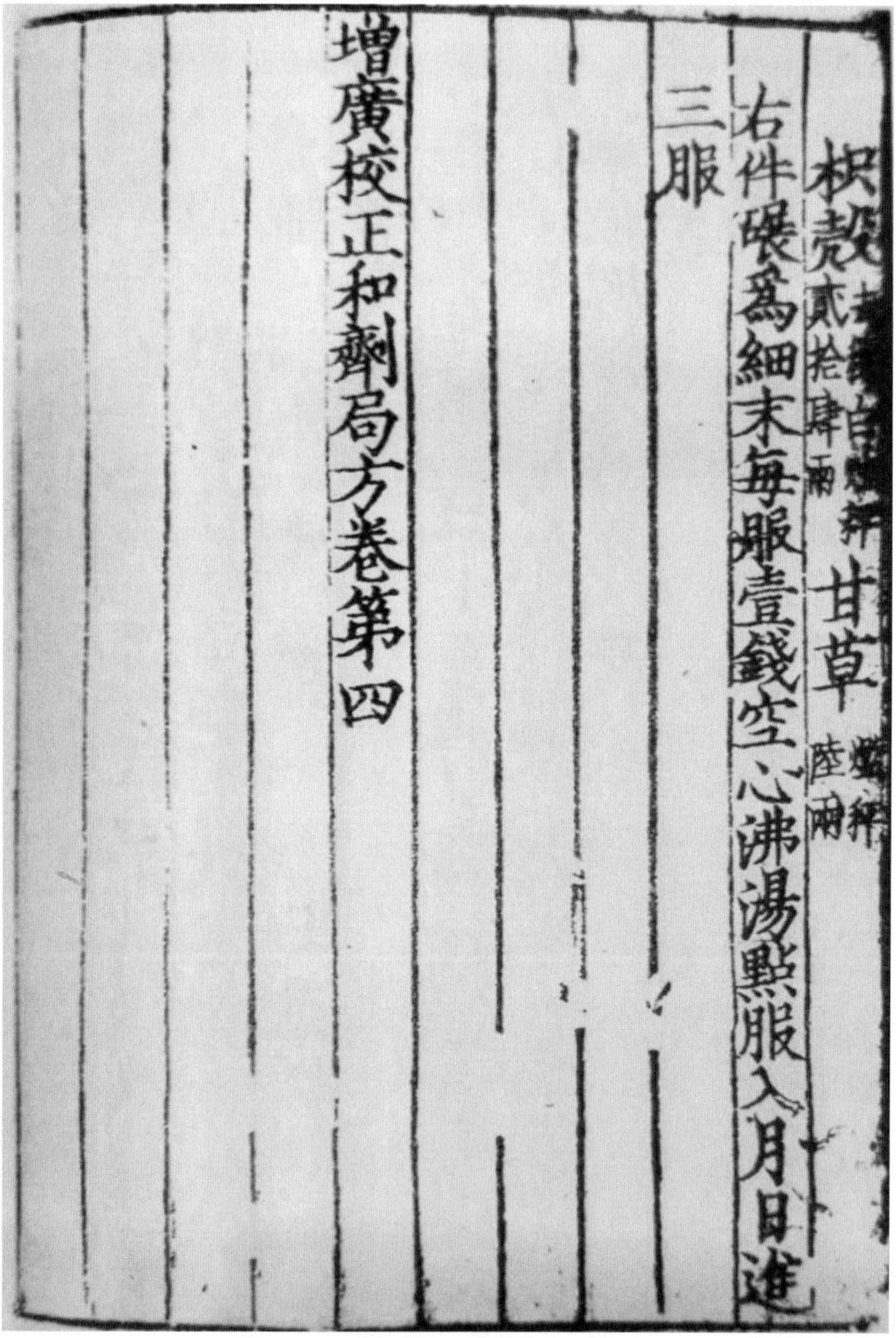
枳殼去穰麩炒貳拾肆兩　甘草爁陸兩
右件㕮為細末每服壹錢空心沸湯點服入月日進
三服

增廣校正和劑局方卷第四

书影4　吴珽本《增广校正和剂局方》卷之四

前　　言

《增广校正和剂局方》是南宋绍兴年间（1131—1162年）吴珽在北宋大观年间（1107—1110年）《和剂局方》及绍兴二十一年（1151年）重修《和剂局方》的基础上增广校正而成。

《和剂局方》是宋代的著名方书之一，是当时官方和剂局所使用的成药处方范本，可以说是中国历史上第一部由政府颁布的成药药典。该书发轫于太医局所颁行的医方，从成书到定型，多次修订，递有增损，传播极广。兹录其要，以明梗概。

1. 元丰年间（1078—1085年），宋神宗“诏天下高手医进得效秘方，下太医局验试，依方制药鬻之”，遂集为《太医局方》3卷，其为太医局熟药所配方簿所载方药之集编。

2. 大观年间，陈师文、裴宗元、陈承奉旨对《太医局方》进行校正、增补，历时一年，“校正七百八字，增损七十余方”（《郡斋读书后志》），辑订成《和剂局方》5卷，分21门，载方297首。

3. 绍兴二十一年，太平惠民局重修《和剂局方》，增方71首（含复见方11首；按吴珽本统计实为54首），后人称“绍兴续添方”。《宋史·高宗纪》载：“绍兴二十一年二月乙卯，诏诸州，置惠民局，官给医书。”《玉海》言：“二十一年十二月十七日，以监本药方颁诸路。”

4. 绍兴二十一年后，吴珽（直阁）予以增订，名为《增广校正和剂局方》。续增“诸家名方”126首（含复见方1首；按《医籍考》考证及吴珽本统计实为117首），后人称为“吴直阁增补诸家名方”。

5. 吴直阁之后，嘉定年间（1208—1224年）之前，又有人增订，增加“续添诸局经验秘方”174首（按《医籍考》考证，麝香苏合香圆在大观方中，降气汤在诸家名方中，则实为172首）。

6. 嘉定元年（1208年），太医助教、前差充四川总领所、检察惠民局许洪奉旨对《局方》监本再次精加校订增补，“按诸家本草所载，具注药性于逐品之下”，“仍并将吴直阁得效名方及诸局经验秘方，各随条类，附于本方之左。又编次‘和剂指南总论’以冠帙首”，命名为《增注太平惠民和剂局方》，共

10卷。《太平惠民和剂局方》名称和十卷本的出现，或自此而始。

7. 宝庆年间（1225—1227年），在许洪注本基础上，增方76首（按《医籍考》考证，宝庆至圣保命丹、挨积圆，在诸家名方内，则实为74首），后人名“宝庆新增方”。

8. 淳祐年间（1241—1252年），在宝庆增订基础上，又增方41首（含复见方1首，按《医籍考》考证，淳祐“春雪膏”“硼砂散”在诸家名方内，则实为38首），后人名“淳祐新添方”。

9. 宋末元初，有人荟萃诸家所增方，并“重括许氏逐品下旁加药注者，辑为一家，以序品图，目曰《图经本草》，私淑附之其后”（《和剂局方》橘亲显序），并再度刊行。此本共收录了465种药物的性味、功效主治、七情宜忌等药性理论和实践经验，并绘有药物图谱400余幅。《医籍考》曰：“《增注太平惠民和剂局方》十卷，存。按，是书不知修乎何人，盖许洪所著，止于吴直阁得效名方，及诸局经验秘方。兹本并宝庆、淳祐增添新方，俱加笺解，则宋季人所续修，卷首犹题许洪名衔。”①《宋以前医籍考》亦言：“按，朝鲜活字印本亦题‘增注太平惠民和剂局方’，盖亦以此本为祖者。”②

至此，《局方》全书基本定型，成为现在的通行本，书名亦改为《太平惠民和剂局方》。共计10卷，14门，载方788首，并附《指南总论》《图经本草药性总论》《诸品药石炮制总论》诸篇。

惜乎《局方》宋版现在国内均以亡佚，已难窥其面目了。现只有元代以后版本传世，如元代有大德八年甲辰（1304年）余志安勤有堂刻本、大德十年丙午（1306年）建安高氏日新堂刊本、至顺元年庚午（1330年）建安宗文书堂郑天泽刻本、至正十六年丙申（1356年）庐陵胡菖节古林书堂刊本、建安双璧陈氏留耕堂刻本，明代有正统九年（1444年）叶氏广勤堂本、成化二年（1466年）熊氏种德堂本、崇祯十年（1637年）袁元熙重刻本，清代有《四库全书》本、嘉庆十年（1805年）虞山张氏照旷阁刻《学津讨源丛书》本、渤海高承勋刻《续知不足斋丛书》刊本等。

现存《局方》版本，一般认为以元代建安宗文书堂本最优，现代通行本多以此本为底本校注刊印。1959年，人民卫生出版社曾据郑本与他本互校排印出版；1985年，刘景源教授据郑本及明代叶氏广勤堂本、熊氏种德堂本点校，由人民卫生出版社出版；2007年，在人卫版的基础上，以郑本为底本，以高本为旁校本，以《续知不足斋丛书》本为参校本，重新点校，由人民卫生出版社纳入“中医临床必读丛书”出版，于2017年列入“中医临床必读丛书

---

① 日·丹波元胤著，郭秀梅、冈田研吉整理：《医籍考》，北京：学苑出版社，2007年，第347页。

② 日·冈西为人著，郭秀梅整理：《宋以前医籍考》（上），北京：学苑出版社，2010年，第67页。

（典藏版）”再版；1994 年，鲁兆麟教授等据郑本、《四库全书》本再次点校《局方》，由辽宁科学技术出版社出版。

此外，《局方》尚远传朝鲜、日本诸国，累加刊刻流布。在诸多刻本中，以日本享保十五年庚戌（1730 年）橘亲显校刊的官刻本《增广太平惠民和剂局方》最冠众本，习称“和刻本”。《增广太平惠民和剂局方》，系奉中御门天皇诏命，由日本前御药院典药头橘亲显领衔，官医细川桃庵、望月三英、单羽正伯参校，蒐集当时日本公私秘藏“稀世旧刊”15 部，并参考明末袁元熙刻本及坊间刊布流行诸本，进行了整理校正并作序刊行。所据版本按“参考《局方》诸家奉进目次”记录，包括中国明初刻本《和剂局方》6 种、朝鲜刻本《增注和剂局方》8 种，以及日本医员野吕元丈所藏《增广和剂局方》1 种。此本初为日本东井文库所藏，后归日本著名的汉医学家小岛尚质（字学古）。光绪六年（1880 年），著名学者、藏书家杨守敬（1839—1915 年）出任驻日使馆随员，随何如璋出使东瀛。杨氏素好古书，收购回大量珍本古籍，《增广太平惠民和剂局方》便在其内。光绪十年（1884 年）杨守敬回国，将所得善本旧籍舶运而归，和刻本《局方》贮于其“邻苏园”“观海堂”等藏书处。杨守敬卒后，辗转入故宫博物院庋藏，人罕见之。2000 年 10 月，海南出版社将此本予以影印出版，日刊本才首次公之于众。2002 年 2 月，任廷苏、李云、张镐京、郗效等以日本享保十五年（1730 年）橘亲显等所校《增广太平惠民和剂局方》为底本，以 1985 年人民卫生出版社《太平惠民和剂局方》刘景源点校本、1994 年辽宁科学技术出版社《太平惠民和剂局方》鲁兆麟等点校本、台湾商务印书馆影印文渊阁《四库全书·太平惠民和剂局方》为参校本，予以点校，作为“《故宫珍本丛刊》精选整理本丛书·医家”之一，仍由海南出版社出版，方为医家、学者渐知。

但这些刊本在历代的增补、传抄、刊刻过程中，不可避免地出现错讹脱误，已难窥宋代旧貌。幸运的是天不灭斯文，日本宫内厅书陵部尚收藏一部南宋绍兴年间《增广校正和剂局方》残本 2–4 卷，这部残本是天壤间仅存孤本，世间再无二秩，弥足珍贵。

此本如何传入日本已不得而知。日本涩江全善、森立之《经籍访古志补遗》引柳沜先生（丹波元胤）“文化十三年（1816 年）岁次丙子七夕”之跋及丹波元胤《医籍考》记述了该本的来历，系日本文化二年乙丑（1805 年）孟冬，姬路大夫川合元升（鼎）购于西京书坊，邮赠给其父丹波元简，藏于其书斋聿修堂，再转入江户医学馆，当时尚为全本。丹波元胤誉之曰：“虽非汴都之旧本，其烟楮精洁，实为南宋初所开雕。先君子得之，球璧不啻，以为宝椟之秘矣。”《经籍访古志补遗·医部》最早记载了其款识：

《增广校正和剂局方》五卷，南宋椠本，聿修堂藏。每半版高六寸七分，幅四寸六分，行廿一字，注字数不定。左右双边。板心间有劂人姓名。按：此本卷第一诸风伤寒，第二一切气至痼冷，第三积热至疮疡伤折，第四妇人，第五小儿。①

此本后来从医学馆逸出，最后入藏皇室宫内省图书寮（宫内厅书陵部前身），在这个过程中逸失了第1、第5卷，成为残本。由于书陵部系皇家的私人藏书，馆中唐钞宋刻为“御物”，不列入日本成百上千个公家和私人的藏书机构行列，也不接受日本国家“文化财保护委员会”等部门的审定，故《增广校正和剂局方》深藏秘阁，无缘轻窥，不为人知。

20世纪80年代以来，随着日本社会的所谓“国际化”潮流渐渐变得松动起来。北京大学严绍璗教授，从1985年春天开始，以20余年时间，对日本藏汉籍做了持续性的追踪调查，最早关注了《增广校正和剂局方》本：

宫内厅书陵部现今所存的《增广校正和剂局方》，为宋刊本残本三卷——即卷二（从“一切气”到“痼冷”）、卷三（从“积热”到“疮肿折伤”）、卷四（妇科）。每半叶十一行，每行二十一字。白口，左右双边。板框纵20.1厘米，横13.4厘米。墨色精洁，实为南宋初年开雕者。卷中所记诸方，与后来的《太平惠民和剂局方》时有差异者，如“牛黄清心丸”的配伍，两部书的方子有八味药不同，这对于研究中国医学史、药物学史都是很有意义的。卷中有“多纪氏藏书印”“江户医学藏书之印”等印记，此皆与前述诸本医方书相同，原皆系多纪氏家族的旧藏。②

严绍璗教授有感于日本宫内厅书陵部所收储的具有重要价值的汉籍医学文献，湮没良久，已经不为后人所知晓，曾向中医界相关人士予以介绍，遗憾的是未引起足够重视。

直到1995年，马继兴、郑金生先生领衔海外回归散佚中医古籍课题开展以来，对日本等海外收藏的大量珍本医籍加以调查、著录、介绍，逐渐选择一部分在国内影印出版，于2015年11月首先汇编21种，编成《海外回归中医古籍善本集萃》24册，由中医古籍出版社出版，其中第12册即为宋版《增广校正和剂局方》。2016年12月，国家出版基金资助项目、“十二五”国家重点图书出版规划项目《海外中医珍善本古籍丛刊》由中华书局出版，共403册（含提要1册），收录散佚海外的中医古籍427种，多为国内已经失传或存藏

① 日·涩江全善、森立之等撰，杜泽逊、班龙门点校：《经籍访古志》，上海：上海古籍出版社，2017年，第322–323页。

② 严绍璗：《日本藏汉籍珍本追踪纪实－严绍璗海外访书志》，上海：上海古籍出版社，2005年，第43页。

极少的珍稀版本。在收录的《太平惠民和剂局方》6个版本中，就包含有南宋残卷本（第105册）。宋元精椠影印存真，医人学者方识庐山真面目。

郑金生先生撰写提要介绍曰：

> 《增广校正和剂局方》五卷（存卷二至四）：宋陈师文等撰，吴斑增广。宋刊本。日本宫内厅书陵部藏。三册。书号：403-68。板框约高20.3厘米，宽15.4厘米。每半页十一行，行二十一字，白口，上下双黑鱼尾，左右双边。首为卷二，卷首题署为“增广校正和剂局方卷之二”，无责任人署名。……该本五卷，残存三卷。诸病分类为：卷二治一切气（积聚附）、治痰饮（咳嗽附）、补虚损（骨蒸附）、治痼冷；卷三治积热、治泄痢（秘涩附）、治杂病、治眼目、治咽喉口齿、治疮肿伤折；卷四治妇人诸疾、产图。在吴氏增补之前，《和剂局方》仅于绍兴二十一年（1151年）增补过一次。该本乃《和剂局方》存世版本中惟一宋版，故此本对了解《和剂局方》旧貌最为有利，且能用之校勘后世通行本之若干讹误。①

关于《增广校正和剂局方》的作者，原本未有题名，丹波元胤考证曰：“兹本无序及目录，不知出于何人？考许洪注本序称《诸家名方》者，为吴直阁所附。许作是序在嘉定改元，则兹本修自吴直阁，而其为高、孝两朝间人可知也。”“至诸家名方，不题吴直阁增字，则知绍兴中吴直阁所增广也。然兹本不载其名字，所谓吴直阁者，难识为何人。”指出了是书增广刊行者为吴直阁，生活于宋高宗、宋孝宗时代，然“难识为何人”。

在此基础上，郑金生先生进一步考证曰：

> 据南宋陈衍《宝庆本草折衷》记载：“诸注《和剂局方》中本草笺要……仍将直阁吴斑名方及诸局经验秘方，各随门类，分附于后。”由此可知，所谓吴直阁，其名吴斑。吴斑，开封（今属河南）人，吴近之孙，宪圣慈烈吴皇后之侄，为淮东总领，卒赠开府仪同三司，谥恭僖。由此可知，该本增补者为南宋绍兴中直阁吴斑。”②

可见所谓吴直阁者，姓吴名斑，乃是河南开封吴近之孙、宋高宗皇后吴氏之侄儿。生卒年不详，据丹波元胤推测“其为高、孝两朝间人”，约生活于建炎至淳熙年间（1127—1189年）。曾任淮南总领，去世后赠开府仪同三司，谥“恭僖”。直阁为其官名，宋时称供职龙图阁、秘阁等机构者为“直阁”，位次于修撰，掌编修文书。

---

① 郑金生:《海外中医珍善本古籍丛刊》（提要），北京：中华书局，2016年，第119页。

② 郑金生:《海外中医珍善本古籍丛刊》（提要），北京：中华书局，2016年，第119页。

关于吴珽《增广校正和剂局方》的修订时间，从书中内容来看，其列有绍兴续添方，虽未标识，但附大观方之后，显然其是在绍兴二十一年（1151年）监本颁行时所增之方，吴珽本的增广必在其后，如此则其上限时间为绍兴二十一年（1151 年）。嘉定元年（1208）许洪《增注和剂局方》叙曰："仍并将吴直阁得效名方，及诸局经验名方，各随条类，附于本方之左。"仍，乃因袭、依旧或仍然之意，说明许洪增注之底本即有吴直阁增诸家名方和续添诸家经验秘方。故吴珽本的下限在嘉定元年（1208 年）。通行本"治诸虚"门"麝香鹿茸圆"后有一句注："嘉定十年十二月申明改正"，吴珽本该方后没有这条注，亦可佐证吴珽本早于嘉定年间。再从避讳角度来看，书中避讳至"慎"字，"慎"为南宋孝宗赵昚的名讳，而对宁宗赵扩之讳未避。且残本中对北宋诸帝或避或不避，唯对 116 处"慎"字均作缺笔处理，因而可锁定吴珽增订刊刻时间，在宋孝宗在位年间（1163—1189 年）。

谈到避讳，吴珽本中还有应避而未避的现象，不免令人心生疑窦，质疑其版本的可靠性。如书中因避宋钦宗赵桓嫌名，"丸"字均改为"圆"，但是在苏合香圆、安息香圆、丁沉圆、理中圆 4 方中 16 处涉及"丸"字处，有 8 处改为"圆"字，有 8 处仍用"丸"字。

宋代避讳之风最盛，也十分烦琐。刻书十分重视避讳，不仅避皇帝本名，还要避同音字的嫌名；不仅避当代皇帝之讳，皇帝祖上的名字也要避讳。但也要具体问题具体分析，不能一概而论。宋代避讳官刻本较为严格，坊刻本则较为宽松。宋刻本中讳字最多的是浙本官刻，蜀本次之，建本再次之。一般来说，官刻本，尤其是中央各部院署、国子监等刻书讳法较严，私宅家刻、坊间刻本讳法就不那么严格，较为宽松，甚至同一个字也会有时避有时不避。如现存日本静嘉堂南宋绍兴年间两浙东路茶盐司刊本《外台秘要》，原系清人陆心源皕宋楼旧藏物，高文柱先生在校注重刊时发现，书中不仅玄、悬（讳太祖赵匡胤始祖玄朗），惊（讳赵匡胤祖敬），癥（讳仁宗赵祯），属、署（讳英宗赵曙），完（讳钦宗赵桓）等，有时缺笔，有时不缺笔；即使是当朝皇帝高宗赵构之嫌名"钩""勾"，书中遇此二字也有不改者。[①] 其次，避讳的一般情况是王朝兴则避讳兴，王朝衰则避讳衰，如到南宋后期，在避讳字方面即使是官刻本也相当松弛，远不如前期谨严。如国家图书馆所藏宋淳祐六年（1246 年）《古文苑》刻本，即对玄、敬、树、慎、敦等字，都是有避有不避。

因此，根据书中避讳情况判断书籍版刻年代，应慎重对待、全面分析，不可轻率地下结论。诚如《中国版本文化丛书·宋版》所言："这种判断还要综合此本其他的版刻风格特征及文献内容的考证，仅据讳字是不能妄下结论

---

① 高文柱：《跬步集 – 古医籍整理序例与研究》，北京：中华书局，2009 年，第 70–72。

的。因为要考虑后代翻刻照刻讳字的情况，也要考虑不同时期不同类型宋刻本避讳宽严的不同情况。一般来说，宋代的官刻本避讳较严格，坊刻本则较为宽松。如陈宅书籍铺刊有多种唐人集，其避讳就很不严格，如其所刻《唐女郎鱼玄机诗》中‘絃’字有避讳缺笔之处，但亦有多处此字不避讳。南宋初年避讳制度未严，此时期避讳就比较杂乱。特别是此时期翻刻北宋本，往往依原样上木，后代讳字亦不加改易，这时仅据讳字判断其版刻时间就很容易出现错误。如现归上海图书馆的翁氏世藏宋本《集韵》，英宗以下讳字均不缺笔，前人以为是庆历刊本，实际考察其刻工，则多为南宋初期浙江地区良工，所以此本应当为南宋初期刻本（见冀淑英《常熟翁氏世藏古籍善本丛书影印说明》，《文献》1994 年第 2 期）。由此可见，以避讳字来鉴别版刻年代，需要考虑多方面的可能性，不可一概而论。”①

故吴珽本同一方中有避有不避的情况，极有可能是刻工对避讳不甚严格所致，而且未避讳的现象集中出现在卷之二“治一切气（积聚附）”门中的 4 个方剂中，显然是某个刻工粗疏，校对不严所致。

再从版本特征来看，宋本官刻本多从形式上看，大多行格疏朗、开版宏阔、行款字大行疏，甚至“字大如钱”，气象宏朗，每半叶 6 ~ 9 行、行 15 字，并且刻印精美，校勘审慎，纸洁墨莹，“用墨稀薄，虽着水湿，燥无湮迹”。若坊刻本则出于节约成本，降低书价计，行格字数方面，所刻多密行小字，每半叶 11 ~ 15 行、行 20 ~ 27 字。且文字校勘草率、内容粗疏、错讹较多。

吴珽本行款版式，每半叶 11 行、行 21 字，正符合坊刻本密行小字的特征，而且个别书影，墨湮模糊，字迹漫漶，校雠粗疏，用字不一，间有谬误脱漏、义难通贯者，显然属坊间刻本。另外，从字体刀法上，也符合建本的特点：“字体隽丽而势圆，结构较宽博，刀法显得方峭而锐利，横细直粗极为明显，笔画多棱角，横笔多有向右上微斜之势，并略带弧形，整体显出锋崚峭厉的风貌。”既为坊刻建本，如此校勘不精、避讳不严，自然就不难理解了。

吴珽本虽为坊刻，并非至善，但流传至今的宋本寥若晨星，以页论价，珍贵无比。毛春翔《古书版本常谈》说：“宋刻并非无处不善、无处不佳，时至今日，以其传本太少，故不论何地、何种书，人皆以拱璧视之，以页论价。……物以少为贵，近乎收购古董了；是又不然，建本，在宋刻最下，而比以后刊本，又为最上矣，与古董不可并论。”“宋本，即建本，亦非元明两刻所能及。……宋刻之可贵，其接近旧本这一点为最主要，其他刊刻精工、校雠精审，犹其次也。”② 尤其是《局方》，人们虽然熟知其在宋代多次增订，但从未

① 张丽娟、程有庆著：《中国版本文化丛书 · 宋版》，南京：江苏古籍出版社，2002 年，第 44 页。

② 毛春翔：《古书版本常谈》（插图增订本），上海：上海古籍出版社，2020 年，第 48–49、50 页。

有人见到过这部书的宋刻本，因此这部罕见的书一经回归，影印出版，便引起了人们格外的关注。

《和剂局方》，宋代晁公武《郡斋读书志》和陈振孙《直斋书录解题》均注录五卷，《宋史·艺文志》也记录五卷，可是这个在文献上有所记录的五卷本，长期以来，始终未见传本，而现今流传下来的几种《局方》传本，全部是十卷本，已非宋时旧本。究竟这两种版本的区别在哪里，不得而知。宋刻吴珽《增广校正和剂局方》的出现和回归，不仅使我们得以搞清了五卷本与十卷本的差别，同时加深了对大观本的了解，有助于我们正确地推断《局方》宋代旧貌及其后的递嬗流变、卷门分合、方剂增减及异同优劣，起到"考镜源流、辨章学术"的作用。

吴珽本虽为残本，但当年丹波氏聿修堂、医学馆所藏时，尚为全本，丹波元胤、丹波元坚乔梓曾据此本与通行本对勘订正，并将勘误记于《医籍考》中，为后人留下了珍贵的资料。以中华书局出版的《增广校正和剂局方》影印本对勘通行本《太平惠民和剂局方》，并结合《医籍考》中的考证资料，可以窥知大观本的原貌梗概以及通行本的变异。

1. 款式体例不同。吴直阁本中"绍兴续添方"直接续接大观方，不作标识，"诸家名方"前亦不题"吴直阁增"4字，未有其他诸局、宝庆、淳祐等增补续添，此与通行本款识体例有别。诚如《医籍考》所言："校通行本，无宝庆以下方，虽有绍兴续添，别不标识。至'诸家名方'不题'吴直阁增'字，则知绍兴中吴直阁所增广也。"吴直阁增补的《诸家名方》，亦渊源有自，丹波元胤考证："陈氏《书录解题》别载《诸家名方》二卷，称福建提举司所刊，市肆常货而《局方》所未收者，然则吴直阁所附，其即此欤？"[①]

2. 卷门分类有别。大观《和剂局方》向称5卷、21门；通行本《局方》为10卷、14门。对照吴珽本可知，《局方》结构体例基本未变，大观称21门，是并其所附子目共同计算而来，包括诸风、伤寒、一切气、痰饮、诸虚、痼冷、积热、泻痢、眼目、咽喉口齿、杂病、疮肿伤折、妇人诸疾、小儿诸疾14门正目，以及所附中暑、积聚、咳嗽、骨蒸、秘涩、诸汤、诸香7门附目，共计21门。今通行本则在其基础上增加了脚气、脾胃、消渴、产图4门附目，成为25门，但只以正目分门，附目附于正目之下，不另统计，故只有14门。丹波元胤《医籍考》曰："今兹本'诸风、一切气、痼冷、妇人'篇题下，无附'脚气、脾胃、消渴、产图'字。大小篇目，共二十一门。而治伤寒后，有脾胃一门，照通行本，知是绍兴所添。"[②]

而5卷、10卷之分仅是门类内容多寡不同。吴珽本分5卷，卷1治诸风、

---

① 日·涩江全善、森立之等撰，杜泽逊、班龙门点校：《经籍访古志》，上海：上海古籍出版社，2017年，第322–323页。

② 日·丹波元胤著，郭秀梅，岡田研吉整理：《医籍考》，北京：学苑出版社，2007年，第344页。

治伤寒（中暑附、脾胃附），卷 2 治一切气（积聚附）、治痰饮（咳嗽附）、补虚损（骨蒸附）、治痼冷，卷 3 治积热、治泻痢（秘涩附）、治杂病、治眼目、治咽喉口齿、治疮肿伤折，卷 4 治妇人诸疾（产图），卷 5 治小儿诸疾（诸汤附、诸香附）；通行本分 10 卷，卷 1 治诸风（附脚气），卷 2 治伤寒（附中暑），卷 3 治一切气（附脾胃、积聚），卷 4 治痰饮（附咳嗽），卷 5 治诸虚（附骨蒸）、治痼冷（附消渴），卷 6 治积热、治泻痢（附秘涩），卷 7 治眼目疾、治咽喉口齿，卷 8 治杂病、治疮肿伤折，卷 9 治妇人诸疾（附产图），卷 10 治小儿诸疾（附诸汤、诸香）。

而且各卷门的排列亦微有差别，“治杂病”门，吴珽本在“治泄痢（秘涩附）”门之后，“治眼目”门之前；通行本则在“治咽喉口齿”之后，“治疮肿伤折”门之前。附目“脾胃”门，吴珽本附于“治伤寒”之后，而通行本则附于“治一切气门”之后。

3. 收载方数及归类不一。据诸书目记载，大观《和剂局方》收方 297 首，但观通行本《局方》，大观方原定部分实为 301 方（含附方黄连香薷饮），对照吴珽本残本，并结合《医籍考》考证资料相比对，吴珽本大观方数正符 297 方之数。不唯如此，绍兴续添方，通行本载方 71 首（含复见方 11 首），吴珽本载方 54 首；诸家名方，通行本载方 126 首（含复见方 1 首），吴珽本载方 117 首，差异明显。并且吴珽本“其诸方无重见者，记按与通行本不同”，没有方剂复见的现象。

而且各方的归属分类亦有很大的差别，具体表现为：

吴珽本的“大观方”中没有通行本中的牛膝汤（治妇人诸疾）、人参散（治小儿诸疾）、清远香（诸香）3 方；通行本“大观方”中生气汤（治一切气）在“绍兴续添方”中，七枣汤（治泻痢）在“诸家名方”中；而“续添诸局经验秘方”中麝香苏合香圆（治一切气）在“大观方”中。

吴珽本“诸家名方”中，有参苓饮子（治伤寒）、思食圆（治一切气）、降气汤（诸汤）3 方，通行本脱漏；“绍兴续添方”中没有四斤圆、铁弹圆（治诸风）、二陈汤（治痰饮）、化毒排脓内补十宣散（治疮肿伤折）4 方；“诸家名方”中没有黑龙圆（治诸风）、渗湿汤、冰黄散（治伤寒）、丁香脾积圆（治一切气）、缚虎汤（治泻痢）、寸金圆、夺命丹（治杂病）、济危上丹、琥珀黑龙丹、南岳魏夫人济阴丹、琥珀黑散、术香散、竹茹汤（治妇人诸疾）、钱氏白术散（治小儿诸疾）14 方。通行本“绍兴续添方”中的温肺汤（治痰饮）、“淳祐新添方”中的春雪膏（治眼目疾）、硼砂散（治咽喉口齿）、“宝庆新增方”中的至圣保命丹、挨积圆（治小儿诸疾）共 5 方，吴珽本在相应的“诸家名方”内。还有通行本“治一切气”之“绍兴续添方”中，从感应圆后至红圆子 14 方，以及“吴直阁增诸家名方”中的如神圆，共 15 方，别为“脾胃不和”

门，附“治伤寒”门后。《医籍考》言：“治伤寒后有脾胃一门，照通行本，知是绍兴所添。”

通过对勘，尚可以发现《医籍考》考证之误与疏漏。《医籍考》言，“诸家名方”中无水煮木香圆（治泻痢），大香连圆（泻痢）在大观方内，核对吴珽本，大香连圆列于“治泄痢”中“诸家名方”第2方，并不在“大观方”内，“诸家名方”中有水煮木香圆，此为丹波之误。还有“绍兴续添方”中纯阳真人养脏汤（治泻痢）在“诸家名方”中，“诸家名方”之神仙太一膏不在“治疮肿伤折”门，而在“治杂病”门，丹波氏未能指出，此是其疏漏。

4. 药物组成、剂量、炮制方法有异。吴珽本绝大多数医方的药物排列次序与通行本完全不同，个别医方的组成、药物的剂量及炮制方法亦有很大出入。如“治泄痢”门中之固肠散，其组成，通行本为“陈皮（炒）二十两，木香（不见火）一两，肉豆蔻（生用）、罂粟壳（去蒂、盖，蜜炙）各三两，干姜（炮）、甘草（炙）各二两半”[①]；而吴珽本作“罂粟壳二两（蜜炙），陈米二两（炒），甘草二钱半（炙），干姜二钱半（炮），木香一钱（不见火），肉豆蔻二钱（生用）”[②]。两者的药物组成次序姑且不论，剂量出入也较大，而且“陈米”误为“陈皮”，功效迥异。再如“治诸虚”门中妙香散之木香剂量，通行本作“木香煨，二两半”[③]，吴珽本作“貳钱半，煨”[④]，方中补气安神之主药黄芪、山药、远志、茯神等用一两，人参、甘草用半两。按组方原则及动静药配伍的比例，木香用二两半不合配伍原理，显然是通行本错讹。

诸如此类，尚有许多。盖吴珽本之可贵，为其可以正通行本之谬误，而从事文献工作者，亦可窥《局方》旧貌，得开卷之益也。而如今吴珽《增广校正和剂局方》影印本也只是随着庞大的《海外中医珍善本古籍丛刊》被精心收藏于各大图书馆，未能发挥更大的作用。为此，我们筹划将吴珽《增广校正和剂局方》补佚校注出版，以惠同仁，并列为山西中医药大学“王世民国医大师工作室”的课题研究项目之一。

今由师徒多人鼎力合作，已将该影印本补佚增订，雠对同异，是正舛讹，以期不坠遗绪。然限于学识和经验，若有疏漏之处，敬希大家不吝赐正为祷。

编者

2024年10月25日（甲辰年九月）

---

① 宋·太平惠民和剂局编，刘景源整理：《太平惠民和剂局方》，北京：人民卫生出版社，2007年，第179页。

② 宋·陈师文等撰，吴珽增广：《增广校正和剂局方》，见郑金生主编：《海外中医珍善本古籍丛刊》（一〇五），北京：中华书局，2016年，第282页。

③ 宋·太平惠民和剂局编，刘景源整理：《太平惠民和剂局方》，北京：人民卫生出版社，2007年，第127页。

④ 宋·陈师文等撰，吴珽增广：《增广校正和剂局方》，见郑金生主编：《海外中医珍善本古籍丛刊》（一〇五），北京：中华书局，2016年，第217–218页。

吴挺《增广校正和剂局方》校注说明

吴珽《增广校正和剂局方》5卷，是南宋孝宗时代，在大观《和剂局方》和绍兴增补基础上增广校正的一部方典，原书在国内已亡佚不存，日本宫内厅书陵部藏有宋刊本残卷（存卷二至卷四），《海外回归中医古籍善本集萃》（中医古籍出版社，2015年11月出版）、《海外中医珍善本古籍丛刊》（中华书局，2016年12月出版），两部丛书分别予以影印出版本书内容。此书是天壤间仅存的孤帙残本，有极大的学术价值。

鉴于吴直阁本在国内亡佚不存，日本宫内廷所藏亦残缺不全，但吴氏增广以后，南宋时又经数次重修、增订而形成今天所见的《太平惠民和剂局方》定本，定本现存元、明、清多种刊本，今人在前代基础上，经过多次校勘，形成普遍指导临床应用的通行本，其中最具代表性的为刘景源整理的《太平惠民和剂局方》（人民卫生出版社，2007年7月出版）和日本橘亲显等校正、任廷苏等校正的《增广太平惠民和剂局方》（海南出版社，2002年2月出版）两个版本。本次整理在前辈成果的基础上，以中华书局影印吴珽本为底本（简称吴珽本），以人民卫生出版社刘景源点校本为主校本（简称通行本），与日本橘亲显本（简称和刻本）对照，以《幼幼新书》《良方》《洪氏集验方》《本事方》等收载《和剂局方》内容的宋代医籍为参校本。

本次对《增广校正和剂局方》整理，以补佚、校勘、标点为主，兼及部分训诂。通过增补、点校整理，使之尽可能恢复或接近吴珽原本面貌，便于读者进一步参阅研考。在点校整理过程中，力求保持底本原貌，也作了如下调整和处理。

一、本书卷二至卷四内容，采自郑金生主编《海外中医珍善本古籍丛刊》（一〇五）中影印的《增广校正和剂局方》（吴珽增广）（中华书局，2016年）。

二、本书卷一、卷五内容，在通行本、和刻本的基础上，根据日本丹波元胤《医籍考》，对吴珽本的相关论述和校勘考证进行补阙。

三、本书以吴珽本为底本，通行本、和刻本为对照校本，对底本内容不删节、不改变，保持原书原貌。底本和校本有异，悉从底本，保留原貌，不予增删，仅下加脚注予以说明互异之处，以供读者参阅古今异同，而作研考。

四、由于底本与校本属于不同的传本系统，三个版本的医方药物次序完全不同，对其相异处，除有特别辨正意义外，均不作校注。

五、本书采用简体横排版，由于底本用字不一，即使同一字在同一方中，亦有不同写体。故底本中除明显的错字、别字、生造字予以更正外，其他俗写字、异体字、通假字、古今字尽可能保持原貌，不予径改。由于版式改变，底本中之“右”字均改为“上”。

六、采用现代标点方法，对原文进行重新句读。

七、原本大字旁注、药物剂量、炮制等双行小字，均以小一号字处理。为了与增补部分体例一致，药物剂量中的汉字数量，壹、贰、叁、肆、伍、陆、柒、捌、玖、拾，统一改为简体数字一、二、三、四、五、六、七、八、九、十。

八、原本中某些疑难字词和费解的专业术语，酌加简要的注释。少数需注音的字，采用汉语拼音加同音字予以标注。

九、书后附录“王世民国医大师工作室”成员在《局方》研究过程中完成的部分考证性文章，供读者参阅、稽考，以期达到“辨章学术、考镜源流”的目的。

十、本次整理增加方剂（含别名）笔画索引附于书末，以便读者查阅。

目录

《增广校正和剂局方》卷之一

治诸风

至宝[①]丹 疗卒中，急风不语，中恶气绝，中诸物毒，暗风，中热疫毒，阴阳二毒，山岚瘴气毒，蛊毒水毒，产后血晕，口鼻血出，恶血攻心，烦躁气喘，吐逆，难产闷乱，死胎不下。以上诸疾，并用童子小便一合，生姜自然汁三五滴，入于小便内温过，化下三圆至五圆，神效。又疗心肺积热，伏热呕吐，邪气攻心，大肠风秘，神魂恍惚，头目昏眩，睡眠[②]不安，唇口干燥，伤寒狂语，并皆疗之。

生乌犀屑研　朱砂研飞　雄黄研飞　生玳瑁屑研　琥珀研，各一两　麝香研　龙脑研，各一分　金箔半入药、半为衣　银箔研，各五十片　牛黄研，半两　安息香一两半，为末，以无灰酒[③]搅澄飞过，滤去沙土，约得净数一两，慢火熬成膏。

上将生犀、玳瑁为细末，入余药研匀，将安息香膏重汤[④]煮，凝成后，入诸药中，和搜成剂，盛不津器[⑤]中，并旋圆如桐子大。用人参化下三圆至五圆。又疗小儿诸痫急惊心热，卒中客忤[⑥]，不得眠睡，烦躁风涎搐搦。每二岁儿服二圆，人参汤化下。

灵宝[⑦]丹 有三名：一名归命丹，又名返魂丹，入芒硝者名破棺丹。治中风，手足不仁，言语謇涩，或痛连骨髓；或痹袭皮肤，瘙痒如虫行，顽痹如铁石；或多痰好睡；或健忘多嗔，血脉不行，肉色干瘦；或久在床枕，起便须人，语涩面浮，唯觉不健，或偶萦疾苦，卒暴而终，并皆治之。

硫黄打如皂荚[⑧]子大，绢袋盛，以无灰酒煮三伏时[⑨]，取出研如

---

① 至宝：最珍贵的宝物。

② 睡眠：和刻本作“眠睡”。

③ 无灰酒：不放草木灰的酒，为发酵类酒中黄酒佳品。古传发酵酒控制酸碱度，以石灰为之。其操作方法有二：坐灰、清灰。在酿酒时，遇酸碱度适中，无须再加石灰，即称无灰酒。因加过石灰的酒多聚痰，故药用须无灰酒。

④ 重汤：指隔水蒸煮。

⑤ 不津器：不漏、不溢、不渗水的容器。

⑥ 客忤：旧俗以婴儿见生客而患病为客忤。唐·孙思邈《千金要方·客忤》：“客忤病者，是外人来气息忤之，一名中人，是为客忤也。”

⑦ 灵宝：神灵宝贵；珍宝。

⑧ 荚：和刻本作“角”。

⑨ 伏时：同“复时”，一伏时为一昼夜，二十四小时。

粉，一两　自然铜打碎，研细如粉，一两　雄黄打如皂荚子大，绢袋盛，以米醋煮三伏时，取出研如粉，一两　光明砂打如皂荚子大，绢袋盛，以荞麦灰汁煮三伏时，取出研如粉，一两半

以上四味，用一有盖瓷瓶子，先以金箔三片铺于瓶子底上，便入硫黄，又以金箔两片盖之；次入雄黄，又以金箔两片盖之；次入朱砂，又金箔两片盖之；次入自然铜，又以金箔三片盖之。以瓶子盖合却，不用固济，于灰池内坐瓶子令稳，以火养三日三夜。第一日，用熟炭火半斤，围瓶子三寸；第二日，用熟火十两，去瓶子二寸半；第三日，用火一斤，去瓶子二寸，以火尽为度。候冷，取药出瓶子，以纸三重裹药，于净湿土中培至来旦取出，更研令细。

磁石烧，以醋淬二十遍，捣，罗，研如粉　紫石英研如粉　阳起石研如粉　长理石研如粉

以上四味，各三分，用一有盖瓷瓶子，先入磁石，次入阳起石，次入长理石，次入紫石英。其所入金箔，一依前法，重重入之，以盖子合其口，不固济。用火养三日三夜，第一日，用熟炭火一斤，去瓶子三寸；第二日，用火半称①，去瓶子二寸半②；第三日，用火半称，去瓶子二寸③。一日至夜，任火自消。候冷，取出药，用纸裹，入湿土中培至来旦，取出，更研令极细。

虎胫骨酒涂，炙令黄　腽肭脐酒刷，微炙　龙齿　龙脑　麝香　牛黄

以上六味，各一两，捣，罗为末，更细研如粉。

钟乳十两，绢袋盛，先以长流水煮半日，弃其水，别用五斗，煎取一斗，煮诸草药；留钟乳水三合，磨生犀角三分　天麻去苗　远志去心　仙灵脾　巴戟　乌蛇酒浸，微炙，去皮、骨，用肉　苦参，各一两一分

以上七味，捣为粗散，以前钟乳水一斗，煎至七升，用生绢滤去滓，澄清。

肉桂去粗皮　鹿茸去毛，酥炙微黄　木香　肉豆蔻④各一两半　延胡索　胡桐律⑤各三分

---

① 称：同“秤”。

② 二寸半：和刻本作“二寸”。

③ 二寸：和刻本作“一寸”。

④ 和刻本“肉蔻”后有“去壳”二字。

⑤ 胡桐律：即胡桐泪，为杨柳科植物胡杨的树脂。《经史证类备用本草》：“胡桐泪，……又名胡桐律。律、泪声讹也。”《本草纲目·木部·胡桐泪》：“珣曰：胡桐泪，是胡桐树脂也，故名泪。作律字者非也，律、泪声讹尔。”“或云：律当作沥，非讹也，犹松脂名沥青之义。亦通。”性味、归经：咸、苦、寒，入胃经。功效：清热，化痰、软坚。主治：咽喉肿痛、齿痛、牙宣、牙疳、骨槽风、瘰疬。

以上六味，捣，粗罗为末，以前钟乳汁七升，煎至四升，以生绢滤去滓，澄清。

半夏汤洗七遍去滑　当归去苗，各一两

以上二味，捣，粗罗为末，以前钟乳汁四升，煎至三升，以生绢滤去滓，澄清。

生地黄汁　童子小便　无灰酒，各一升　皂荚仁打，罗如粉，一两半

上件地黄汁等，合前药汁，都计六升，内银锅中，于静室内，以文武慢火养至一升。下金石药末在内，以柳木篦搅，勿令住手，看稀稠得所，去火。然后入牛黄等六物，搅令极匀，即下皂荚仁末，及磨了犀角水，以绵滤过，入在药内。然后乳钵内以锤令力士研三五千下，研讫分为三分，内一分入芒硝一两，更研匀，名破棺丹，圆如绿豆大。凡治风病及仆伤肢节，不问轻重，年月浅深，先以茶清调下红雪通中散一二钱（方见卷之三[①]）。须臾，以热茶投，令宣泻一两行，便依法煎生姜黑豆汤，下三粒。当以他人热手更摩所患处，须臾热彻，当觉肉内有物如火至病所。一二百日及一年内风疾，下床不得者，十服后便可行步。如患至重者，每利一度后，隔日服五粒，又住三五日即更利，不过三十粒，平复如故。若打仆损多年，每遇天阴疼痛，动不得者，可五七服。如患风疾及仆伤肢节，十年五岁运动不能者，但依法服之，十粒便效，重者不过三十粒。有人患卒中恶、暴亡者，但心头未冷，取药五粒，以醋调，摩脐中一千余遍，当从脐四面[②]渐暖，待眼开后，以热醋研下十圆，入口即活。如有中一切风，牙关紧急及尸厥暴亡者，以热醋研二三圆，灌在口中，下得咽喉即活。如要常服，空心，温酒下二圆，服十粒许，寿限之内，永无风疾。此药神验，功非人智能测。

润体圆　治诸风手足不遂[③]，神智昏愦，语言謇涩，口眼㖞[④]僻，筋脉挛急，骨节烦疼，头旋眩晕，恍惚不宁，健忘怔忪[⑤]，痰涎壅滞，及皮肤顽厚，麻痹不仁。

防风去芦及叉，一两半　白龙脑别研　乳香别研如麻　羚羊角末别研如粉　附子炮，去皮、脐　白僵蚕微炒　槟榔　肉豆蔻仁　沉香　蒺藜子微炒　丁香[⑥]　蔓荆子去白皮　牛黄别研如粉　藿

① 方见卷之三：通行本、和刻本均作“方见卷之六”，兹据吴琎本分卷内容调整。

② 面：和刻本作“边”。

③ 遂：和刻本作“随”。下同。

④ 㖞：和刻本作“歪”，下同。

⑤ 忪：通行本作“忡”，据和刻本，并结合吴琎本用字规律，取“忪”。下同。

⑥ 和刻本“沉香、木香、丁香”三药并列，丁香后有“三香并不见火”六字。

香叶　麻黄去节、根　生犀角末别研　雄黄研飞　麝香研如粉　木香　辰砂研飞，各一两　茯苓去皮　白附子炮　羌活去芦　原[①]蚕蛾微炒　人参去芦　肉桂去粗皮[②]　芎䓖，各一两半　真珠末别研如粉　独活去芦，各三分　干蝎微炒　半夏水煮三十沸，薄切，焙干，生姜汁炒　川乌头炮，去皮、脐，捣碎，炒黄，各二两　白花蛇酒浸，炙，去皮、骨，取肉　天麻去苗，各三两　琥珀[③]别研如粉　腻粉研　白豆蔻仁，各半两　金箔六十片为衣

上为细末，入研药令匀，炼蜜搜和，圆如鸡头[④]大。每服一圆，细嚼，温酒下，荆芥茶下亦得，加至二圆。如破伤中风，脊强手搐，口噤发痫，即以热豆淋酒化破三圆，斡口开，灌下，少时再服，汗出乃愈。若小儿惊风诸痫，每服半圆，薄荷汤化下，不拘时。

乌犀圆　治丈夫、妇人卒中诸风，牙关紧急，膈上多痰[⑤]，或语言謇涩，口眼㖞斜。用薄荷汁与酒各少许，化三圆服之，良久再服，立有大效。又治瘫缓、暗风、痫病，手足潮搐，心神不安，遍身烦[⑥]麻，肠风痔瘘，肾脏风毒，上攻下注。妇人血风，头旋吐逆，皮肤肿痒，遍身疼痛。

白术米泔浸一宿，切，焙干，微炒　白芷　干姜炮　枳壳去瓤[⑦]，麸炒　天竺黄细研　虎骨酒、醋涂，炙令黄　厚朴去粗皮，姜汁涂，炙令熟　何首乌米泔浸一宿，煮过，切，焙　败龟酒、醋涂，炙令黄　桑螵蛸微炒　缩砂仁　蔓荆子去白皮　丁香[⑧]　晚蚕蛾微炒，各三分　萆薢微炙　细辛去苗　藁本去土　槐胶　阿胶杵碎，炒[⑨]　陈皮[⑩]去白，微炒　天南星浸洗，生姜自然汁煮软，切，焙干，炒黄　羌活去芦　麝香别研　天麻酒洗，切，焙　半夏汤洗七次，姜汁浸三日[⑪]，炒　茯苓去皮　独活去苗[⑫]　人参去芦　羚羊角镑　藿

---

① 原：和刻本作“晚”。
② 和刻本“去粗皮”后有“不见火”三字。
③ 和刻本“琥珀”前有“南番”二字。
④ 鸡头：指芡实。明·李时珍《本草纲目·果部第·三十三卷·芡实》引陶弘景曰：芡实“茎上花似鸡冠，故名鸡头。”
⑤ 痰：和刻本作“涎”。
⑥ 烦：和刻本作“顽”。
⑦ 和刻本“去瓤”后有“切”字。
⑧ 和刻本“丁香”后有“不见火”三字。
⑨ 和刻本“炒”后有“如珠”二字。
⑩ 和刻本“陈皮”后有“汤浸”二字。
⑪ 日：和刻本作“宿”。
⑫ 苗：和刻本作“芦、头”。

香叶去土　槟榔　川乌烧令通赤，留烟少许，入坑内，以盏覆，新土围，食顷出　肉桂去粗皮①　沉香②　麻黄去根、节　白僵蚕去丝、嘴，微炒　白附子炮　干蝎微炙　防风去芦③　白花蛇酒浸一宿，炙熟④，用肉　乌蛇酒浸一宿，炙，去皮、骨，令熟⑤，用肉　木香⑥，各一两　石斛去根　水银　蝉壳去土，微炒　川芎　肉豆蔻去壳，微炮⑦　硫黄末，用瓷盏盛，慢火养成汁，入前水银，急炒如青泥⑧，细研　附子水浸后，炮，去皮、脐　龙脑别研　朱砂研飞　雄黄研飞　牛黄别研，各半两　狐肝三具，腊月采取，同乌鸦一只，入新瓦罐内，以瓦盆子盖头，用泥固济，用炭火一称，烧令通赤，待烟尽取出，候冷，研令极细用　乌鸦一只，腊月采取，去嘴、翅、足　腻粉别研，一分　当归去芦，酒浸，焙炒　乌犀镑，各二两⑨

上五十八味，并须如法修事，捣研令细，炼白蜜合和。入酥再捣五千下⑩，圆如梧子大。常服一圆，不计时，薄荷汤或茶嚼下。

牛黄清心圆　治诸风缓纵⑪不遂，语言謇涩，心忪⑫健忘，恍惚去来，头目眩冒，胸中烦郁，痰涎壅塞，精神昏愦。又治心气不足，神志不定，惊恐怕怖，悲忧惨戚，虚烦少睡，喜怒无时，或发狂癫，神情昏乱。

牛黄研一两二钱　金箔一千二百箔，内四百箔为衣　麝香研，一两　犀角末二两　雄黄研飞，八钱　龙脑研　羚羊角末　蒲黄炒，各一两　干山药七两　当归去苗⑬，一两半　肉桂去粗皮，一两七钱半　神曲研二两半　黄芩一两半　大豆黄卷碎炒，一两七钱半　甘草锉⑭，炒，五两　人参去芦，二两半　芎䓖一两二钱半　白芍药　白术　麦门冬去心，各一两半　杏仁去皮、尖、双仁，麸炒黄，别

---

① 和刻本“去粗皮”后有“不见火”三字。
② 和刻本“沉香”后有“不见火”三字。
③ 和刻本“去芦”后有“头及叉股”四字。
④ 和刻本“炙熟”后有“去皮、骨”三字。
⑤ 和刻本“令熟”二字在“炙”之后。
⑥ 和刻本“木香”后有“不见火”三字。
⑦ 炮：和刻本作“炒”。
⑧ 和刻本“青泥”后有“成砂”二字。
⑨ 和刻本缩砂仁作“一两”；人参、茯苓、藁本、木香作“三分”。
⑩ 五千下：和刻本作“三五千下”。
⑪ 缓纵：和刻本作“瘓疭”。
⑫ 忪：和刻本作“忪”。
⑬ 苗：和刻本作“芦、头”。
⑭ 锉：通行本原作“锉”，和刻本作“锉”。“锉”同“锉”，观吴琏本用字规律，均取“锉”，故依和刻本。下同。

研 柴胡[①] 桔梗 白茯苓去皮，各一两二钱半 阿胶碎炒，一两七钱半 干姜炮 白蔹，各七钱半 防风去苗[②]，一两半 大枣一百枚，蒸熟，去皮、核，研成膏[③]

上除枣、杏仁、金箔、二角末及牛黄、麝香、雄黄、龙脑四味外，为细末，入余药和匀，用炼蜜与枣膏为圆，每两作一十圆，用金箔为衣。每服一圆，温水化下，食后服之。小儿惊痫，即酌度多少，以竹叶汤温水[④]化下。

摩挲[⑤]圆 治中风瘫缓[⑥]，半身不遂[⑦]，口眼㖞斜，言语謇涩，精神昏塞，步履艰难；或肌肉偏枯，手足亸曳[⑧]；或筋脉拘挛，不得屈伸，及气痹，并诸风身体疼痛。

黑参拣润者，洗，焙干 地榆去苗 川乌炮，去皮、脐 木香 丁香，各八两 天台乌药 熏陆香用滴乳香别研 雄黄[⑨]研飞 乌犀镑，别研细 龙脑别研 辰砂研飞 自然铜烧赤，醋淬 麝香别研，各四两 天麻去苗[⑩]，一斤 真珠末细研，二两，缺以龙齿代

以上一十五味，为末研匀，炼蜜和圆如楮实大。每服一圆，温酒化下，不拘时候。服讫，避风处，衣被盖覆，令汗出。患重者服一月全安，轻者半月

---

① 和刻本"柴胡"后有"去苗"二字。

② 和刻本"苗"后有"叉、枝"二字。

③ 牛黄清心圆的组成次序，通行本为：白芍药、麦门冬、黄芩、当归、防风、白术、柴胡、桔梗、芎䓖、白茯苓、杏仁、神曲、蒲黄、人参、羚羊角末、麝香、龙脑、肉桂、大豆黄卷、阿胶、白蔹、干姜、牛黄、犀角末、雄黄、干山药、甘草、金箔、大枣；和刻本为：牛黄、麝香、羚羊角末、龙脑、当归、防风、黄芩、白术、麦门冬、白芍药、柴胡、白茯苓、桔梗、杏仁、芎䓖、肉桂、阿胶、大豆黄卷、蒲黄、神曲、人参、雄黄、甘草、白蔹、干姜、犀角末、金箔、大枣、干山药。南宋·周密《癸辛杂识》曰："且以牛黄清心丸一方言之，凡用药二十九味，其间药味寒热讹杂，殊不可晓。尝见一名医云：'此方止是前八味至蒲黄而止，自干山药以后凡二十一味，乃补虚门中山芋丸，当时不知缘何误写在此方之后，因循不曾改正。'余因其说而考之，信然。"日人丹波元胤《医籍考》亦云："又通行本牛黄清心丸，其药物次第，征周氏《杂识》不同。今本则否，前八味为牛黄、金箔、麝香、犀角、雄黄、龙脑、羚羊角、蒲黄，后二十一味，与大山芋圆同，但有黄芩、无熟地黄为异。是则合乎《杂识》所云。"由此可见，牛黄清心圆在吴直阁增注之前即已发生讹误，但吴珽本药味次第尚未错乱，丹波氏当时尚见原貌。今通行本、和刻本药味次第，与《癸辛杂识》《医籍考》所云不同，显为后人重订。兹据二书所云重新排列牛黄清心圆药物次序，以复旧貌。剂量、炮制一仍通行本之旧。

④ 温水：和刻本作"温温"。

⑤ 摩挲：用手抚摩。

⑥ 瘫缓：和刻本作"瘫痪"。下同。

⑦ 遂：和刻本作"随"。

⑧ 亸曳（duǒ yè）：亸，垂，下垂；曳，拖，拉，牵引。指手足下垂而乏力。《备急千金要方·诸风》："大八风汤，主毒风顽痹亸曳，手脚不遂，身体偏枯"。

⑨ 和刻本"雄黄"后有"光明者"三字。

⑩ 和刻本"去苗"后有"洗"字。

瘥，初患五七服可安。

透冰丹 治一切风毒上攻，头面肿痒，痰涎壅塞，心胸不利，口舌[①]干涩；风毒下注，腰脚沉重，肿痛生疮，大便多秘，小便赤涩，及治中风瘫缓，一切风疾。

蔓荆子去白皮 白茯苓去皮 川大黄去粗皮 山栀子去皮 益智子去皮 威灵仙去芦、头，洗，焙干 白芷，各半两 香墨烧，酒淬讫，细研 麝香研，各一钱[②] 茯神去木，半两 川乌二两，用河水浸半月，切作片，焙干，用盐[③]炒 天麻去苗 仙灵脾叶洗，焙，各半两

上细末，入药研匀，炼蜜搜和，如麦饭相似。以真酥涂杵臼，捣万杵，如干，旋入蜜令得所[④]，和搜成剂。每服旋圆如梧子大，用薄荷自然汁同温酒化下两圆。如卒中风，涎潮昏塞，煎皂荚白矾汤，放温，化四圆灌之。瘫缓风，每日服三五圆，渐觉有效，常服一圆。疏痰利膈，用温酒下，食后服。小儿惊风，入腻粉少许，薄荷汁化下半圆，立效。治瘰疬，用葱汤下一圆，忌动风、毒物。

龙脑天麻煎 治一切风及瘫缓风，半身不遂，口眼㖞斜，语涩涎盛，精神昏愦，或筋脉拘挛，遍身麻痹，百节疼痛，手足颤掉，及肾脏风毒上攻，头面虚肿，耳鸣重听，鼻塞口干，痰涎不利；下注腰腿[⑤]，脚膝缓弱，肿痛生疮。又治妇人血风攻注，身体疼痛，面浮肌瘦，口苦舌干，头旋目眩，昏困多睡。或皮肤瘙痒，瘾疹生疮，暗风，夹脑风，偏正头痛，并皆治之。

甜瓜子汤洗令净 浮萍草拣，洗净 川乌炮，去皮、脐 地榆去苗，刮削令净 黑参洗净，焙，各五十两 天麻去苗，一百两

以上六味，为细末，用雪水、白沙蜜各一十五斤零一十两同化开，用绢袋子滤过，银、石器内慢火熬成稠膏。

生龙脑研，八两 麝香研，四两

上为细末，除龙、麝外，用天麻乌头膏和搜令匀，放冷，入龙、麝再搜令匀，入臼内捣千百杵，搓为挺子。每服一皂荚子大，与薄荷同嚼，茶、酒任下，不计时候。治瘫缓风，并服见效。如破伤风，黑豆淋酒下。要发汗，用煨葱、热酒，并服三服，常服亦得。

---

① 舌：和刻本作“苦”。

② 和刻本“一钱”后有“一字”二字。

③ 和刻本“盐”后有“一两”炒黄。

④ 得所：适当，适宜。

⑤ 腿：和刻本作“脚”。

牛黄小乌犀圆 治诸风筋脉拘急，手足麻痹，语言謇涩，口面㖞斜，心忪恍惚，痰涎壅滞，头目昏眩，肢节烦疼，及中风瘫缓，暗风痫病；肾风上攻，面肿耳鸣；下注腰脚，沉重疼痛。妇人血风，头旋吐逆，皮肤肿痒，遍身疼痛。

天麻去苗，二十两 川乌炮，去皮、脐 地榆去苗，洗，焙 玄参洗，焙，各十两

以上四味，为细末，以水少许化蜜，同于石锅内慢火熬，搅成稠膏，放冷，次入后药。

浮萍草净洗，焙 龙脑薄荷叶去土 甜瓜子，各十两 生犀[1] 朱砂研飞，各五两 龙脑研 牛黄研 麝香研，各一两

上为细末，与前膏子一处搜和，圆如鸡头大。每服一圆，细嚼，荆芥茶下，温酒亦得，不计时候。

娄金[2]圆 治诸风，神志不定，恍惚去来，舌强语涩，心忪烦闷，口眼㖞僻，手足亸曳，及风虚眩冒，头目昏痛；或眩[3]晕僵仆，涎潮搐搦，卒中急风，不省人事。小儿惊风诸痫，并皆治之。

甘菊去土，四两 黄芪去芦、头 藁本洗 白僵蚕去丝、嘴，爁 甘草爁 羌活去苗 麻黄去根、节 茯苓去皮 芍药 犀角镑，各二两 白芷洗 南星末，以牛胆汁和作饼，阴干 细辛去苗，洗，焙 人参去芦 防风去芦 川芎，各一两半 龙脑研 牛黄研 麝香研 白附子炮 天竺黄，各一两 白花蛇酒浸，去皮、骨，炙 天麻去苗，各三两 生地黄汁五升，入蜜一两，酒二升，酥一两半，慢火熬成膏，放冷 金箔一百片为衣[4]

上为细末，以地黄汁膏子搜和，每两作五十圆，以金箔为衣。每服一圆，细嚼，温酒下。若中风涎潮不语，昏塞甚者，加至三圆，用薄荷自然汁同温酒共半盏，化药灌之。常服一圆，浓煎人参汤嚼下，薄荷汤亦得。小儿每服皂荚子大，薄荷汤化下。

龙虎丹 治丈夫、妇人，新得久患急[5]缓风，半身不遂，手脚筋衰，及风毒攻注，遍身疮疥；头风多饶白屑，毒风面上生疮，刺风状如针刺，痫风急倒

---

① 和刻本“生犀”后有“镑”字。

② 娄金：马蹄金。相传为汉娄敬所铸，故称。宋·沈括《梦溪笔谈·异事》：“小说，麟趾、裹蹏乃娄敬所为药金，方家谓之‘娄金’，和药最良。”

③ 眩：和刻本作“旋”。下同。

④ 和刻本尚有“羚羊角，镑，二两”，通行本脱。

⑤ 和刻本“急”字后有“风”字。

作声，顽风不认[1]痛痒，疬风颈生斑驳，暗风头旋眼黑，皻风面生赤点，肝风鼻闷眼瞤，偏风口眼㖞斜，节风肢节断续，脾风心多呕逆，酒风行步不前，肺风鼻塞项疼，胆风令人不睡，气风肉似虫行，肾风耳内蝉鸣，阴间湿痒。

黑牵牛爁　藿香叶生　天麻去苗　牛膝去苗，酒浸，切，焙，微炒　硫黄结沙　天竺黄生研　细辛去苗，洗　半夏汤洗七次，生姜汁制　附子炮，去皮、脐　何首乌去粗皮　羌活去苗，洗，焙　独活去苗　柴胡去苗　川芎洗　桔梗生，各二两　寒水石烧通赤，研飞，一斤　茴香淘，去土，焙　甘松洗，去土，焙　肉桂去粗皮　五灵脂生　白芷生　菊花去土　川乌炮，去皮、脐　白僵蚕去丝、嘴，炒　缩砂仁生，各五两　牙硝研　木香生　水银与硫黄用慢火结成沙子　雄黄研飞　麝香研，各一两　地龙去土，爁　白干姜炮　朱砂研飞　白蒺藜爁　防风去苗，各三两　乌蛇酒浸，炙，去皮、骨，八两　龙脑研，半两

上为细末，炼蜜为剂。每服一圆，如鸡头大，用薄荷酒嚼下。日进一服，重即两服。产后惊风，乱道见物，朱砂酒磨下。产后身多虚肿，血风，频增昏沉，身如针刺，发随梳落，面黄心逆，并煎当归酒嚼下，日进两服。若治伤寒，炒葱豉酒嚼下一二服，盖覆出汗，立愈。小儿惊风，薄荷酒化下少许。大人急风，口噤失音等，薄荷酒化灌之。常服，茶、酒任下，不拘时候服。

麝香天麻圆　治风痹手足不遂，或少力颤掉，血脉凝涩，肌肉顽痹，遍身疼痛，转侧不利，筋脉拘挛，不得屈伸。

紫背干浮萍草去土，四两　麻黄去根、节，二两　防风去芦、叉　天麻去芦，郓州者佳，各一两

以上四味，依法事持了，碾为细末。

没药别研极细　朱砂研飞，各二两　安息香别研细　乳香研　麝香研，各一两　血竭别研极细，三两　槐胶别研细，一两半

上件药，除研药外，将碾出药同研拌匀，炼滤白沙蜜，与安息香同熬过，搜成剂，入臼捣杵熟，为圆如弹子大。每服一圆，以温酒或荆芥汤化下，空心服，患处微汗为效。如不欲化服，即圆如梧桐子大，每服三十圆，依前汤使下。

龙脑芎犀圆　消风化痰，除心肺邪热，去头面诸风。治偏正头痛，心忪[2]烦郁，面热目瞤，鼻塞脑昏，痰热咳嗽，咽膈[3]不利。

---

① 认：和刻本作“忍”。
② 忪：和刻本作“松”。
③ 膈：和刻本作“隔”。

石膏细研　川芎，各四两　生龙脑别研　生犀角　山栀子去皮，各一两　朱砂研飞，四两，内一两为衣　人参去芦　茯苓去皮，用白者　细辛去苗　甘草炙，各二两　阿胶碎，炒，一两半　麦门冬去心，三两

上除别研、后入外，并捣，罗为细末，炼蜜为圆。每服一圆至二圆，细嚼，茶、酒任[①]下，食后服。

银液[②]丹　治诸风，痰涎蕴结，心膈满闷，头痛目晕，面热心忪，痰唾稠黏，精神昏愦，及风痫潮搐，涎潮昏塞，并宜服之。

黑铅炼十遍，称三两，与水银结沙子，分为小块，同甘草十两，水煮半日，候冷取出，研用　铁粉　水银结沙子，各三两　朱砂研飞，半两　天南星炮，为末，三分　腻粉研，一两

上同研匀，以面糊为圆，梧桐子大。每服二圆，用薄荷蜜汤下，生姜汤亦得，微利为度，食后服。如治风痫，不计时候服。

和太师牛黄圆　治卒暴中风，眩晕倒仆，精神昏塞，不省人事，牙关紧急，目睛直视，胸膈、喉中痰涎壅塞，及诸痫潮发，手足瘈疭，口眼相引，项背强直，并皆治之。

石燕[③]　蛇黄[④]　磁石　以上三味，并火烧、醋淬九遍，细研　雄黄研飞　辰砂研飞　石绿[⑤]研飞，各一两　牛黄　粉霜[⑥]研　轻粉细研　麝香细研，各半两　银箔研，一百片　金箔一百片为衣

上件都研匀细，用酒煮面糊和圆，如鸡头大。每服一圆，煎薄荷酒磨下。老人可服半圆。小儿十岁以下，分为四服，蜜水磨下。四岁以下，分为五服。

---

① 任：和刻本作“化”。

② 银液：指水银。唐·李贺《恼公》诗：“犀株防胆怯，银液镇心忪。”王琦汇解：“水银主治安神镇心。银液即水银也。”

③ 石燕：为古生代腕足类石燕子科动物中华弓石燕及弓石燕等多种近缘动物的化石。性味、归经：甘、咸，凉。归肾、膀胱经。功效：除湿热，利小便，退目翳。主治：淋病，小便不通，带下，尿血，小儿疳积，肠风痔漏，眼目障翳。

④ 蛇黄：即氧化物矿物褐铁矿的结核。古人以为是生于蛇腹之物，或以为是蛇蛰伏时口含之物，又称“蛇含石”。《本草纲目·石部·蛇黄》：“蛇黄生腹中，正如牛黄之意。世人因其难得，遂以蛇含石代之，以其同出于蛇故尔。”性味、归经：甘，寒。入心包、肝经。功效：安神镇惊、止血定痛。主治：心痛疰忤，石淋，小儿惊痫、妇人产难。

⑤ 石绿：为碳酸盐类矿物孔雀石的矿石。性味、归经：酸，寒，有小毒。入肝经。功效：益气，止泄痢，疗鼽鼻，吐风痰。主治：痰迷惊痫，疳疮。

⑥ 粉霜：为轻粉的升华精制品。《本草纲目·石部·粉霜》：“以汞粉转升成霜，故曰粉霜。”性味、归经：辛，温，有毒。归肺、肝、膀胱经。功效：利水，通便，攻毒，杀虫，蚀恶肉。主治：牙痛，梅毒恶疮，水肿，臌胀，大小便闭，腋下狐臭。

未满一岁，可分为七服。如牙关紧急，以物斡开，灌之。

碧霞丹 治卒中急风，眩晕僵仆，痰涎壅塞，心神迷闷，牙关紧急，目睛[①]上视，及五种痫病，涎潮搐搦。

石绿研，九度飞，十两 附子尖 乌头尖 蝎梢，各七十个

上将三味为末，入石绿令匀，面糊为圆，如鸡头大。每服急用薄荷汁半盏，化下一圆，更入酒半合温暖服之，须臾吐出痰涎，然后随证治之。如牙关紧急，斡开灌之，立验[②]。

雄朱圆 治中风涎潮，咽膈作声，目眩不开，口眼㖞斜，手足不遂。应是一切风疾，并宜服之。

雄黄研 朱砂研 龙脑研 麝香研，各一钱 白僵蚕去丝、嘴，生 白附子，生 天南星洗，生 乌蛇去皮、骨，生，各半两

上除研外，余皆为末，炼蜜为圆，如梧桐子大。如中风涎潮，牙关不开，先用大蒜一瓣捣烂，涂在两牙关外腮上，次用豆淋酒化一圆，揩牙龈上即开，续用薄荷酒化下一两圆。如丈夫风气、妇人血风，牙关紧急者，只用豆淋酒化药，揩牙龈上即开。如头风目眩，暗风眼黑欲倒者，急嚼一两圆，用薄荷酒下。

八风丹 治诸风及痰热上攻，头痛面赤，目眩旋晕，鼻塞咽干，颈项不利，痰唾稠浊，神情如醉，百节疼痛，耳啸蝉鸣，面上游风，口眼蠕动。

滑石细研 天麻酒浸[③]，各一两 龙脑研 麝香研，各一分 白僵蚕微炒 白附子炮，各半两 半夏白矾制，二两 寒水石火烧通赤，细研，水飞，半斤

上件药，捣罗为细末，入研者[④]药，同研令匀，炼蜜和圆，如樱桃大。每服一圆，细嚼，温荆芥汤下，茶清亦得，食后服。

牛黄生犀圆 治风盛痰壅，头痛目眩，咽膈烦闷，神思恍惚，心怔面赤，口干多渴，睡卧不安，小便赤涩，大便多秘。

黄丹[⑤]研 雄黄研飞 腻粉[⑥]研 羚羊角镑，各五两 铅 水

---

① 睛：和刻本作“眼”。

② 验：和刻本作“效”。

③ 和刻本“酒浸”后有“焙”字。

④ 和刻本无“者”字。

⑤ 黄丹：即铅丹。为纯铅加工而成的四氧化三铅，由铅、硫黄、硝石合炼而成。性味、归经：辛、咸，寒，有毒。归心、脾、肝经。功效：外用拔毒生肌、杀虫止痒，内服坠痰镇惊、攻毒截疟。主治：痈疽、溃疡，金疮出血，口疮，目翳，汤火灼伤，惊痫癫狂，疟疾，痢疾，吐逆反胃。

⑥ 腻粉：辛、苦，大寒，有毒。归肝、肾、肺、大肠经。功效：杀虫攻毒，祛腐止痒，祛痰，逐水，通便。主治：疮疡溃烂，疥癣、痒疹，瘰疬，梅毒，酒渣鼻，痤疮，急慢惊风，痰壅喘逆，水肿胀满，二便不利。

银与铅同结沙子　朱砂研飞　龙齿研飞，各十两　天麻去苗　牙硝研　半夏白矾制，各二十两　生犀镑　龙脑研，各二两半　牛黄研，二钱半①

上为末，炼蜜为圆，每两作二十圆。每服一圆，温薄荷汤化下。中风涎潮，牙关紧急，昏迷不省，用腻粉一钱，药三圆，生姜自然汁七点，薄荷水同化下，得吐或利，逐出痰涎即愈。小儿风热痰壅，睡卧不安，上窜龈齿，每服半圆。如急惊风，涎潮搐搦，眼目戴上，牙关紧急，用腻粉半钱，生姜自然汁三五点，薄荷水同化下一圆，更看岁数大小加减②。

辰砂天麻圆　治诸风痰盛，头痛目眩，眩晕欲倒，呕哕恶心，恍惚健忘，神思昏愦，肢体疼倦，颈项拘急，头面肿痒，手足麻痹。常服除风化痰，清神思，利头目。

川芎二两半　麝香研　白芷，各一两一分　辰③砂研飞，一半入药，一半为衣　白附子炮，各五两　天麻去苗，十两　天南星齑汁浸，切，焙干，二十两

上末，面糊圆如梧桐子大。每服二十圆，温荆芥汤下，不拘时④。

青州白圆子　治男子、妇人半身不遂，手足顽麻，口眼㖞斜，痰涎壅塞，及一切风，他药所不能疗者。小儿惊风，大人头风，洗头风，妇人血风，并宜服之。

半夏白好者，水浸洗过，七两，生用　川乌头去皮、脐，生用，半两　南星，生，三两　白附子，生，二两

上捣，罗为细末，以生绢袋盛，用井花水摆，未出者更以手揉令出。如有滓，更研，再入绢袋，摆尽为度，放瓷盆中，日中晒，夜露至晓，弃水，别用井花水搅，又晒，至来日早，再换新水搅。如此，春五日，夏三日，秋七日，冬十日，去水晒干，候⑤如玉片，碎研，以糯米粉煎粥清为圆，如绿豆大。初服五圆，加至十五圆，生姜汤下，不拘⑥时候。如瘫缓风，以温酒下二十圆，日三服。至三日后，浴当有汗，便能舒展。服经三五日，呵欠是应。常服十粒以来，永无风痰隔壅之患。小儿惊风，薄荷汤下两三圆。

辰砂圆　治诸风痰盛，头痛恶心，精神昏愦，目眩心忪，呕吐痰涎，胸

---

① 和刻本“牛黄”为“二两半”。

② 更看岁数大小加减：和刻本作“更量岁数大小加减服”。

③ 辰：和刻本作“朱”。

④ 和刻本“时”后有“候”字。

⑤ 候：和刻本作“后”。

⑥ 拘：和刻本作“计”。

膈烦闷。

硼砂研 牛黄研，各一钱 白附子炮 白僵蚕[①]去丝、嘴，爁 天南星炮裂，研[②] 蝎梢爁，各一分 辰砂研，半两 半夏汤洗七遍，一两

上为细末，同研令匀，水煮面糊为圆，如梧桐子大。每服二十圆，用生姜荆芥汤下，不计时候。

牛黄金虎丹 治急中风，身背强直，口噤失音，筋脉拘急，鼻干面黑，遍身壮热，汗出如油，目瞪唇青，心神迷闷，形体如醉，痰涎壅塞，胸膈、喉中如拽锯声。

天雄炮，去皮、脐，十二两半 白矾枯过 天竺黄研 天南星汤洗，焙，为末，用牛胆和作饼，焙热；如无牛胆，用法酒蒸七昼夜 腻粉研，各二十五两 牛黄研，二两半 生龙脑研，五两 金箔八百片，为衣 雄黄研飞，一百五十两

上为末，炼蜜搜和，每一两半作十圆，以金箔为衣。每服一圆，以新汲水化，灌之，扶坐使药行化。良久，续以薄荷自然汁，更研化一圆灌之，立愈。肥盛体虚，多涎有风之人，宜常以[③]此药，随身备急。忽觉眼前暗黑，心膈闷乱，有涎欲倒，化药不及，急嚼一圆，新汲水下。小儿急惊风，一岁儿服绿豆大一圆，薄荷自然汁化灌下[④]，更量岁数，临时加减。有孕妇人不得服。

防风圆 治一切风及痰热上攻，头痛恶心，项背拘急，目眩旋晕，心忪烦闷，手足无力，骨节疼痹，言语謇涩，口眼瞤动，神思恍惚，痰涎壅滞，昏愦健忘，虚烦少睡。

防风洗 川芎 天麻去苗，酒浸一宿 甘草炙，各二两 朱砂研，为衣，半两

上为末，炼蜜为圆，每两作十圆，以朱砂为衣。每服一圆，荆芥汤化服。茶、酒嚼下亦得，不拘时候。

川芎圆 消风壅，化痰涎，利咽膈，清头目。治头痛眩晕，心忪烦热，颈项紧急，肩背拘倦，肢体烦疼，皮肤瘙痒，脑昏目疼，鼻塞声重，面上游风，状如虫行。

川芎 龙脑薄荷叶，焙干[⑤]，各七十五两 细辛洗，五两 防风

① 和刻本“僵蚕”后有“炒”字。
② 研：和刻本作“刮”。
③ 以：和刻本作“服”。
④ 下：和刻本作“之”。
⑤ 焙干：和刻本作“去土”。

去苗，二十五两　桔梗一百两　甘草爁，三十五两

上为细末，炼蜜搜和，每一两半，分作五十圆。每服一圆，细嚼，腊茶清下，食后临卧[①]。

薄荷煎圆　消风热，化痰涎，利咽膈，清头目。治遍身麻痹，百节痠[②]痛，头昏目眩，鼻塞脑痛，语言声重，项背拘急，皮肤瘙痒，或生瘾疹，及治肺热喉腥，脾热口甜，胆热口苦。又治鼻衄、唾血，大小便出血，及脱着伤风，并沐浴后，并可服之。

龙脑薄荷取叶，十斤　防风去苗　川芎，各三十两　缩砂仁五两　桔梗五十两　甘草炙，四十两

上为末，炼蜜为圆，每两作三十圆。每服一圆，细嚼，茶、酒任下。

天南星圆　治风化痰，清[③]神爽气，利胸膈，消酒毒，止痰逆恶心，中酒呕吐。

天南星一斤，每个重一两上下者，用温汤浸洗，刮去里外浮皮并虚软处，令净。用法：酒浸一宿，用桑柴蒸，不住添热汤，令釜满，甑内气猛，更不住洒酒，常令药润，七伏时满，取出，用铜刀切开一个大者，嚼少许，不麻舌为熟，未即再炊，候熟，用铜刀切细，焙干　辰砂研飞，二两，一半为衣　丁香　麝香研，各一两　龙脑研，一两半

上为细末，入研药匀，炼蜜并酒搜和为圆，每两作五十圆，以朱砂末为衣。每服一圆，烂嚼，浓煎生姜汤下，不计时候。酒后含化，除烦渴，止呕逆。

犀角圆　除三焦邪热，疏一切风气。治风盛痰实，头目昏重，肢节拘急，痰涎壅滞，肠胃燥涩，大小便难。

黄连去须　犀角镑，各十两　人参去芦，二十两　大黄八十两　黑牵牛一百二十两，炒，别捣，取粉六十两

上与牵牛粉合和为细末，炼蜜为圆，如梧桐子大。每服十五圆至二十圆，临卧温水下，更量虚实加减。

皂角圆　治风气攻注，头面肿痒，遍身拘急，痰涎壅滞[④]，胸膈烦闷，头痛目眩，鼻塞口干，皮肤瘙痒，腰脚重痛，大便风秘，小便赤涩，及咳嗽喘

---

① 和刻本“临卧”后有“服”字。

② 痠：和刻本作“酸”。

③ 清：和刻本作“精”。

④ 滞：和刻本作“塞”。

满，痰唾稠浊，语涩涎多，手足麻痹，暗风痫病，偏正头痛，夹脑风；妇人血风攻注，遍身疼痛，心忪烦躁，瘾疹瘙痒，并宜服之。

皂角锤碎，以水一十八两六钱揉汁，用蜜一斤，同熬成膏　干薄荷叶　槐角爁，各五两　青橘皮去瓤[①]　知母　贝母去心，炒黄　半夏汤洗七次　威灵仙洗　白矾枯过　甘菊去枝，各一两　牵牛子爁，二两

上为末，以皂角膏搜和为圆，如梧桐子大。每服二十圆，食后，生姜汤下。痰实咳嗽，用蛤粉齑汁下；手足麻痹，用生姜薄荷汤下；语涩涎盛，用荆芥汤下；偏正头疼，夹脑风，用薄荷汤下。

小续命汤　治卒暴中风，不省人事，渐觉半身不遂，口眼㖞斜，手足战[②]掉，语言謇涩，肢体麻痹，神情气[③]乱，头目眩重，痰涎并多，筋脉拘挛，不能屈伸，骨节烦疼，不得转侧，及治诸风，服之皆验[④]。若治脚气缓弱，久服得瘥。久病风人，每遇天色阴晦，节候变更，宜预服之，以防瘖痖[⑤]。

防己　肉桂去粗皮　黄芩　杏仁去皮、尖，炒黄　芍药白者　甘草爁　芎䓖　麻黄去根、节　人参去芦，各一两　防风去芦，一两半　附子炮，去皮、脐，半两

上除附子、杏仁外，捣为粗末，后入二味令匀。每服三钱，水一盏半，生姜五片，煎取一盏，去滓，稍热服，食前，加枣一枚尤好[⑥]。

防风汤　治风虚发热，项背拘急，肢节不遂，恍惚狂言，来去无时，不自觉悟。亦治脚气缓弱，甚效。此药温和，不虚人。

秦艽去苗、土　独活去芦　麻黄去节　半夏汤洗七次，切片　防风去芦，各二两　升麻　防己　白术　石膏煅[⑦]　芍药白　黄芩　甘草　当归去芦　远志去心　人参去芦，各一两

上粗末，入半夏片令匀。每服四钱，水二中盏，生姜七八片[⑧]，煎至一盏，去滓，取清汁六分，入麝香末少许，食后[⑨]、临卧带热服。

排风汤　男子、妇人风虚冷湿，邪气入脏，狂言妄语，精神错乱。肝风

---

① 青橘皮，去瓤：和刻本作“青皮，不去白”。
② 战：和刻本作“颤”。
③ 气：和刻本作“昏”。
④ 及治诸风，服之皆验：此句和刻本在段末，接“以防瘖痖”之后。
⑤ 瘖痖：同“喑哑”，嘶哑。
⑥ 好：和刻本作“妙”。
⑦ 煅：和刻本作“别研”。
⑧ 七八片：和刻本作“七片”。
⑨ 食后：和刻本作“食前”。

发则面青心闷，吐逆呕沫，胁满头眩，重耳[1]不闻人声，偏枯筋急，曲拳而卧；心风发则面赤，翕然而热，悲伤嗔怒，目张呼唤；脾风发则面黄，身体不仁，不能行步，饮食失味，梦寐倒错，与亡人相随；肺风发则面白，咳逆唾脓血，上气奄然而极；肾风发则面黑，手足不随，腰痛难以俯仰，痹冷骨疼。若有此候，令人心惊，志意不定，恍惚多忘。服此汤安心定志，聪耳明目，通脏腑诸风疾。[2]

白鲜皮　当归去芦，酒浸一宿　肉桂去粗皮　芍药白者　杏仁去皮、尖[3]，麸炒[4]　甘草炒　防风去芦[5]　芎䓖　白术，各二两　独活去芦　麻黄去根、节　茯苓去皮，白者，各三两

上为粗末。每服三钱，水一盏半，入生姜四片，同煎至八分，去滓，温服，不计时候。

大通圣白花蛇散　大治诸风，无问新久，手足亸曳，腰脚缓弱，行步不正，精神昏冒，口面㖞斜，语言謇涩，痰涎壅盛，或筋脉拘急，肌肉顽痹，皮肤瘙痒，骨节烦疼，或痛无常处，游走不定，及风气上攻，面浮耳鸣，头痛目眩；下注腰脚，腰疼腿重，肿痒生疮，并宜服之。

海桐皮去粗皮　杜仲锉，炒　天麻去苗　干蝎炒　郁李仁[6]　赤箭　当归去芦头，酒浸[7]　厚朴生姜汁制[8]　蔓荆子去白皮　木香　防风去苗[9]　藁本去土　白附子炮　肉桂去粗皮　羌活去芦、头　萆薢酒浸一宿　虎骨醋炙　白芷　山药　白花蛇酒浸，炙，去皮、骨，用肉　菊花去枝、梗　牛膝去苗　甘草炙　威灵仙去土，各一两

上等分，为末。每服一钱至二钱[10]，温酒调下，荆芥汤亦得，空心服之。常服祛逐风气，通行荣卫，久病风人，尤宜常服。轻可中风，不过二十服，平复如故。

消风散　治诸风上攻，头目昏痛，项背拘急，肢体烦疼，肌肉蠕动，目

---

① 重耳：和刻本作“耳重”。重听，听觉迟钝。

② 服此汤安心定志，聪耳明目，通脏腑诸风疾：此句和刻本在下面煎服法，接“不计时候”后，作“常服安心定志，聪耳明目，通脏腑，诸风疾并皆治之。”

③ 和刻本“皮尖”后有“双仁者”三字。

④ 和刻本“麸炒后”有“令黄色”三字。

⑤ 和刻本“去芦”后有“叉”一字。

⑥ 和刻本“郁李仁”后有“去皮，别研”四字。

⑦ 和刻本“酒浸”后有“一宿”二字。

⑧ 和刻本“生姜汁制”后有“一宿，炙”三字。

⑨ 去苗：和刻本作“去芦、叉、枝”。

⑩ 一钱至二钱：和刻本作“一二钱”。

眩旋晕，耳啸蝉鸣，眼涩好睡，鼻塞多嚏，皮肤顽麻，瘙痒瘾疹。又治妇人血风，头皮肿痒，眉棱骨痛，眩晕欲倒，痰逆恶心。

荆芥穗 甘草炒 芎䓖 羌活 白僵蚕炒 防风去芦 茯苓去皮，用白底 蝉壳去土，微炒 藿香叶去梗 人参去芦，各二两 厚朴去粗皮，姜汁涂，炙熟 陈皮去瓤，洗，焙，各半两

上为细末。每服二钱，茶清调下。如久病偏风，每日三服，便觉轻减。如脱着沐浴，暴感风寒，头痛身重，寒热倦疼，用荆芥茶清调下，温酒调下亦得，可并服之。小儿虚风，目涩昏困，及急、慢惊风，用乳香荆芥汤调下半钱，并不计时候。

羌活散 治风气不调，头目昏眩，痰涎壅滞，遍身拘急，及风邪寒壅，头痛项强，鼻塞声重，肢节烦疼，天阴风雨，预觉不安。

前胡去芦 羌活去芦 麻黄去根、节 白茯苓去皮 川芎 黄芩 甘草爁 蔓荆子去白皮 枳壳去瓤，麸炒 细辛去苗 石膏别研 菊花去梗 防风去芦，各一两

上为末，入石膏研①匀。每服二钱，水一大盏，入生姜三四片，薄荷二三叶，同煎至七分，稍热服，不拘时候。

八风散 治风气上攻，头目昏眩，肢体拘急烦疼，或皮肤风疮痒痛，及治寒壅不调，鼻塞声重。

藿香去土，半斤 白芷 前胡去芦，各一斤 黄芪去芦 甘草爁 人参去芦，各二斤 羌活去芦 防风去芦②，各三斤

上为细末。每服二钱，水一中盏，入薄荷少许，同煎至七分，去滓，食后温服，腊茶清调③一大钱亦得。小儿虚风，乳香腊茶清调下半钱，更量儿大小，加减④服。

清神散 消风壅，化痰涎。治头昏目眩，心忪面热，脑⑤痛耳鸣，鼻塞声重，口眼瞤动，精神昏愦，肢体疼倦，颈项紧急，心膈烦闷，咽嗌不利。

檀香锉 人参去芦 羌活去苗 防风去苗⑥，各一十两 薄荷去土⑦ 荆芥穗 甘草爁，各二十两 石膏研⑧，四十两 细辛去苗，

① 研：和刻本作“令”。
② 去芦：和刻本作“去芦、叉、枝”。
③ 和刻本“调”后有“服”字。
④ 和刻本“加减”前有“临时”二字。
⑤ 脑：和刻本作“头”。
⑥ 去苗：和刻本作“去苗、叉”。
⑦ 去土：和刻本作“去土、梗”。
⑧ 研：和刻本作“别研，水飞”。

洗，焙，五两

上为末。每服二钱，沸汤点服，或入茶末点服亦得，食后[①]服。

虎骨散 治[②]风毒邪气，乘虚攻注皮肤骨髓之间，与血气相搏，往来交击，痛无常处，游走不定，昼静夜甚，少得眠睡，筋脉拘急，不能屈伸。一名乳香趁痛散[③]。

苍耳子微炒[④] 骨碎补[⑤] 自然铜酒[⑥]淬，细研 麒麟竭细研 白附子炮 赤芍药，各三两 当归去苗 肉桂去粗皮 白芷 没药 防风去苗[⑦]，各三分 牛膝去苗，酒浸一宿 五加皮[⑧] 天麻去芦 槟榔 羌活去芦，各一两 虎胫骨酥炙 败龟[⑨]酥炙，各二两[⑩]

上件捣罗为末，入研药匀。每服一钱，温酒调下，不拘时候。

骨碎补圆 治肝肾风虚，上攻下注，筋脉拘挛，骨节疼痛，头面浮肿，手臂少力，腰背强痛，脚膝软弱，屈伸不利，行履艰难，并宜服。

荆芥穗 白附子炮 牛膝酒浸，焙干 肉苁蓉酒浸一宿，切作片，焙，各一两 骨碎补去毛，炒 威灵仙去苗 缩砂仁，各半两 地龙去土，微炒 没药，各二钱半 自然铜酒淬九遍 草乌头炮，去皮、脐[⑪] 半夏汤洗七次，各半两

上同为细末，酒煮面糊圆，如梧桐子大。每服五圆至七圆[⑫]，温酒下。妇人醋汤或当归酒下，妊娠不宜服之[⑬]。不计时候。

乌荆圆[⑭] 治诸风缓纵，手足不遂，口眼㖞斜，语言謇涩，眉目瞤动，头昏脑闷，筋脉拘挛，不得屈伸，遍身麻痹，百节疼痛，皮肤瘙痒，抓成疮疡。又治妇人血风，浑身痛痒，头疼眼晕。又[⑮]肠风脏毒，下血不止，服之尤效。

---

① 和刻本“食后”后有“临睡”二字。

② 和刻本“治”后有“治男子、妇人因气血虚弱”一句。

③ 和刻本“一名乳香趁痛散”在方名“虎骨散”之后。

④ 和刻本“微炒”后有“去刺”二字。

⑤ 和刻本“骨碎补”后有“去毛”二字。

⑥ 酒：和刻本作“醋”。

⑦ 去苗：和刻本作“去芦、叉”。

⑧ 和刻本“五加皮”后有“去心”二字。

⑨ 和刻本“败龟”后有“去裙”二字。

⑩ 和刻本苍耳子、骨碎补、自然铜、麒麟竭、白附子、赤芍药六味各作“三分”，余分量同。

⑪ 和刻本“去皮脐”后有“捣碎，炒黄”四字。

⑫ 五圆至七圆：和刻本作“五七圆”。

⑬ 妊娠不宜服之：和刻本作“孕妇不宜服之”，且接“不计时候”后。

⑭ 乌荆圆以下至通关散8方，通行本、和刻本另标识为“绍兴续添方”。吴珽本中“绍兴续添方”附接在大观方之后，不做标识。丹波元胤《医籍考》：“虽有绍兴续添，别不标识。”

⑮ 又：和刻本作“及”。

久服令人颜色和悦，力强轻健，须发不白。

川乌炮，去皮、脐，一两　荆芥穗二两

上为细末，醋面糊圆，如梧桐子大。每服二十粒，酒或热水下。有疾，食空时，日三四服。无疾，早晨一服。

有少府郭监丞，少病风挛搐，头颔宽亸不收，手承颔然后能食，服此六七服即瘥。遂长服之，已五十余年，年七十余，强健，须发无白者。此药疗肠风下血尤妙，屡[①]有人得效。予所目见，下血人服[②]而瘥者，一岁之内已数人矣。[③]

加减三五七散　治八风五痹，瘫痪亸曳，口眼㖞斜，眉角牵引，项背拘强，牙关紧急，心中愦闷，神色如醉，遍身发热，骨节烦痛，肌肉麻木，腰膝不仁，皮肤瞤动，或如虫行。又治阳虚头痛，风寒入脑，目眩晕转，有似舟船之上，耳内蝉鸣，或如风雨之声。应风寒湿痹，脚气缓弱等疾，并能治之。即系大三五七散[④]。

山茱萸　干姜　炮茯苓去皮，各三斤　附子炮，去皮、脐，三十五个　细辛一斤八两　防风去芦，四斤

上为细末，每服二钱，温酒调下，食前[⑤]。

乳香没药圆[⑥]　治男子妇人一切风气，通经络，活血脉。治筋骨疼痛，手足麻痹，半身不遂，暗风头旋，偏正头风，小中急风，手足疼痛，牙关紧急，四肢软弱。肾脏风毒，上攻头面，下注腰脚，生疮，遍体疼痠，并宜服之。

抚芎一百八两　踯躅花炒，木鳖仁、白胶香拣净，藿香拣，炒　白僵蚕洗[⑦]，焙　五灵脂拣，白芷拣，当归[⑧]，各七十二两　地龙一百四十四两　何首乌二百四十四两　威灵仙洗，二百二十二两　草乌头炒，六百四十八两

上为末，醋糊圆，如梧桐子大。每服五圆，不可多服，食后，用薄荷茶

---

① 屡：和刻本作“累”。

② 和刻本“服”后有“此”字。

③ 乌荆圆出《苏沈良方·卷第二》：“乌荆丸：川乌（一两，泡去皮），荆芥穗（一两）。上醋糊丸，如桐子大，每服二十丸，酒或熟水下。有疾食空时，日三四服，无疾早晨一服。少府郭监臣，少病风，挛搐，颐颔宽亸不收，手承颔然后能食，服此六七服即瘥。遂长服之，已五十余年，年七十余，强健，须发无白者。此药疗肠风下血尤妙，累有人得效。予所目见，下血人服而瘥者，一岁之内已数人矣。”

④ 即系大三五七散：和刻本作“即大三五七散”，在下段读法“食前”后。

⑤ 和刻本“食前”后有“服”一字。

⑥ 通行本注曰：“本方名为乳香没药圆，但方中无乳香、没药，各本均同。今存疑。”

⑦ 和刻本“洗”后有“去丝、嘴”三字。

⑧ 和刻本“当归”后有“洗，焙干，炒”五字。

吞下，温酒亦得。有孕妇人不可服[①]。

白龙圆[②] 治男子、妇人一切风，遍身疮癣，手足顽麻，偏正头疼，鼻塞脑闷，大解伤寒，治头风。

藁本去土 细辛 白芷 川芎 甘草

上为细末，各等分，用药四两，入石膏末一斤，系煅了者，水搜为圆，每两八粒[③]。薄荷茶嚼下，每服一粒，食后服。风蚛[④]牙，一粒[⑤]分作三服，干揩后用盐汤漱之，更用葱茶嚼下。

七圣散 治风湿流注经络间，肢节缓纵不遂，或脚膝疼痛，不能步履。

续断 独活 防风 杜仲 萆薢 牛膝 酒浸一宿 甘草等分

上件各修事净，焙干半两，为细末。每服二钱，温酒调下。

活血应痛圆 治风湿客于肾经，血脉凝滞，腰腿重疼，不能转侧，皮肤不仁，遍身麻木。上攻，头面虚肿[⑥]，耳内常鸣；下注，脚膝重痛少力，行履艰难。亦治项背拘挛，不得舒畅。常服活血脉，壮筋骨，使气脉宣流。

狗脊去毛，四斤 苍术米泔浸一宿，去皮，六斤 香附子去毛，炒，七斤半 陈皮洗，去蒂，五斤半 没药别研，一十二两 威灵仙洗，二斤 草乌头一斤半，半[⑦]炮

上为细末，用酒煮面糊为圆，如梧桐子大。每服十五粒至二十粒，温酒或熟水任下，不拘时候。久服忌桃、李、雀、鸽、诸血物。

四生散 治男子、妇人肝肾风毒上攻，眼赤，痒痛不时，羞明多泪；下注，脚膝生疮，及遍身风癣，服药不验，居常多觉两耳中痒，正宜服此，无不取效。

黄芪 川羌活 蒺藜 沙苑 白附子各等分，生用

上为细末。每服二钱，薄荷酒调下。如肾脏风毒下注生疮，以腰子批开，以药末二钱合定，裹[⑧]煨香熟，空心细嚼，以盐酒送下。

通关散 治中风、伤寒，发热恶风，头痛目眩，鼻塞声重，肩背拘急，身体疼痛，肌肉瞤动，牙关紧急，久新头风，攻痰[⑨]眼暗，并宜服之。

---

① 有孕妇人不可服：此句和刻本在上段主治末“并宜服之”句后。

② 和刻本“白龙圆”位于“七圣散”之后。

③ 八粒：和刻本作“作八圆”。

④ 蚛（zhòng）：虫咬；被虫咬坏的。

⑤ 粒：和刻本作“圆”。

⑥ 肿：和刻本作“浮”。

⑦ 半：和刻本无“半”字。

⑧ 裹：和刻本作“纸裹，以水润湿”。

⑨ 痰：和刻本作“注”。

抚芎二两　川芎一两　川乌二两　龙脑、薄荷一两半　白芷　甘草，各二两　细辛半两

上为细末。每服一大钱，葱白、茶清调下，薄荷汤亦得，不拘时①。

按：通行本、和刻本“绍兴续添方”加减三五七散后尚有太阳丹（方见伤寒类）、如圣饼子（方见一切气类）、没药降圣丹（方见疮肿伤折类）3方，通关散后有四斤圆、铁弹圆2方。根据丹波元胤《医籍考》考证，吴斑本“诸方无重见者，与通行本不同”，从吴斑本现存卷3和卷4亦可证丹波之说，诸方没有复见现象，故3首复见方只在相应的门类论述，此处不再列入。又丹波元胤《医籍考》据当时所见吴斑全本指出，无四斤圆、铁蛋圆2方，故亦未列入2方。

诸家名方②

活络丹　治丈夫元脏气虚，妇人脾血久冷，诸般风邪湿毒之气，留滞经络，流注脚手，筋脉挛拳，或发赤肿，行步艰辛，腰腿沉重，脚心吊痛，及上冲腹胁膨胀，胸膈痞闷，不思饮食，冲心闷乱，及一切痛风走注，浑身疼痛。

川乌炮，去皮、脐③　草乌炮，去皮、脐④　地龙去土　天南星炮，各六两　乳香研　没药研，各二两二钱

上为细末，入研药和匀，酒面糊为圆，如梧桐子大。每服二十圆，空心，日午，冷酒送下，荆芥茶下亦得。

七生圆　治丈夫、妇人三十六种风，五般腰疼，打扑伤损，入骨疼痛，背髆拘急，手足顽麻，走注不定，筋脉挛缩。久患风疾，皆疗之⑤。

地龙去土　五灵脂去石　松脂去木　荆芥去枝、梗　川乌炮，去皮、脐　天南星炮，各一两　草乌炮，去皮、尖，二两

上为细末，醋煮面糊为圆，如梧桐子大。每服五圆至七圆，茶、酒任下。孕妇不可服。

乳香趁痛散　方与虎骨散同。

---

① 不拘时：和刻本作“不拘时候”。

② 通行本、和刻本作“吴直阁增诸家名方”。丹波元胤《医籍考》：“至诸家名方，不题‘吴直阁增’字。则知绍兴中吴直阁所增广也。”下同。

③ 尖：和刻本作“脐”。

④ 同③。

⑤ 久患风疾，皆疗之：此句和刻本作“久患风疾，并皆疗之”，位于下段服法中“茶酒任下”与“孕妇不可服”之间。

惊气圆 治惊忧积气，心受风邪，发作[①]牙关紧急，涎潮昏塞，醒则精神若痴，大宜服之。

紫苏子，炒，一两 橘红 南木香 附子生，去皮、脐 麻黄去根、节 花蛇酒浸，去皮、骨 白僵蚕微炒 南星洗浸，姜汁浸一宿 天麻去苗，各半两 朱砂研，一分半，为衣 干蝎去尾针，微炒，一分

上为末，入研脑、麝少许，同研极停[②]，炼蜜杵，圆如龙眼大。每服一粒，用金银薄荷汤化下，温酒亦得。

此方，戊申年军中一人犯法，褫衣将受刃，得释，神失如痴，与一粒服讫而寐，及觉，疾已失。江东提辖张载阳妻避寇，失心数年，受[③]此方，不终剂而愈。又巡检黄彦妻，狂厥逾年，授此方去附子加铁粉，不终剂而愈。铁粉，化痰镇心，抑肝邪，若多恚怒，肝邪大盛，铁粉能制伏之。《素问》言"阳厥狂怒，治以铁粉[④]"，金克木之意也。[⑤]

乳香宣经圆 治体虚，为风、湿、寒、暑进袭，四气相搏，半身不遂，手足顽麻，骨节烦疼，足胫浮肿，恶寒发热，渐成脚气。肝肾不足，四肢挛急，遍身攻注，或闪肭[⑥]打仆，内伤筋骨。男子疝气，妇人经脉不调。常服活血止痛，补虚，壮筋骨。

川楝子锉，炒 牵牛子炒 乌药去木 茴香淘去沙土，炒 橘皮去白 萆薢微炙 防风，各二两 乳香研 草乌、乌豆一合同煮，竹刀切透黑，去皮、尖，焙 五灵脂酒浸，淘去沙土，晒干，研，各半两 威灵仙去芦，洗，二两

上为细末，酒糊为圆，如梧桐子大。每服五十圆，盐汤、盐酒任下，妇

---

① 作：和刻本作"则"。

② 停：和刻本注：一本作"细"。

③ 受：和刻本作"授"。

④ 粉：和刻本作"烙"。

⑤ 惊气丸出南宋许叔微《普济本事方·卷第二》，云："治惊忧积气，心受风邪，发则牙关紧急，涎潮昏塞，醒则精神若痴。惊气圆：附子（炮，去皮、脐）、南木香、白僵蚕（去丝嘴，炒）、花蛇（酒浸，去皮、骨，炙）、橘红、天麻（去芦）、麻黄（去根节）各半两，干蝎一两（去毒），紫苏子一两（淘洗），天南星（洗浸，薄切片，姜汁浸一夕）半两，朱砂（研）一分，留少许作衣。上为末，入研脑麝少许，同研极匀，炼蜜杵，圆如龙眼大。每服一粒，用金银薄荷汤化下，温酒亦得。 此予家秘方也。戊申年，军中一人犯法，褫衣将受刃，得释，神失如痴，予与一粒，服讫而寐，及觉，病已失矣。江东提辖张载阳，其妻因避寇，失心已数年，予授此方，不终剂而愈。又黄山沃巡检彦，其妻狂厥者踰年，更十余医而不验，予授此方，去附子，加铁粉，亦不终剂而愈。铁粉非但化涎镇心，至如摧抑肝邪特异。若多恚怒，肝邪太盛，铁粉能制伏之。《素问》言阳厥狂怒，治以铁落饮，金制木之意也，此亦前人未尝论及。"

⑥ 闪肭：亦作"肉朒"。扭伤筋络或肌肉。

人醋汤下。

换腿圆 治足三阴经虚，为风、寒、暑、湿进袭，挛痹缓弱，上攻胸胁肩背，下注脚膝疼痛，渐成风湿脚气，行步艰辛，足心如火，上气喘急，食①不思食。

薏苡仁炒 石楠叶 石斛去苗②，酒浸 萆薢微炙 川牛膝去苗，酒浸 天南星炮 羌活去芦 防风去芦、叉 黄芪去芦、头，蜜炙 当归去苗，酒浸 天麻去苗③ 续断，各一两半 槟榔二两半 木瓜四两

上为末，酒煮面糊圆，如梧桐子大。每服五十圆，温酒、盐汤任服。

按：通行本、和刻本“吴直阁增诸家名方”中七生圆后有川芎茶调散（方见伤寒类）1方，乳香趁痛散后有黑龙圆1方。根据吴斑本未有复见方之体例，川芎茶调散见“治伤寒”门，此处未列入。据丹波元胤所见，吴斑原本未有黑龙圆，亦未列入。

治伤寒 中暑附 脾胃附④

人参败毒散 治伤寒时气，头痛项强，壮热恶寒，身体烦疼，及寒壅咳嗽，鼻塞声重，风痰头痛，呕哕寒热，并皆治之。

柴胡去苗⑤ 甘草爁 桔梗 人参去芦⑥ 芎䓖 茯苓去皮 枳壳去瓤，麸炒⑦ 前胡去苗，洗⑧ 羌活去苗⑨ 独活去苗

上十味，各三十两⑩，为粗末。每服二钱，水一盏，入生姜、薄荷各少许，同煎七分，去滓，不拘时候，寒多则热服，热多则温服。

① 食：和刻本作“全”。

② 苗：和刻本作“根”。

③ 去苗：和刻本作“去苗、叉”。

④ 通行本、和刻本中“脾胃附”目，在“治一切气”门下，《医籍考》言：“今兹本诸风、一切气、痼冷、妇人篇题下，无附脚气、脾胃、消渴、产图字。大小篇目，共二十一门，而治伤寒后，有脾胃一门，照通行本，知是绍兴所添。”是知大观本无“脾胃”附目，为绍兴校订始加，兹据所言从“治一切气”门在移于此门。

⑤ 和刻本“去苗”后有“洗、焙”二字。

⑥ 和刻本“去芦”后有“洗、焙”二字。

⑦ 去瓤、麸炒：和刻本作“水浸，去瓤，锉，麸炒黄色”。

⑧ 和刻本“洗”后有“焙”字。

⑨ 苗：和刻本作“芦”。

⑩ 各三十两：和刻本作“各等分”。

小柴胡汤 治伤寒、温热病，身热恶风，颈项强急，胸满胁痛，呕哕烦渴，寒热往来，身面皆黄，小便不利，大便秘硬①，或过经未解，或潮热不除，及瘥后劳复，发热疼痛，妇人伤风，头痛烦热，经血适断，寒热如疟，发作有时，及产后伤风，头痛烦热，并宜服之。

半夏汤洗七次，焙干，二两半 柴胡去芦，半斤 人参② 甘草炙 黄芩，各三两

上为粗末。每服三大钱，水一盏半，生姜五片，枣一个擘破，同煎至七分，去滓，稍热服，不拘时。小儿分作二服，量大小加减。

林檎散 治伤寒及时行疫疠，头痛项强，壮热恶寒，腰背、四肢拘急烦疼，面赤咽干，呕逆烦渴。

麻黄去节 肉桂去粗皮 苍术去皮 川大黄 干葛 石膏 山栀子去皮，各一两半 木通 瞿麦 甘草炙 前胡③ 川芎，各一两 藿香用叶 川乌头炮，去皮、脐，各半两④

上为粗末。每服二钱，水一盏，入林檎⑤糁十数片，新者亦得，煎至七分，去滓，稍热服，不计时，相次再服。衣被盖覆，汗出为度。

柴胡石膏散 治时行瘟疫，壮热恶风，头痛体疼，鼻塞咽干，心胸如⑥满，寒热往来，痰实咳嗽，涕唾稠黏。

赤芍药 柴胡去苗 前胡去苗 石膏煅 干葛，各五十两 升麻二十五两 黄芩 桑白皮，各三十七两半 荆芥穗去土，三十七两

上为粗末。每服二钱，水一盏，入生姜三片，豉十余粒，同煎七分，去滓，稍热服。小儿分作三服，更量大小加减，不计时候。

麻黄汤 治伤寒头痛，发热恶风，骨节疼痛，喘满无汗。

麻黄去节，三两 甘草炙，一两 肉桂去粗皮，二两 杏仁七十枚，去皮、尖，炒，别研膏

上为粗末⑦，入杏仁膏令匀。每服三钱，水一盏半，煎至八分，去滓，温

---

① 硬：和刻本作“涩”。

② 和刻本“人参”后有“去芦”二字。

③ 和刻本“前胡”后有“去芦”二字。

④ 和刻本尚有“当归去芦，洗，一两”。

⑤ 林檎：为蔷薇科苹果属植物花红的果实。性味、归经：酸、甘，温。归胃、大肠经。功效：下气宽中，生津止渴，和中止痛。主治：痰饮积食，胸膈痞塞，消渴，霍乱，吐泻腹痛，痢疾。

⑥ 如：和刻本作“烦”。

⑦ 末：和刻本作“散”。

服，以汗出为度。若病自汗者，不可服。不计[①]时候。

小青龙汤 治伤寒表不解，心下有水气，干呕发热，咳嗽微喘。又治溢饮，身体疼重，及咳逆倚息，不得安卧；或因形寒饮冷，内伤肺经，咳嗽喘急，呕吐涎沫，并宜服之。

干姜炮 细辛去叶 麻黄去节、根 肉桂去粗皮 芍药 甘草锉，炒，各三两 五味子二两 半夏汤洗七次，切作片，二两半

上将七味为粗末，入半夏令匀。每服三钱，水一盏半，煎至一盏，去滓，温服，食后。

圣散子 治伤寒、时行疫疠、风温、湿温，一切不问阴阳两感，表里未辨，或外热内寒，或内热外寒，头项腰脊拘急疼痛，发热恶寒，肢节疼痛，呕逆喘咳，鼻塞声[②]重，及食饮生冷，伤在胃脘，胸膈满闷，腹胁胀痛，心下结痞，手足逆冷，肠鸣泄泻，水谷不消，时自汗出，小便不利，并宜服之。

厚朴去粗皮，姜汁炙 白术 防风去芦头 吴茱萸汤洗七次 泽泻 附子炮裂，去皮、脐 藁本去土 高良姜 猪苓去皮 藿香去枝、土 苍术 麻黄去根、节 细辛去苗 芍药 独活去芦 半夏汤洗七次，姜汁制 茯苓去皮 柴胡去芦 枳壳去瓤，麸炒，各半两 甘草炙[③]，一两 草豆蔻仁十个，去皮 石菖蒲半两

上为粗散。每服四钱，水一盏半，煎取一盏，去滓，热服，不计时候，取遍身微汗即愈。时气不和，空腹饮之，以辟邪疫。

五积散 调中顺气，除风冷，化痰饮。治脾胃宿冷，腹胁胀痛，胸膈停痰，呕逆恶心；或外感风寒，内伤生冷，心腹痞闷，头目昏痛，肩背拘急，肢体怠惰，寒热往来，饮食不进，及妇人血气不调，心腹撮痛，经候不调，或闭不通，并宜服之。

白芷 川芎 甘草炙 茯苓去皮 当归去芦 肉桂去粗皮 芍药 半夏汤洗七次，各三两 陈皮去白 枳壳去瓤，炒 麻黄去根、节，各六两 苍术米泔浸，去皮，二十四两 干姜爁，四两 桔梗去芦头，十二两 厚朴去粗皮，四两

上除肉桂、枳壳二味别为粗末外，一十三味同为粗末，慢火炒令色转，摊冷，次入桂、枳壳末，令匀。每服三钱，水一盏半，入生姜三片，煎至一中盏，去滓，稍热服。如冷气奔冲，心、胁、脐、腹胀满刺痛，反胃呕吐，泄利清谷，

① 计：和刻本作"拘"。
② 声：和刻本作"身"。
③ 和刻本"炙"后有"锉"字。

及痃癖癥瘕，膀胱小肠气痛，即入煨生姜三片、盐少许，同煎；如伤寒时疫，头痛体疼，恶风发热，项背强痛，入葱白三寸、豉七粒，同煎；若但觉恶寒，或身不甚热，肢体拘急，或手足厥冷，即入炒茱萸七粒、盐少许，同煎；如寒热不调，咳嗽喘满，入枣煎服；妇人难产，入醋一合，同煎服之。并不拘时候。

升麻葛根汤 治大人、小儿时气温疫，头痛发热，肢体烦疼，及疮疹已发及未发，疑贰[①]之间，并宜服之。

升麻 白芍药 甘草炙，各十两 葛根十五两[②]

上为粗末。每服三钱，用水一盏半，煎取一中盏，去滓，稍热服，不计时候，日二三服，以病气去，身清凉为度。小儿量力服之[③]。

葛根解肌汤 治伤寒、温病、时行寒疫，头痛项强，发热恶寒，肢体拘急，骨节烦疼，腰脊强痛，胸膈烦闷。

葛根四两 麻黄去节[④]，三两 肉桂去粗皮，一两 甘草炙 黄芩 芍药，各二两

上为粗末。每服三钱，水一盏半，入枣一枚剥破，煎至八分，去滓，稍热服，不拘时候，取汗出为度。

金沸草散 治风化痰，除头目昏痛，颈项强急，往来寒热，肢体烦疼，胸膈满闷，痰涎不利，咳嗽喘满，涕唾稠黏，及治时行寒疫，壮热恶风。

旋覆花去梗 麻黄去节 前胡去芦，各三两 荆芥穗四两 甘草炒 半夏汤洗七次，姜汁浸 赤芍药，各一两

上为粗末。每服三钱，水一盏半，入生姜三片，枣一个，同煎至八分，去滓，温服，不计时候。有寒邪则汗出，如风盛则解利。

大柴胡汤 伤寒十余日，邪气结在里，寒热往来，大便秘涩，腹满胀痛，语言谵妄，心中痞硬，饮食不下，或不大便五六日，绕脐刺痛，时发烦躁，及汗后如疟，日晚发热，兼脏腑实，脉有力者，可服。

枳实去瓤，炒[⑤]，半两 柴胡去芦，半斤 大黄二两 半夏汤洗七次，切，焙，二两半 赤芍药 黄芩，各三两

上五味，为粗末，入半夏拌匀。每服三大钱，以水一盏半，入生姜五片，枣一枚，煎至一中盏，滤去滓，温服，食后、临卧。此药治伤寒内热里实，若身体疼痛，是表证未解，不可服之。

---

① 疑贰：亦作“疑二”。因猜忌而生异心；疑惑不定。
② 葛根十五两：和刻本作“葛根十两”。
③ 小儿量力而行：和刻本作“小儿量岁数加减与服”。
④ 去节：和刻本作“去根、节”。
⑤ 和刻本“炒”前有“麸”字。

术附汤 治风湿相搏，身体烦疼，不能转侧，不呕不渴，大便坚硬，小便自利，及风虚头目眩重，甚者不知食味。此药暖肌补中，助阳气，止自汗。①

甘草炒，二两 白术四两 附子炮，去皮、脐，薄切片，一两半

上捣白术、甘草为粗末，入附子令匀。每服三钱，水一盏半，入生姜五片，枣一个擘破，同煎至一盏，去滓，温服，食前。

防己黄芪汤 治风湿相搏，客在皮肤，一身尽重，四肢少力，关节烦疼，时自汗出，洒淅恶风，不欲去衣，及治风水②客搏，腰脚浮肿，上轻下重，不能屈伸。

防己四两 黄芪五两 甘草炙，二两 白术三两

上为粗末。每服三钱，水一盏半，入生姜三片，枣一个，同煎至一盏，去滓，稍热服，不计时候。服讫盖覆温卧，令微汗，瘥。

姜附汤 治伤寒已经转下，又曾发汗，内外俱虚，邪气未解，表证不见，身无大热，昼日烦躁，不得眠睡，夜即安静，不呕不渴，脉候沉微者，宜服之。又治暴中风冷，久积痰水，心腹冷痛，霍乱转筋，一切虚寒，并皆治之。

干姜一两 附子生，去皮、脐细切，一枚

上合匀。每服三钱，水一盏半，煎至一盏，去滓，温服，食前。

竹叶石膏汤 治伤寒时气，表里俱虚，遍身发热，心胸烦闷；或得汗已解，内无津液，虚羸少气，胸中烦满，气逆欲吐，及诸虚烦热，并宜服之。诸虚烦热与伤寒相似，但不恶寒，身不疼痛，头亦不痛，脉不紧数，即不可汗、下，宜服此药。

人参去芦头 甘草炙，各二两 石膏一斤 半夏汤洗七次，二两半 麦门冬去心，五两半

上为粗末，入半夏令匀。每服三钱，水两盏，入青竹叶、生姜各五六片，煎至一盏半，滤去滓，入粳米百余粒，再煎，米熟去米，温服，不计时候。

五苓散 治伤寒、温热病，表里未解，头痛发热，口燥咽干，烦渴饮水，或水入即吐，或小便不利，及汗出表解，烦渴不止者，宜服之。又治霍乱吐利，躁渴引饮。

泽泻二十五两 白术 猪苓去皮 赤茯苓去皮，各十五两 肉桂去粗皮，十两

上为细末。每服二钱，热汤调下，不计时候。服讫多饮热汤，有汗出即

① 此药暖肌补中，助阳气，止自汗：和刻本此句在下段煎服法中“温服食前”后。
② 水：和刻本作“冷”。

愈。又治瘀热在里，身发黄疸，浓煎茵陈蒿汤调下，食前服之。疸病发渴，及中暑引饮，亦可用水调服之。小儿加白术末少许服之。如发虚热，加绵黄芪、人参末少许服之。

四逆汤 治伤寒，自利不渴，呕哕不止，或吐利俱发，小便或涩或利，或汗出过多，脉微欲绝，腹痛胀满，手足逆冷，及一切虚寒厥冷，并宜服之。凡病伤寒有此证候，皆由阳气虚，里有寒，虽更觉头痛体疼，发热恶寒，四肢拘急，表证悉具者，未可攻表，先宜服此药，助阳救里。

甘草炙，二两　干姜一两半　附子生，去皮、脐，细切，半两

上以甘草、干姜为粗末，入附子令匀。每服三钱，水一盏半，煎至一中盏，去滓，温服，不计时候。常服消暑气，分水谷。

大顺散 治冒暑伏热，引饮过多，脾胃受湿，水谷不分，清浊相干，阴阳气逆，霍乱呕吐，脏腑不调。

甘草锉长寸，三十斤　干姜　杏仁去皮、尖，炒　肉桂去粗皮，炙，各四斤

上先将甘草用白砂炒，及八分黄熟，次入干姜同炒，令姜裂，次入杏仁又同炒，候杏仁不作声为度，用筛隔净，后入桂，一处捣罗为散。每服二钱，水一中盏，煎至七分，去滓，温服。如烦躁，井花水调下，不计时候。以沸汤点服亦得。

白虎汤 治伤寒大汗出后，表证已解，心胸大烦，渴欲饮水，及吐或下后七八日，邪毒不解，热结在里，表里俱热，时时恶风，大渴，舌上干燥而烦，欲饮水数升者，宜服之。又治夏月中暑毒，汗出恶寒，身热而渴。

知母七十五两　甘草爁，三十七两半　石膏洗，十二斤半①

上为细末。每服三钱，水一盏半，入粳米三十余粒，煎至一盏，滤去滓，温服。小儿量力少与之。或加人参少许同煎亦得，食后服。此药立夏后、立秋前可服，春时及立秋后，并亡血虚家，并不可服。

香薷圆 治大人、小儿伤暑伏热，躁渴瞀闷，头目昏眩，胸膈烦满，呕哕恶心，口苦舌干，肢体困倦，不思饮食，或发霍乱，吐利转筋，并宜服之。

香薷去土　紫苏茎叶，去粗梗　干木瓜，各一两　丁香　茯神去木　檀香锉　藿香叶　甘草炙，各五钱

上为细末，炼蜜和圆，每两作三十圆。每服一至二圆，细嚼，温汤下，或新汲水化下亦得。小儿服半圆，不计时候。

香薷散 治脏腑冷热不调，饮食不节，或食腥鲙、生冷过度，或起居不

① 和刻本作："石膏二十五斤，洗，研　知母一百五十两　甘草爁七十五两。"

节，或露卧湿地，或当风取凉，而风冷之气归于三焦，传于脾胃，脾胃得冷，不能消化水谷，致令真邪相干，肠胃虚弱，因饮食变乱于肠胃之间，便致吐利，心腹疼痛，霍乱气逆。有心痛而先吐者，有腹痛而先利者，有吐利俱发者，有发热、头痛、体疼，而复吐利虚烦者，或但吐利，心腹刺痛者，或转筋拘急疼痛，或但呕而无物出，或四肢逆冷而脉欲绝，或烦闷昏塞而欲死者，此药悉能主之。

白扁豆微炒　厚朴去粗皮，姜汁炙熟[①]，各半斤　香薷去土，一斤

上粗末。每三钱，水一盏，入酒一分，煎七分，去滓，水中沉冷，连吃二服，立有神效，随病不拘时。《活人书》方，不用白扁豆，加黄连四两锉碎，以生姜汁同研匀，炒令黄色，名曰黄连香薷散。

枇杷叶散　治冒暑伏热，引饮过多，脾胃伤冷，饮食不化，胸膈痞闷，呕哕恶心，头目昏眩，口干烦渴，肢体困倦，全不思食，或阴阳不和，致成霍乱，吐利转筋，烦躁引饮。

枇杷叶去毛，炙　陈皮去瓤，焙　丁香，各半两　厚朴去皮，涂姜汁炙，四两　白茅根　麦门冬去心，焙　干木瓜　甘草炙，各一两　香薷三分

上件药，捣罗为末。每服二钱，水一盏，入生姜二片，煎至七分，去滓，温服，温水调下亦得。如烦躁，用新汲水调下，不计时候。小儿三岁以下可服半钱，更量大小加减。

僧伽[②]应梦人参散[③]　治伤寒，体热头痛，及风壅痰嗽、咯血等疾。

甘草炙，六两　人参　桔梗微炒　青皮去瓤　白芷　干葛　白术各三两　干姜炮，五钱半[④]

上为细末。每服二钱，水一盏，生姜二片、枣二个，煎七分，通口[⑤]进[⑥]。如伤寒，入豆豉同煎，热进，大有神效，不计时候。（一方无甘草）

---

① 姜汁炙熟：和刻本作“姜汁涂，炙令黄”。

② a. 僧伽：梵语的译音，意为大众。原指出家佛教徒四人以上组成的团体。后单个和尚也称“僧伽”，简称为僧。b. 西域名僧，俗姓何，龙朔初入唐，于泗州建寺，后居荐福寺。圆寂于唐中宗景龙四年（710 年）三月。唐高宗时，曾到长安、洛阳游历，为人治病，名声大噪。唐中宗尊为国师，宋太宗加封僧伽大师“大圣”谥号，世称其为观音大士化身。

③ 从僧伽应梦人参散以下至红圆子 22 方，通行本、和刻本另标识为“绍兴续添方”。另感应圆至红圆子 14 方，通行本、和刻本在“治一切气”门，兹据丹波元胤《医籍考》所载，移于此处。

④ 和刻本作“人参　白芷　干姜　桔梗　青皮去瓤　白术各等分”。

⑤ 通口：犹允诺。意为遵医嘱服药。

⑥ 进：和刻本作“服”。

香苏散 治四时瘟疫、伤寒。

香附子炒香，去毛 紫苏叶各四两 甘草炙，一两 陈皮二两，不去白

上为粗末。每服三钱，水一盏，煎七分，去滓，热服，不拘时候，日三服。若作细末，只服二钱，入盐点服。

尝有白发老人，授此方与一富人家，其家合施，当大疫，城中病者皆愈。其后疫鬼问富人，富人以实告。鬼曰：此老教三人矣，稽颡[①]而退。

大已寒圆 治久寒[②]积冷，脏腑虚弱，心腹㽲痛[③]，胁肋胀满，泄泻肠鸣，自利自汗，米谷不化；阳气暴衰，阴气独胜，手足厥冷，伤寒阴盛，神昏脉短，四肢怠惰，并宜服之。

荜茇 肉桂，各四斤 干姜炮 高良姜，各六斤

上为细末，水煮面糊为圆，如梧桐子大。每服二十粒，米饮汤下，食前服之。

太阳丹 治头疼，伤寒、感风、气积，偏正、夹脑一切头疼。每服一粒，薄荷茶嚼下。风壅痰盛，咽膈不利，亦宜服之。

脑子二两，别研 川芎 甘草 白芷，各一斤 石膏别研，二斤 大川乌炮，去皮、脐，一斤

上为细末，蜜同面糊为圆，每两作一十八粒，朱红为衣。

和解散 治男子、妇人四时伤寒头痛，憎寒壮热，烦躁自汗，咳嗽吐痢。

厚朴去粗皮，姜汁炙 陈皮洗，各四两 藁本 桔梗 甘草，各半斤 苍术去皮，一斤

上同为粗末。每服三钱，水一盏半，入生姜三片，枣二枚，煎至七分，不计时候，热服。

正气散 治伤寒阴证，憎寒恶风，正气逐冷，胸膈噎塞，胁肋膨胀，心下坚痞，吐痢，呕逆酸水，咳逆，怠惰嗜卧，不思饮食。

甘草炒，七钱 陈皮 藿香去梗 白术，各一两 厚朴 半夏同厚朴，各三两，为末 生姜四两，研烂，同为饼子，微炒

上为细末。每服二钱，生姜三片，枣一枚，水一盏，煎至七分，食前稍

---

① 稽颡：古代一种跪拜礼，屈膝下拜，以额触地，表示极度的虔诚。

② 久寒：和刻本作“伤寒”。

③ 㽲（jiǎo）痛：腹中急痛。

热服。又治久患痃疾，膈气心痛，日进三服。常服顺气宽中，辟除温疫（一方无白术）。

十华散 治丈夫五劳七伤，浑身疼痛，四肢拘急，腰膝无力，脾元气虚，不思饮食，霍乱吐泻，四肢冷麻。兼解二毒伤寒，疗脚气流注肿痛，行步不得，及虚劳等患，并皆治之。

五加皮 陈皮去白 干姜炮 甘草，各六两① 桔梗 羌活 黄芪 肉桂去粗皮 苍术去皮，炒，各八两八钱 附子六两 大川乌三两

上为细末。每服二钱，水一盏，姜二片，枣一枚，煎至六分，不拘时候，热盐酒调服亦得。

锉散 治男子、妇人五劳七伤，感冷冒寒，气弱体虚，多倦少力。常服壮筋骨，肢体轻健，进食。

天仙藤 青蒿子炒 桑白皮炒 香附子炒 荆芥穗 前胡生姜汁制，炒 柴胡 桔梗 麻黄去根、节 苍术炒 干葛 陈皮，各十斤 茴香炒 秦艽 川芎 白芍药 藁本 黄芪 半夏为粗末，姜汁炙 羌活，各二斤半 甘草炒 肉桂去粗皮 白芷 厚朴去粗皮，姜汁炒，各五斤

上二十四味，为粗末。每服三大钱，水一盏半，入生姜、乌梅、枣子，煎至七分，去滓，温服。并两滓作一服煎。

感应圆② 治虚中积冷，气弱有伤，停积胃脘，不能转化，或因气伤冷，因饥饱食，醉③酒过多，心下坚满，两胁胀痛，心腹大疼，霍乱吐泻，大便频并④，后重迟涩，久痢赤白，脓血相杂，米谷不消，愈而复发。又治中酒呕吐，痰逆恶心，喜睡头旋，胸膈痞闷，四肢倦怠，不欲饮食。又治妊娠伤冷，新产有伤，若久有积寒，吃热药不效者。又治久病形羸，荏苒⑤岁月，渐致虚弱，面黄肌瘦，饮食或进或退，大便或秘或泄，不拘久新积冷，并悉治之。大病不过三服，便见痊愈。此药温无毒，并不燥热，不损胃气，亦不吐泻，只是磨化积聚，消逐温冷，疗饮食所伤，快三焦滞气。旋圆如绿豆大，每服三五粒，量虚实加减，温水吞下，不拘时候。常服进饮食，消酒毒，令人不中酒。又治小儿脾胃虚弱，累有伤滞，粪白鲊⑥臭，下痢水谷，每服五粒，黍米大，干姜汤

---

① 各六两：和刻本作“各十六两”。

② 感应圆至红圆子 14 方，通行本、和刻本在“治一切气”门之“绍兴续添方”中，兹据丹波元胤《医籍考》所载，移于此处。

③ 醉：和刻本作“饮”。

④ 频并：犹频繁。

⑤ 荏苒：（时间）渐渐过去。

⑥ 鲊（zhǎ）：盐腌的鱼，也泛指盐腌的食品。

下，不拘时候。前项疾证，连绵月日，用热药及取转并不成效者。[①]

百草霜用村庄家锅底上刮得者，细研，称二两　杏仁拣净[②]者，去双仁者，百四十个，汤浸一宿，去皮，别研极烂如膏　南木香去芦头，二两半　丁香新拣者，一两半　川干姜炮制，一两　肉豆蔻去粗皮，用滑皮仁子，二十个　巴豆七十个，去皮、心、膜，研细，出尽油如粉

上除巴豆粉、百草霜、杏仁三味外，余四味捣为细末，与前三味同拌，研令细，用好蜡匮和，先将蜡六两熔化作汁，以重绵滤去滓，以好酒一升，于银、石器内煮，蜡熔数沸倾出，候酒冷，其蜡自浮，取蜡称用。凡春夏修合，用清油一两，于铫内熬，令末散香熟，次下酒煮蜡四两，同化作汁，就锅内乘热拌和前项药末；秋冬修合，用清油一两半同煎，煮热作汁，和匮药末成剂，分作小铤子，以油单纸裹，旋圆服饵。此高殿前[③]家方也。

小理中圆　治三脘气弱，中焦积寒，脾虚不磨，饮食迟化，吃物频伤，胸膈满闷，胁肋疞刺，呕吐哕逆，噫醋[④]恶心，腹胀喘鸣，心腹疼痛，噎塞膈气，翻胃吐食，饮食减少。

红豆　莪术煨，乘热碎捣　缩砂仁，各一两[⑤]　草豆蔻煨　青皮去白瓤[⑥]　陈皮去白[⑦]　干姜炮　京三棱煨，乘热碎捣　肉桂去粗皮，各二两　良姜　牵牛炒香熟，各三两[⑧]　阿魏醋化，去沙石，研，三两

上为末，水煮面糊圆，如梧子[⑨]大。每服三十粒，生姜橘皮汤下，温汤亦得，不拘时。此药无利，性不损气，脾胃偏虚寒者，最宜服。

大七香圆　治男子、妇人脾元气冷，胃气虚乏，不思饮食，心膈噎塞，渐成膈气，脾泄泻利，气刺气注[⑩]，中酒吐酒，冷痃翻胃，霍乱吐泻，并皆治疗。

香附子炒，一百九十二两　麦蘖炒，一百两　丁香皮三百三十

---

① 和刻本后尚有“不拘老幼，虔心服饵，立有神效”。

② 净：和刻本作“微”。

③ 殿前：两宋设置殿前司，为殿前诸班直，步、骑诸指挥的直接统领机构。

④ 噫醋：指噫气吞酸。隋代巢元方《诸病源候论·呕哕诸病》云：“噫醋者，由上焦有停痰，脾胃有宿冷，故不能消谷。谷不消则胀满气逆，所以好噫而吞酸，气息醋臭。”

⑤ 各一两：和刻本作“各一斤”。

⑥ 和刻本“去白瓤”后有“净洗”二字。

⑦ 去白：和刻本作“去蒂”，前有“净洗”二字。

⑧ 各三两：和刻本作“各三斤”。

⑨ 梧子：和刻本作“梧桐子”。

⑩ 气注：九注之一。隋代巢元方《诸病源候论·气注候》：“风邪搏于肺气所为也，肺主气，气通行表里，邪承虚弱，故相搏之，随气游走冲击，痛无定处，故名气注。”

两　缩砂仁　藿香叶，各二百五十两　甘松　乌药，各六十四两　肉桂去粗皮　甘草炒　陈皮去白，洗，各二百五十两

上为末，炼蜜为圆，如弹子大。每服一粒，盐酒、盐汤嚼下。妇人脾血气，如经月水不调，并用炒姜酒嚼下，醋汤亦得，大有神效。忌生冷、肥腻等物。

小七香圆　能温中快膈，化积和气。治中酒吐酒，呕逆咽酸，气膈食噎，饮食不下，冷涎翻胃，腹胀脾疼，远年茶酒食积，眼脸俱黄，赤白痢疾，脾毒泄泻。妇人脾血气，小儿疳气，并宜服之。

甘松炒，八十两　益智仁炒，六十两　香附子炒，去毛　丁香皮　甘草炒，各一百二十两　蓬莪术煨，乘热碎　缩砂仁，各二十两

上为末，水浸蒸饼为圆，如绿豆大。每服二十圆，温酒、姜汤、熟水任下。或气胀满，磨乌药水煎汤下。或酒食过度，头眩恶心，胸膈满闷，先嚼二十圆，生姜紫苏汤下。此药性温平，不动脏腑。

连翘圆　治男子、妇人脾胃不和，气滞积聚，心腹胀满，干呕醋心，饮食不下，胸膈噎塞，胁肋疼痛，酒积面黄，四肢虚肿，行步不能。但是脾胃诸疾，并宜服之。

连翘洗　陈皮，各二百四十两　青皮洗　蓬莪术炮　肉桂去粗皮，不见火　好墨煅，各一百六十两　槟榔八十两　牵牛子碾，取末，二百二十两　三棱炮，二百四十九两　肉豆蔻二十五两

上为末，面糊为圆，如梧桐子大。每服三十圆，生姜汤下。久患赤白痢，及大肠风秘，脾毒泻血，黄连煎汤下；妇人诸疾，姜醋汤下。不拘时。孕妇莫服。

酒癥圆　治饮酒过度，头旋恶心，呕吐不止，及酒积停于胃间，遇饮即吐，久而成癖。

雄黄拣，六个，如皂荚子大　巴豆不去皮[1]，不出油　蝎梢，各十五个

上三味，同研细，入白面称重五两半，滴水和如豌豆大，候稍干，入麸内同炒香，将一粒放水中，如药粒浮于水上，即去麸不用。每服二粒，温酒下，食后服。寻常伤酒，每服一粒，茶、酒任下。

分气紫苏饮　治男子、妇人脾胃不和，胸膈噎塞，腹胁疼痛，气促喘急，心下胀闷，饮食不思，呕逆不止。

---

① 和刻本“皮”后有“膜”字。

五味子去梗，洗　桑白皮炙，锉　陈皮去白，净洗　桔梗锉　草果仁　大腹皮　甘草炙　茯苓，各三斤

上八味，㕮咀[①]为粗末，称二十斤，净入，拣嫩枝叶干紫苏十五斤，捣碎，同一处拌匀。每服四钱，水一大盏，姜钱三片，入盐少许，同煎至七分，去滓。空心、食前。常服和胃进食。

四倍散　治大人、小儿脾气不顺，补虚进食。

白茯苓去皮，二两　人参去芦，一两　诃子煨，去核，半两　白术四两

上为末。每一大钱，水一盏，姜三片，枣一个，煎六分，空心，温服。

木香饼子　治脾经虚冷，胃脘寒痰，胸膈噎痞，口淡舌涩，心腹撮痛，呕逆宿水，胁下疼闷，喘满气急，倦怠少力，全不思食。常服宽胸膈，散滞气，消停寒，美饮食。

缩砂仁一十二两　檀香四两　甘松洗，五两　丁香四两半　蓬莪术一十两　木香二两半

上为细末，别用甘草熬膏为圆，每两作二百五十圆，捏作饼子。每服三五饼子，细嚼，生姜汤下，温酒亦得，不拘时候。

草果饮　治脾寒疟疾。

紫苏叶　草果仁　川芎　白芷　高良姜炒　青橘皮去白，炒　甘草炒

上等分为末。每服二大钱，水一盏，煎至七分，去滓，热服。二滓并煎，当发日，连进三服，无不效验。

温中良姜圆　温脾胃，顺三焦。治寒痰聚结，气壅不通，食即辄吐，咽膈噎闷，两胁肋疠刺，呕吐哕逆，噫醋恶心，中满短气，噎[②]闻食臭，及疗留饮肠鸣，湿泄冷泻，注下不止。常服健脾胃，美饮食，辟寒邪，养正气。

高良姜炒，四斤　干姜炮　白术，各二斤四两　肉桂去粗皮，二十八两[③]　甘草爁，一斤

上为细末，炼蜜为圆，每一两作一十二圆。每服一圆，细嚼，生姜橘皮汤，米饮亦得，空心、食前。

煨姜圆　治本脏虚，饮食不化，或成痃癖，或发心痛，冷积水脾，结聚

① 㕮咀（fǔ jǔ）：古代将药材切碎的加工方法。原指用口将药物咬碎，以便煎服。后改用其他工具切片、捣碎或锉末，但仍用此名。

② 噎：和刻本作“噫”。

③ 二十八两：和刻本作“十八两”。

疼痛，一切冷气等疾。

附子　硇砂　木香　生姜

上用大附子五十个，各重半两者，去皮、脐，以尖刀子剜去心子，约容硇砂半钱实之。却以附子末和面作饼子，裹附子，用文武火煨令黄，用木香如附子之半，同为细末，以水为圆，如鸡头大。复以生姜一块，擘作两片，以药在内，湿纸裹令煨，候姜熟，白汤嚼下，空心腹。

参苓白术散　治脾胃虚弱，饮食不进，多困少力，中满痞噎，心忪气喘，呕吐泄泻，及伤寒咳噫[①]。此药中和不热，久服养气育神，醒脾悦色，顺正辟邪。

莲子肉去皮　薏苡仁　缩砂仁　桔梗炒令深黄色，各一斤　白扁豆姜汁浸，去皮，微炒，一斤半　白茯苓　人参去芦　甘草炒　白术　山药，各二斤

上为细末。每服二钱，枣汤调下。小儿量岁数加减服。

红圆子　治丈夫脾积气滞，胸膈满闷，面黄腹胀，四肢无力，酒积不食，干呕不止，背胛连心胸及两乳痛，妇人脾血积气，诸般血癥气块，及小儿食积，骨[②]瘦面黄，肚胀气急，不嗜饮食，渐成脾劳，不拘老少，并宜服之。

京三棱浸软，切片　蓬莪术　青橘皮　陈皮去白，各五斤　干姜炮　胡椒，各三斤

上为细末，用醋面糊为圆，如梧桐子大，矾红为衣。每服三十粒，食后，姜汤下。小儿临时加减与服。

按：通行本、和刻本“绍兴续添方”中香苏散后有加减三五七散（方见诸风类）1方；铍散后有桂苓圆、消暑圆（吴斑本名“消暑气消毒圆”）2方，“治积热”门“绍兴续添方”中亦有此二方，注曰“方见伤寒类”，按体例，此二方的基本内容应在“治伤寒”论述，但观吴斑本在“治积热”详载了桂苓圆、消暑气象毒圆的内容，根据吴斑本诸方未有复见现象的体例，此篇未列加减三五七散、桂苓圆、消暑圆3方。

另根据丹波元胤《医籍考》“伤寒后，有脾胃一门”及“又一切气感应圆至红圆子共十三方（应为14方）……别为脾胃不和门” 的记载，增加感应圆、小理中圆、大七香圆、小七香圆、连翘圆、酒癥圆、分气紫苏饮、四倍散、木香饼子、草果饮、温中良姜圆、煨姜圆、参苓白术散、红圆子14方。

---

① 噫：和刻本作“嗽”。

② 骨：和刻本注曰：一本作“疳”。

诸家名方

对金饮子 治诸疾无不愈者。常服固元阳，益气，健脾进食，和胃祛痰，自然荣卫调畅，寒暑不侵。此药疗四时伤寒，极有功效。

厚朴去皮①，姜汁炙 苍术米泔浸一宿② 甘草炙，各二两 陈皮去白，炒令黄色，半斤

上为粗末。每服三钱，空心，以水一盏，姜钱二片，如茶法煎取八分，余滓重煎两度服食。瘟疫时气二毒，伤寒头痛壮热，加连须葱白五枚、豉三十粒同煎，服数剂汗出得安。如未得汗，以稀粥投之，厚盖衣服取汗立愈。五劳七伤，脚手心热，烦躁不安，肢节痠疼，加柴胡去芦、头同煎；痰嗽发疟，加姜制半夏煎；本脏气痛，加茴香煎；水气肿满，加桑白皮煎；妇人赤白带下，加黄芪煎；酒伤，加丁香；食伤，加高良姜；四时泄③泻，加肉豆蔻；风疾，加荆芥穗；腿膝冷疼，加牛膝；浑身拘急及虚壅，加地骨皮；腿痹，加菟丝子；白痢，加吴茱萸；赤痢，加黄连；头风，加藁本；转筋霍乱，加楠木皮。以上助使，只加一铢。此药不问老少，胎前产后，五劳七伤，六极八邪，耳鸣眼昏，梦泄盗汗，四肢沉重，腿膝痠疼，妇人宫脏久冷，月水不调，若能每日空心一服，即出颜容，丰肌体，调三焦，壮筋骨，祛冷气，快心胸，神效莫述。

劫劳散 治五劳七伤，四时伤寒，山岚瘴疟，时行疫疠，心神烦躁④，口苦舌干，憎寒壮热，头疼鼻塞，腰脚痠倦，背脊强急，浑身疼痛。

地骨皮二两半⑤ 前胡去芦 荆芥，各二两七钱 香附子炒，去毛 苍术浸，去皮，焙 甘草爁，各三两六钱 麻黄去根、节 白芷，各四钱半 川芎二两二钱半 桔梗去芦，七两二钱 当归七两三钱半 肉桂去粗皮，一两三钱半⑥ 石膏九钱 陈皮去白，一两三钱 天仙藤二两半

上为细末。每服二钱，水一盏，乌梅半个，入盐同煎服。如要出汗，加葱白、姜钱煎，连进三服。常服，温盐酒调，热盐汤点亦得。

人参轻骨散 解利四时伤寒，头痛壮热，项背拘急，骨节烦疼，憎寒恶风，肢体困倦，大便不调，小便赤涩，呕逆烦渴；或伤风感寒，头痛体热，鼻塞声重，咳嗽痰涎，及山岚瘴气，时行疫疠，潮热往来，及疗五劳七伤，中脘

---

① 去皮：和刻本作“去粗皮”。
② 和刻本“米泔浸一宿”后有“去皮，锉”三字。
③ 泄：和刻本作“渲”。
④ 躁：和刻本作“闷”。
⑤ 二两半：和刻本作“二钱半”。
⑥ 一两三钱半：和刻本作“一两三钱”。

气滞，心腹痞闷，停痰呕逆，冷气奔冲，攻注刺痛。又治妇人血气撮痛，经候不调，并宜服之。

贝母去心　白茯苓焙　半夏煮，各一两　枳壳去瓤，炒，二两半　苍术浸一宿，六两　人参　白术焙　白芷不见火　陈皮去白　秦艽[①]　赤芍药，各二两　川芎　当归去芦，焙　肉桂去粗皮　干姜炮，各一两半　柴胡去芦　麻黄去根、节，各三两　桔梗去芦　甘草爁　厚朴，各四两，姜汁浸

上件为细末。每服三钱，水一盏，生姜三片，同煎至七分，通口稍热服。身体倦怠加乌梅一个，咳嗽加枣二枚，同煎，不拘时。

葱白散　解四时伤寒，头痛壮热，项背拘急，骨节烦疼，憎寒恶风，肢体困倦，大便不调，小便赤涩，呕逆烦渴，不思饮食。又[②]伤风感寒，头痛体热，鼻塞声重，咳嗽痰涎，山岚瘴气，时行疫疠，并皆治之。

川芎　苍术米泔浸　白术，各二两　甘草爁　石膏煅　干葛焙，各一两　麻黄去根、节，三两

上件为细末。每服二钱，水一盏，生姜三片，葱白二寸，煎至七分，热服，不拘时候。如要出汗，并煎三服，被盖，汗出为度。

桂枝汤　治太阳中风，阳浮而阴弱，阳浮者热自[③]发，阴弱者汗自出，啬啬恶寒，淅淅恶风，翕翕发热，鼻鸣[④]干呕。

桂枝去皮　芍药，各一两半[⑤]　甘草一两

上为粗末。每服二钱，以水一盏，入生姜三片，枣三枚擘破，同煎，取七分，去滓，温服，不计时候。唯春初可行，自春末及夏至以前，可加黄芩半两；夏至后，加知母半两、石膏二两，或升麻半两。若病人素虚寒者，不用加减。无汗休服。

黄龙圆　丈夫、妇人伏暑，发热作渴，呕吐恶心，年深暑毒不瘥者。

黄连去须，三十二两　好酒五升

上黄连，以酒煮干为度，研为细末，用面水煮糊，搜和为圆，如梧桐子大。每服三十圆，热水吞下。又疗伤酒过多，壮[⑥]毒下血，大便泄泻，用温米饮吞下，食前进，一日两服。

---

① 和刻本“秦艽”后有“去芦”二字。

② 和刻本“又”后有“治”字。

③ 自：和刻本作“日”。

④ 鸣：和刻本作“干”。

⑤ 各一两半：和刻本作“各三两”。

⑥ 壮：和刻本作“脏”。

不换金正气散 治四时伤寒、瘴疫时气，头疼壮热，腰背拘急；五劳七伤，山岚瘴气，寒热往来，五膈气噎，咳嗽痰涎，行步喘乏；或霍乱吐泻，脏腑虚寒，下痢赤白，并宜服之。

厚朴去皮，姜汁制 藿香去枝、土 甘草爁 半夏煮 苍术米泔浸 陈皮去白

上等分，为锉散。每服三钱，水一盏半，生姜三片，枣子二枚，煎至八分，去滓，食前，稍热服。忌生冷、油腻、毒物。若四方人不服水土，宜服之。常服能辟岚气，调和脾胃，美饮食。

川芎茶调散 治丈夫、妇人诸风上攻，头目昏重，偏正头疼，鼻塞声重；伤风壮热，肢体烦疼，肌肉蠕动，膈热痰盛；妇人血风攻注，太阳穴疼。但是感风气，悉皆治之。

薄荷叶不见火，八两 川芎 荆芥去梗，各四两 香附子炒，八两（别本作“细辛去芦一两”） 防风去芦，一两半 白芷 羌活 甘草爁，各二两

上件为细末。每服二钱，食后，茶清调下。常服清头目。

如神圆[①] 治一切冷热气，消癖气，和脾胃，补下元。

天南星炮 羌活 白芷 甘草炙 京[②]三棱醋浸，炮，捶[③] 干姜炮，附子炮，去皮、脐 半夏汤洗二七遍，姜汁炒，令干[④]

上等分为末，醋煮面糊圆，如梧桐子大。每服空心，生姜盐汤下二十圆至三十圆。患泻，二宜汤下三十圆；小儿赤痢，甘草橘皮汤下三圆至五圆。量儿[⑤]大小，加减与服。白痢，干姜汤下。

参苓饮子（阙）

按：日本丹波元胤《医籍考》称，吴直阁《增广校正和剂局方》中“有参苓饮子（伤寒诸家名方）、思食圆（一切气诸家名方）、降气汤（诸汤诸家名方）三方”。参苓饮子，通行本、和刻本不载。由于吴直阁本卷一已佚，我们无从知道参苓饮子的详况。考宋代及以前方书均不见有参苓饮子之形迹，宋以后，元·罗天益《卫生宝鉴》卷十二载：“参苓饮子，治口干燥，少津液，不思饮食方。麦门冬、

---

① 如神圆：通行本、和刻本在“治一切气”门“吴直阁增诸家名方”，兹据丹波元胤《医籍考》所载，移于此处。

② 京：和刻本作“荆”。

③ 捶：和刻本作“槌”。

④ 汤洗二七遍，姜汁炒，令干：和刻本作“汤洗七次，姜制”。

⑤ 儿：和刻本作“岁数”。

五味子、黄耆、熟地黄、白芍药各三两，白茯苓二钱半，人参、天门冬、甘草各五钱。研粗末，每服三钱，加生姜三钱，枣子二个，乌梅一个，水煎服。”明代朱橚《普济方》卷二十二亦载:“参苓饮子：脾弱，虚劳发热、心神不宁。人参、莲肉、甘草各一两，白茯苓、茯神、白术各半两，香附子一两，炒去毛。上为饮子，每服三钱，水一盏，加生姜三片，大枣一个，同煎至七分，去滓服，不拘时候。最治小儿，量大小加减服。”二书分别载有是方，但前者主治消渴口干燥，不思饮食；后者主治脾弱，虚劳发热，心神不宁。显然与《局方》列于“伤寒门”的参苓饮子不合，恐非一方。而且《卫生宝鉴》《普济方》亦未说明是方与《局方》的渊源关系。《局方》是一部集宋代以前历代名方及当时临床用之有效的良方汇编，书中之方多见于前人记载或后人广泛应用，为何我们寻找不到其踪迹。或许是丹波氏论述有误，毕竟丹波元胤考证亦有疏漏，如其言大香莲圆不在“诸家名方”内，属《大观》方，“诸家名方”中无水煮木香圆，对照吴直阁本，丹波氏所言有误，与实际不符。究竟如何，存疑待考，并俟博雅。

又：通行本、和刻本“吴直阁增诸家名方”中川芎茶调散后尚有渗湿汤、冰黄散 2 方，根据丹波元胤《医籍考》所载，吴斑本无渗湿汤、冰黄散，有参苓饮子，“吴直阁如神圆，别为脾胃不和门”，故未列渗湿汤、冰黄散 2 方，增加参苓饮子、如神圆 2 方。

《增广校正和剂局方》卷之二

治一切气　积聚附

苏合香圆　疗传尸骨蒸，殗殜[①]肺痿，疰忤[②]鬼气，卒心痛，霍乱吐利，时气鬼魅，瘴疟，赤白暴利，瘀血月闭，痃癖[③]丁肿[④]，惊痫，鬼忤中人，小儿吐乳，大人狐狸[⑤]等病。

苏合香油一两　入安息香膏内，白术二两　丁香二两　朱砂研，水飞，二两　青木香二两　白檀香锉，二两　熏陆香别研，一两　沉香二两　乌犀镑屑，二两　安息香二两，别为末用无灰酒壹升，熬膏　荜拨二两　香附子去毛，二两　诃梨勒煨，取皮，二两　龙脑研，一两　麝香研，二两

上为细末，入研药匀，用安息香膏并炼白蜜和剂，每服旋丸[⑥]，如梧桐子大。早朝取井华水[⑦]，温冷任意，化服四丸。老人、小儿可服一丸。温酒化服亦得，并空心服之。用蜡纸裹一丸，如弹子大。绯绢袋盛，当心带之，一切邪神不敢近。

安息香圆　治一切冷气，心腹疼痛，胷[⑧]膈噎塞，胁肋膨胀，心下坚痞，腹中虚[⑨]鸣，哕逆恶心，噫气吞酸，胃中冷逆，呕吐不止，宿饮不消，胷膈刺

---

① 殗殜（yèdié）：古传尸病之古名也。《外台秘要・卷十三・灸骨蒸法图四首》引崔氏云："骨蒸病者，亦名传尸，亦谓殗殜……无问长少，多染此疾，婴孺之流，传注更苦。"盖传尸又以殗殜名者，乃由其为病之状半卧半起也。《外台秘要・卷十三・传尸方四首》引苏游云："大都此病相克而生，先内传毒气，周遍五脏，渐就羸瘦，以至于死。死讫复易家亲一人，故曰传尸，亦名转注；以其初得，半卧半起，号为殗殜。"而半起半卧者，病之清浅之义也。《方言》第二："殗殜，微也。宋卫之间曰殗；自关而西，秦晋之间，凡病而不甚曰殗殜。"郭璞注："病半卧半起也。"故殗殜实病轻、不深重之谓也。

② 疰忤：犹中恶。

③ 痃癖：脐腹偏侧或胁肋部时有筋脉攻撑急痛的病证。因气血不和、经络阻滞、食积寒凝所致。《太平圣惠方》卷四十九曰："夫痃癖者，本因邪冷之气积聚而生也。痃者，在腹内近脐左右，各有一条经脉急痛，大者如臂，次者如指，因气而成，如弦之状，名曰痃气也；癖者，侧在两肋间，有时而僻，故曰癖。夫痃之与癖，名号虽殊，针石汤丸主疗无别，此皆阴阳不和，经络否隔，饮食停滞，不得宣疏，邪冷之气，搏击不散，故曰痃癖也。"

④ 丁肿：a. 悬丁，即及悬雍垂肿痛；b. 指疔疮。

⑤ 狐狸：迷信人认为狐狸能修炼成精，可魅惑人为病。

⑥ 丸：通行本、和刻本作"圆"。按避讳应作"圆"。下同。

⑦ 井华水：早晨第一次汲取的井泉水。明・李时珍《本草纲目・水部・第五卷》井泉水《集解》："颖曰：井水新汲，疗病利人。平旦第一汲，为井华水。"

⑧ 胷：同"胸"。

⑨ 虚：和刻本作"空"。

痛，时吐清水，不思饮食①。

安息香半两　酒半盏化，去砂石，入炼蜜中　丁香一两　木香一两　沉香一两　乳香别研，一两　诃子四两，炮，取皮二两　桂去麄②皮，二两半　白茯苓一两半　肉豆蔻去壳，一两半　高良姜一两　胡椒一两　缩砂仁一两半　巴戟去心，取一两半，麸炒③　芍药半两　荜澄茄半两　舶上茴香微炒，半两　干姜炮，去皮，一两半　益智子去皮，一两半　五味子微炒，一两半　白豆蔻一两半，去皮秤，川芎一两半　当归汤洗，切做片子，焙干，取一两半　丁香皮舶上者，一两半　蓬莪茂④半两　荆三棱炮熟，半两　香附子去毛，半两　槟⑤榔炮，半两　阿魏一分，细研，白面少许，搜和作饼子，炙令香熟，硇⑥砂半两，酒半盏化，去石，入蜜中⑦

上件药二十九味，除安息香、硇砂外，并一处杵罗为细末，用蜜三十两，入安息香、硇砂于蜜中炼熟。剂上件药，杵一两千下为丸，如鸡头肉大。每服一丸，细嚼，温酒下，浓煎生姜汤下亦得，食前服。

丁沉圆　治一切冷气攻心腹，胁肋胀满刺痛，胷膈噎塞，痰逆恶心，噫气吞酸，不思饮食，胃中冷逆，呕吐不止，及翻胃隔⑧气，宿食留饮，心痛霍乱，妇人血气心腹痛，并皆治之。

丁香　木香　沉香　肉豆蔻仁　槟榔　青橘皮⑨　甘草炙，锉　白豆蔻仁，已⑩上各五两　白术锉，微炒，四十两　桂去麄皮，二两半　干姜炮裂，二两⑪茯苓去皮，一十两　诃梨勒煨，去核，取皮一十两　人参去芦头，一十两　麝香别研，一两

上为细末，入麝香令匀，炼蜜和丸，如酸枣大。每服一圆，细嚼，炒生姜塩⑫汤下，温酒亦得，空心食前服。

---

① 不思饮食：吴琎本原作“可思饮食”，据文意及通行本、和刻本改。又通行本、和刻本后尚有“并皆治之”四字。

② 麄：古同“粗”。

③ 麸炒：通行本作“面炒”。

④ 茂：吴琎本原作“茂”，误。

⑤ 槟：同“槟”。

⑥ 硇：同“硇”。

⑦ 通行本硇砂、槟榔、荜澄茄、芍药、莪术、三棱、安息香、香附、茴香俱作“一两半”。

⑧ 隔：通“膈”。和刻本作“膈”。

⑨ 通行本“青皮”后有“去瓤，锉，炒”四字；和刻本“青橘皮”后有“去瓤，锉，微炒”五字。

⑩ 已：吴琎本原作“巳”，误。“已”，古同“以”。

⑪ 二两：通行本、和刻本作“二两半”。

⑫ 塩：古同“盐”。通行本、和刻本作“盐”。吴琎本中或用“塩”，或用“盐”，不一。下同。

大沉香圆 治一切冷气，攻心腹刺痛，胷膈噎塞，呕吐痰水，噫气吞酸，口苦舌澁①，不思饮食，及膀胱肾间，冷气攻冲，腰背拘急，脐腹绞痛，手足逆冷，小便滑数。又治卒暴心痛，霍乱吐利，疝瘕气痛，妇人血气刺痛，并宜服之。

沉香锉，二十两 干姜炮，二十两 天台乌药锉，二斤半 姜黄去灰②，二十两 白豆蔻去皮，十两 桂去麄皮，二十两 檀香锉，二十两 白芷二斤半甘草爁，二斤半 香附子爁，五斤 甘松洗，焙，二斤半

上为末，炼蜜搜和，每一两作二十圆。每服一圆，嚼破，炒生姜塩汤下。元气发动，炒茴香热酒下，空心、食前服。

理中圆 理中焦不和，脾胃宿冷，心下虚痞，腹中疼痛，胷胁逆满，噎塞不通，呕吐冷痰，饮食不下，噫醋③吞酸，口苦失味，怠堕④嗜卧，全不思食。又治伤寒时气，里寒外热，霍乱吐利，心腹绞痛，手足不和⑤，身热不渴，及肠鸣自利，米谷不化。

白术二十两 干姜二十两，炮 人参洗，去芦、头，二十两 甘草爁，二十两

上为末，炼蜜为丸，每两作一十圆。每服一圆，食前，沸汤化下，嚼服亦得。或圆如梧桐子大，服并得。大病新差⑥，多唾⑦不止，及新产内虚，皆可服之。常服温脾暖胃，消痰逐饮。顺三焦，进饮食，辟风寒湿冷邪气。

和胃圆 治脾胃不和，中脘气痞，心腹胀闷，不思饮食，呕吐痰逆，噫⑧气吞酸，面色萎黄，肌肉消瘦，腹胁刺痛，便利不调，少力嗜卧，体重节痛，及治虚劳，脾胃虚弱，饮食不化，心腹痞满，并宜服之。此药老幼气弱皆可常服，能温和脾胃，调进饮食⑨。

诃子去核，四两 炮 厚朴二两 去皮，锉砕⑩，生姜二两同炒 陈橘皮去白，秤四两 青橘皮去白，炒，三两 京三稜⑪炮，

---

① 澁：古同“涩”。
② 灰：通行本、和刻本作“皮”。
③ 噫醋：和刻本作“噎气”。
④ 堕：假借为“惰”，懒散，懈怠。通行本、和刻本作“惰”。
⑤ 和：和刻本作“安”。
⑥ 差：通“瘥”，病愈。
⑦ 唾：通行本作“睡”。
⑧ 噫：和刻本作“噎”。
⑨ 此药……调进饮食：和刻本在制剂服法中“不计时候”句后。
⑩ 砕：古同“碎”。细，破。
⑪ 稜：同“棱”。通行本、和刻本作“棱”。

锉，三两　芍药一两　麦糵[①]炒，二两　槟榔一两半　干姜炮，三分　甘草炮，一两　赤茯苓去皮，三分　人参去芦、头，三两　枳壳去穣[②]，麸炒，三两　神麹[③]碎炒，二两　桂去麄皮，二两　白术锉，炒，二两　当归去芦、头，一两半　鳖甲九肋大者一枚，黄泥外固，硇砂一两　米醋二椀[④]，化硇砂，鳖甲内[⑤]，慢火熬干，内取二两细研　半夏二两　一半用麹子，一半用生者，汤洗过炒[⑥]

上为细末，蜜圆如小豆大。每服二十圆，加至三十圆，微嚼破，温水下。不计时候。

紫苏子圆　治一切气逆，胷膈噎闷，心腹刺痛，胁肋胀满，饮食不消，呕逆欲吐，及治肺胃伤冷，咳嗽痞满，或上气奔急，不得安卧。

紫苏子揀[⑦]净，陈橘皮去白，各二两　高良姜[⑧]一两　桂去麄皮，一两　人参去芦、头，一两

上五味为细末，炼蜜和圆，如弹子大。每服一圆，细嚼，温酒下，米饮亦得，不计时候。或作小圆服之，亦得。若食瓜脍生冷，觉有所伤，噫气生熟，欲成霍乱者，含化一圆，细细嚥[⑨]汁服尽，应时立愈。常有[⑩]此药，永不患霍乱，甚神妙。

养脾圆　治脾胃虚冷，心腹绞痛，胷膈满闷，胁肋虚胀，呕逆恶心，噫气吞酸，泄泻肠鸣，米谷不化，肢体倦怠，不思饮食。

干姜炮，二斤　缩砂去皮，二斤　白茯苓去皮，一斤　甘草锉，爁，一斤半　大麦糵炒，一斤　人参去芦、头，一斤　白术半斤[⑪]

上为末，炼蜜和圆，每两作八圆。每服一圆，细嚼，生姜汤下，食前。[⑫]

五膈圆　治因愁忧思虑，饮食不节，动气伤神，致阴阳不和，腑脏生病，

---

① 糵：通“蘖”，生芽的米。《说文》：“蘖，芽米也。”通行本、和刻本作“蘖”。

② 穣：同“瓤”。通行本、和刻本作“瓤”。

③ 麹：同“麴”。通行本、和刻本作“曲”。

④ 椀：同“碗”。通行本、和刻本作“碗”。

⑤ 内：古同“纳”，放入。

⑥ 一半用麹子，一半用生者，汤洗过炒：通行本、和刻本作“一半用汤洗，日干（晒），微炒；一半生姜汁制作饼，炙黄。”

⑦ 揀：同“拣”。通行本、和刻本作“拣”。

⑧ 通行本、和刻本“高良姜”后有“炒”字。

⑨ 嚥：同“咽”。饮。

⑩ 有：通行本、和刻本作“服”。

⑪ 和刻本作“白茯苓、人参、大麦蘖各一两，缩砂、干姜各二两，白术半两，甘草一两半”。

⑫ 通行本、和刻本“食前”后有“此药养胃进食”。

结于胷膈，遂成忧膈、气膈、饮膈、劳膈、食膈[①]之病。若食生冷，其病即发，心胷痞满，气不得通，疼痛如刺，及引背膂[②]，食即不下，心下坚痛，痛即欲吐，得吐即已，甚者手足逆冷，上气咳逆，喘息短气。

麦门冬去心，焙，甘草炙，各五两　蜀椒去目及闭口者，汗[③]　远志去心，桂去麄皮，细辛去苗土，各三两　附子炮，去皮、脐，一两半　人参去芦、头，四两　干姜二两，炮

上为细末，炼蜜和圆，如弹子大。每服一圆，含化嚥之，胷膈喉中当热，药力稍尽，更服一圆，日三服，夜二服，服药七日即愈。或圆如梧桐子大，温酒服之亦得，食后服。

嘉禾[④]散　亦名**谷神散**。治中满下虚，五噎五膈，脾胃不和，胷膈痞闷，胁肋胀满，心腹刺痛，不进饮食[⑤]，或多痰逆，口苦舌酸，胷满短气，肢体怠堕，面色萎黄。如中焦虚痞，不任攻击，脏气虚寒，不受峻补，或因病气衰，食不复常，禀受怯弱，不能多食，尤宜服之。常服育神养气，和补脾胃，进美饮食。

沉香三分　枇杷叶去毛尽，涂姜汁炙，令香熟，一两　石斛细锉，用酒拌和微炒，三分　杜仲去皮，用姜汁与酒合和涂，炙令香熟微焦，三分　薏苡仁微炒，一两　随风子[⑥]如无，揀紧小诃子实者亦得[⑦]，三分　半夏一分　用汤洗七遍，生姜一分，切作片子，与半夏同捣烂，做饼子，炙黄木香三分　藿香三分　缩砂仁去皮取仁，一两　丁香半两　谷蘖半两　微炒　白术炒，二两　青橘皮去穰，半两　大腹子微炒，三分　槟榔炒，半两　陈橘红三分　桑根白皮微炒，半两　白豆蔻微炒去皮，半两　人参去芦、头，一两　五味子微炒，半两　茯苓去皮，一两　神麹微炒，一分　甘草微炙黄，一两半

上件二十四味，捣罗为末。每服二钱，水一盏，入生姜二片，肥枣三枚，

---

① 气膈、饮膈、劳膈、食膈：吴玶本原脱，根据方名意及通行本、和刻本补。

② 膂：古同“膂”，脊梁骨。

③ 汗：通行本、和刻本作“微炒出汗”。

④ 嘉禾：生长奇异的禾，古人以之为吉祥的征兆。在古代，把一禾两穗、两苗共秀、三苗共穗等生长异常的禾苗称为“嘉禾”。

⑤ 不进饮食：吴玶本原作“可进饮食”，据文意及通行本、和刻本改。和刻本作“不进饮食”；通行本作“不思饮食”。

⑥ 随风子：即诃子。《本草纲目·木部·诃黎勒》引《新修本草》云：“诃子未熟时，风飘堕者，谓之随风子，暴干收之，益小者佳，彼人尤珍贵之。”

⑦ 揀紧小诃子实者亦得：和刻本作“拣紧小坚诃子亦可”；通行本作“楝实、诃子亦得”。

同煎至七分，温服，不计时服[①]。及疗四时伤寒，能调治阴阳，使无变动，尅[②]日得安；如疗五噎，入干柿一枚同煎，十服见効[③]；如疗膈气，吐逆羸困，入薤白三寸，枣五枚同煎。妇人亦可服。

理中汤 治脾胃不和，中寒上冲，胷胁逆满，心腹疞痛，痰逆恶心，或时呕吐，心下虚痞，隔塞不通，饮食减少，短气羸困。温中逐水，止汗去湿。又治肠胃冷湿，泄泻注下，水谷不分，腹中雷鸣，及伤寒时气，里寒外热，霍乱吐利，手足厥冷，胷痹心痛，逆气结气，并皆治之。

人参去芦、头，干姜炮，甘草锉，炒白术，已[④]上各三两[⑤]

上为麄末，每服三钱，以水一盏半，煎取一中盏，去滓，稍热服，空心食前。

调中沉香汤 调中顺气，除邪养正。治心腹暴痛，胷膈痞满，短气烦闷，痰逆恶心，食饮少味，肢体多倦。常服饮食增进，腑脏和平，肌肤光悦，颜色光润。

沉香锉细，二两 木香、白豆蔻仁，各一两 甘草炙黄，一分 生龙脑研，一钱 麝香别研，半钱

上为细末，入研药匀。每服半钱，用沸汤点服，或入生姜一片，盐少许亦得，酒食后，服之大妙。

匀气散 治气滞不匀，胷膈虚痞，宿冷不消，心腹刺痛。除胀满噎塞，止呕吐恶心。常服调顺脾胃，进美饮食。

丁香二十两 藿香叶五斤 甘草爁，五斤 白豆蔻二十两，用仁 缩砂仁二斤半 檀香锉，二十两 木香二十两[⑥]

上为末，每服一钱，入塩末一字，用沸汤点服，不计时候。

乌沉汤 和[⑦]一切气，除一切冷，调中补五脏，益精壮阳道，暖腰膝，去邪气。治吐泻转筋，癥癖疼痛，风水毒肿，冷风麻痺[⑧]。又主中恶心腹痛，蛊毒疰忤鬼气，宿食不消，天行瘴疫，膀胱肾间冷气攻冲，背膂俛[⑨]仰不利，及

① 服：通行本、和刻本作“候”。
② 尅：同“克”，约定或严格限定期限，多用于时日。通行本、和刻本作“克”。
③ 効：同“效”。通行本、和刻本作“效”。
④ 已：吴珽本原作“巳”，误。“已”古同“以”。通行本、和刻本作“以”。下同。
⑤ 各三两：和刻本作“各等分”。
⑥ 通行本作“丁香、檀香、木香、白豆蔻仁各二两，藿香叶、甘草各八两，缩砂仁四两”。
⑦ 和：和刻本作“治”。
⑧ 痺：同“痹”。通行本、和刻本作“痹”。下同。
⑨ 俛：同“俯”，屈身，低头。通行本、和刻本作“俯”。

妇人血气攻击，心腹撮①痛，并宜服之。

天台乌药锉，一百两　沉香五十两　甘草细锉，爁，四两半　人参去芦、头，三两

上为末。每服半钱，入生姜三片，塩末少许，沸汤点服。空心，食前。

五膈宽中散　治因忧恚寒热，动气伤神，致阴阳不和，腑脏生病，结于胷膈之间，遂成五膈之病：一曰忧膈，胷中气结，津液不通，饮食不下，羸瘦短气；二曰恚膈，心下实满，噫②輙醋心，饮食不消，大小便不利；三曰气膈，胷胁逆满，噎塞不通，噫闻食臭；四曰寒膈，心腹胀满，咳嗽气逆，腹上苦冷雷鸣，绕脐痛，不能食肥③；五曰热膈，五心中热，口中烂，生疮，四肢烦重，唇口干燥，身体或热，腰背疼痛，胷庳引背，不能多食，及一切气疾，并皆治之。

白豆蔻去皮，二两　甘草炙，五两　缩砂仁去皮，取四两　青橘皮汤浸去白，四两　丁香四两　陈橘皮汤浸去白，四两　木香三两　香附子去毛者，一斤　厚朴去皮，生姜汁炙，令热焙干，秤一斤

上为细散，每服二钱，入生姜二片，盐少许，沸汤点服，不计时候。

膈气散　治五种膈气，三焦痞塞，胷膈满闷，背膂引疼，心腹膨胀，胁肋刺痛，食饮不下，噎塞不通，呕吐痰逆，口苦吞酸，羸瘦少力，短气烦闷。常用顺气宽中，消痃癖积聚，散惊忧恚气。

枳壳去穰，麸爁，十两　京三稜炮，十两　干姜炮，五两　厚朴生姜制，爁，五两　甘草爁，五两　益智仁十两　橘皮汤浸去穰，秤十两　木香五两　蓬莪茂④十两　肉豆蔻仁五两　槟榔十两　桂去麄皮，秤十两　青橘皮去穰，秤五两

上为细末。每服二钱，水一盏，入生姜二片，枣半箇⑤，同煎七分，和滓热服。如不及煎，入塩少许，沸汤点服亦得。不拘时候。

建中散　治脾胃不和，中脘气滞，宿寒留饮，停积不消，心腹刺痛，胁肋膨胀，呕吐痰逆，噫气吞酸，肠鸣泄利，水谷不化，肢体倦怠，不思饮食。

厚朴去麄皮⑥，锉，秤一斤　陈橘皮汤浸去穰，焙，秤半斤　半

---

① 撮：和刻本作“刺”。
② 噫：和刻本作“噎”。
③ 肥：和刻本作“饮”。此处为“繁茂”“多”的意思。
④ 茂（shù）：吴珽本、和刻本作“茂”。据文意改。通行本作“术”。
⑤ 箇：《集韵》：“箇，枚也。”同“个”。下同。
⑥ “去麄皮”后，和刻本有“姜汁制”三字；通行本有“姜汁制，炒香”五字。

夏汤洗去滑，五两　干姜锉，五两，炮　青州枣一斤　甘草锉，五两

已上六味，用水三㪷[①]，煮令水尽，焙干。

人参去芦、头，一两　白术一两　诃子去核，秤一两　藿香去枝、梗，一两　白茯苓锉，去皮一两　草豆蔻去皮，秤一两

上件麁末，每服二钱，水一盏，入生姜三片，同煎至六分，去滓温服，食前。

平胃散　治脾胃不和，不[②]思饮食，心腹胁肋胀满刺痛，口苦无味，胷满短气，呕哕恶心，噫气吞酸，面色萎黄，肌体瘦弱，怠堕嗜卧，体重节痛，常多自利，或发霍乱，及五噎八痞，膈气反[③]胃，并宜服之。

苍术去麁皮，米泔浸二日，五斤　厚朴去麁皮，姜制，炒香，三斤二两　陈橘皮去白，三斤二两　甘草锉，炒，三十两[④]

上为细末。每服二钱，以水一盏，入生姜二片，干枣两枚，同煎至七分，去姜枣，带热服，空心、食前。入塩一捻，沸汤点服，亦得当。常服调气暖胃，化宿食，消痰饮，辟风寒冷湿四时非节之气。

三和散　治五脏不调，三焦不和，心腹痞闷，胁肋膜胀，风气壅滞，肢节烦疼[⑤]，头面虚浮，手足微肿，肠胃燥澁，大便秘难，虽年高气弱，并可服之。又治背痛胁痛，有妨饮食，及脚气上攻，胷腹满闷，大便不通。

大腹皮炙焦，黄紫苏茎叶并用，去麁梗，沉香，宣州木瓜[⑥]薄切，焙干，羌活去芦、头，已上各一两　白术、芎䓖、木香、甘草锉，炒，陈橘皮去白，槟榔麪[⑦]裹，煨熟，去麪，各三分

上为麁末。每服二大钱，水一盏，煎至六分，去滓温服，不计时候。

七气汤　治虚冷上气，及寒气、热气、怒气、恚气、喜气、忧气、愁气，内结积聚，坚牢如杯，心腹绞痛，不能饮食，时发时止，发即欲死，此药主之。

人参去芦、头，一两半　夏汤洗七次，切作片子，焙干五两　桂去麁皮，一两　甘草炙，锉，一两

---

① 㪷：俗作“斗”。通行本、和刻本作“斗”。

② 不：吴斑本原作“可”，据文意及通行本、和刻本改。

③ 反：和刻本作“翻”。

④ 和刻本作“陈皮、厚朴各五十两，甘草十两，苍术五斤”。

⑤ 疼：通行本作“痛”。

⑥ 瓜：吴斑本原作“苽”，据文意及通行本、和刻本改。

⑦ 麪：古同“麵”，即简体“面”。

上为麄末，入半夏令匀。每服三钱，水一大盏，入生姜三片，煎七分，去滓，稍热服，食前。

益智散 治伤寒阴盛，心腹痞满，呕吐泄利，手足厥冷，及一切冷气奔冲，心胁脐腹胀满绞痛。

益智去皮，二两 乌头炮裂[①]，去皮、脐，四两 干姜炮裂，半两 青橘皮汤浸去白，焙，一两[②]

上件为散，每服三钱，水二盏，入塩一捻，生姜五片，枣二箇，擘破，同煎至八分，去滓，温服，食前。

藿香半夏散 治胃虚中寒，停痰留饮，哕逆呕吐，胷满噎痞，短气倦怠，不入饮食。

藿香叶一两 丁香皮半两 半夏汤浸洗七遍，炒微黄色，二两

上为散。每服二钱，水一盏，入生姜同煎七分[③]，去滓，温服，食前。

草豆蔻散 治脾胃不调，胷膈满闷，饮食不化，呕逆恶心；或霍乱呕吐，心腹刺痛，肠鸣泄利，水谷不分。

草豆蔻仁一斤 生姜切作片子，二斤 甘草锉，八两

上件拌匀，入于银器内，用水过三指许，以慢火熬，令水尽，焙令干，杵为细末。每服一钱，用沸汤点服，不计时候。夏月煎作熟水服之，调中止逆，除冷气，消饮食。

积气圆 治阴阳不和，脏腑虚弱，寒冷之气留滞于内，使气积不散，胷胁支满，食即气噎，心腹膨胀，气刺气急[④]，宿食不化，心腹引痛，噎气吞酸，停饮浸渍，恶心呕逆，癖块疼痛，脏腑不调，饮食不进，往来寒热，渐觉羸[⑤]瘦，以致着床，面黄肌热，精神困顿。

桂去麄皮，二两 黑附子炮，去皮、脐，半两 桃仁去皮、尖，麸炒，一两半 别研 朱砂飞研，二钱半 京三稜煨，乗[⑥]热捣碎，巴豆一百个，去皮、心、膜，出油取霜，三钱 干漆炒令[⑦]烟断，木香 鳖甲去裙襕[⑧]，醋浸炙，硇砂研，二两 大黄麸裹，煨，去麸，

① 裂：吴斑本原作“烈”，误，据文意改。下句“干姜炮裂”之“裂”，亦同。
② 一两：通行本作“三两”。
③ 七分：和刻本作“六分”。
④ 气刺气急：通行本、和刻本作“气急刺痛”。
⑤ 羸：吴斑本原脱，据通行本、和刻本补。
⑥ 乗：古同“乘”。
⑦ 和刻本后有“焦”字。
⑧ 襕：和刻本作“弦”。

切，焙，别为末，各一两[①] 麝香别研，二钱半 醋五升，与硇砂、大黄以慢火熬成膏

上为细末，入研药匀，以醋膏为圆，如梧桐子大。每服二圆，炒生姜汤温下，或木香汤亦得。食后，临卧服。更看[②]虚实，加减服之。忌生硬冷物。

丁香圆 治积滞不消，心腹坚胀，痰逆呕哕，噫酢[③]吞酸，胁肋刺痛，胷膈痞闷，或反[④]胃恶心，食饮不下，气上冲胷，痞噎不通，及食癥酒癖，血瘕气块，时发刺痛，全不思食，并皆治之。如常服，消饮食，行滞气。

丁香 桂去麄皮，木香、干姜炮 墨烧，醋淬，青橘皮去白，三两 黑附子炮，去皮、脐 茂[⑤] 干漆碎，炒令烟尽，京三稜炮，捣碎 猪牙皂角去皮，炙焦黑，各一两[⑥] 牵牛子炒，已上为细末，川大黄，末 硇砂末，各二两 巴豆霜一钱半，已上先用醋煎，硇砂令热，下巴豆霜煎三两沸，下大黄末熬膏

上以大黄、硇砂、巴豆膏和圆，如菉[⑦]豆大。每服一两圆，茶、酒任下。如要取化癥瘕瘕块，用生姜汤下七圆，并食后、临卧服之。

小丁香圆 消积滞生冷，留饮宿食，止痰逆恶心，霍乱呕吐。治心腹胀闷，胁肋刺痛，胷膈痞满，噎塞不通，常服顺脾胃，进饮食。

丁香三两 肉豆蔻去壳，三十个 木香一两半 巴豆去皮[⑧]，出油，二百一十个 五灵脂一十二两

上为细末，入巴豆令匀，麪糊和令得所，圆如黍米大。每服五圆至七圆，温生姜汤下，橘皮汤亦得，食后服。如霍乱吐逆，煎桃叶汤，放冷下。小儿吐逆不定，三岁儿服三圆，五岁已下服四圆，用生姜桃叶汤下。

三稜煎圆 顺气宽中，消积滞，化痰饮。治中脘气痞，心腹坚胀，胁下紧硬，胷中痞塞，喘满短气，噫气不通，呕吐痰逆，饮食不下，大便不调，或泄或秘。

---

① 大黄麪裹，煨，去麪，切，焙，别为末，各一两：此处疑有错简，窥文意，此句应接在“京三稜、干漆、木香、鳖甲”后。和刻本注“又一本，京三稜作一两”。

② 看：和刻本作“量”。

③ 酢：同“醋”。和刻本作“气”。

④ 反：和刻本作“翻”。

⑤ 茂：吴珽本原作“茂”，据文意改。通行本作“蓬莪术炮，捣碎”；和刻本作“蓬莪茂，湿纸裹，慢火煨，令纸干，去纸，槌碎用”。

⑥ 猪牙皂角去皮，炙焦黑，各一两：据通行本、和刻本，此句应接在“墨烧，醋淬”后。

⑦ 菉：同“绿”。古时绿豆也称“菉”。通行本、和刻本作“绿”。

⑧ 通行本、和刻本后有“膜”字。

京三棱生，细锉，半斤，捣罗为细末，以酒[①]三升，石器内熬成膏　青橘皮去白，秤二两　萝卜子微炒，二两　干漆炒，二两　杏仁汤浸，去皮、尖，麸炒令黄，秤一两　神麴[②]碎，炒，三两　麦蘖炒，三两　硇砂飞研，一两

上件为末，以三棱膏子搜和圆，如桐子[③]大。每服十五圆至二十圆，温米饮下，食后服。

青木香圆　宽中利膈，行滞气，消饮食。治胷膈噎塞，腹胁胀痛，心下坚痞，肠中水声，呕哕[④]痰逆，不思饮食。

木香二十两　荜澄茄四十两　补骨脂炒香，四十两　黑牵牛二百四十两，炒香，别捣取末，一百二十两　槟榔四十两　酸粟米饭裹，湿纸包，灰火中煨，令纸焦，去饭

上为细末，入牵牛末令匀，渐入清水，和令得所，圆如菉豆大。每服二十圆，茶、汤、熟水任下，食后服。每酒食后可服五圆或七圆。小儿一岁服一圆。怀娠[⑤]妇人，不得服之。

消食圆　治脾胃俱虚，不能消化水谷，胷膈痞闷，腹胁时胀，连年累月，食减嗜卧，口苦无味，虚羸少气。又治胷中有寒，饮食不下，反胃翻心，霍乱呕吐，及病后新虚，不胜谷气，或因病气衰，食不复常，并宜服之。

小麦蘖炒黄，三两　麴[⑥]捣末，炒，六两二钱　乌梅去核，焙干，秤四两　干姜四两，炮

上件为末，炼蜜和搜为圆，如梧桐子大。每服十五圆，加至二十圆，米饮下，日二服，不计时候。

小独圣圆　治脾胃不和，饮食多伤，心腹刺痛，呕哕恶心，噫痞吞酸，干噫食臭，腹胁胀闷，不思饮食。常服化滞气，利胷胁，止逆消食。[⑦]

桂去麄皮，一斤　干姜炮，京三稜煨，捣碎，当归去芦头，半夏汤洗七次，舶上丁香皮，乌梅去核，各四两　硇砂飞研，一两　巴豆连皮秤半两，去皮、心、膜，炒熟，得三钱，研

上为细末，入巴豆、硇砂匀，水煮麪糊为圆，如麻子大。每服三圆至五

---

① 酒：和刻本作“好酒”。

② 麴：同“麯”，即今简体字“曲”。

③ 桐子：通行本、和刻本作“梧桐子”。

④ 哕：吴斑本原作“秽”，误。据文意及通行本、和刻本改。

⑤ 娠：同“妊”。通行本、和刻本作“妊”。

⑥ 麴：通行本、和刻本作“神曲”。

⑦ 常服化滞气，利胷胁，止逆消食：此句通行本中在煎服法之“食后服”句后。

圆，用温水下，食后服。

温白圆 治心腹积聚，久癥癖块，大如杯椀，黄疸[①]宿食。朝起呕吐，支满上气，时时腹胀，心下坚结，上来抢心，傍[②]攻两胁。十种水病，八种痞塞，翻胃吐逆，饮食噎塞，五种淋疾，九种心痛，积年食不消化，或疟疾连年不差，及疗一切诸风，身体顽痹，不知痛痒，或半身不遂，或眉发堕落，及疗七十二种风，三十六种遁尸疰忤，及癫痫。或妇人诸疾，断续[③]不生，带下淋沥，五邪失心，愁忧思虑，意思[④]不乐，饮食无味[⑤]，月水不调，及腹中一切诸疾，有似怀孕，连年累月，羸瘦困弊，或歌或哭，如鬼所使。但服此药。无不除愈。

紫菀[⑥]去苗[⑦]、土，吴茱萸汤洗七次，焙[⑧]，炒，菖蒲 柴胡去芦、头，厚朴[⑨]生姜制，桔梗 皂荚去皮、子，炙茯苓去黑皮，桂去麄皮，干姜、黄连去须，蜀椒去目及闭口者，微炒，去汗，巴豆去皮、心、膜，出油，炒，研，人参去芦、头，各半两 川乌头炮，去皮、脐，二两半

上为细末，入巴豆匀，炼蜜为圆，如桐子[⑩]大。每服三圆，生姜汤下，食后或临臥[⑪]服，渐加至五七圆。

九痛圆 治九种心痛：一虿[⑫]心痛，二疰心痛，三风心痛，四悸心痛，五食心痛，六饮心痛，七冷心痛，八热心痛，九去来心痛，此药悉主之。又治连年积冷流注心胷痛，并疗冷冲上气、落马堕车、瘀血等疾。

附子炮裂，去皮、脐，三两 狼毒炙香，巴豆去皮、心、膜，炒讫[⑬]，秤一两，后取霜，人参去芦、头，干姜炮，吴茱萸汤洗七次，各一两，炒

上六味为细末，炼蜜和圆，如桐子大。每服空腹[⑭]，温酒下一圆。卒中、

---

① 疸：吴斑本原作“疽”，误。据文意及通行本、和刻本改。
② 傍：和刻本作“旁”。
③ 断续：又称“断绪”，即不孕。
④ 意思：心情，情绪。
⑤ 味：和刻本作“时”。
⑥ 菀：吴斑本原作“苑”，据通行本、和刻本改。又古代“苑”“菀”互通。
⑦ 通行本、和刻本后有“叶”字。
⑧ 通行本、和刻本后有“干”字。
⑨ 通行本、和刻本后有“去粗皮”三字。
⑩ 桐子：通行本、和刻本作“梧桐子”。
⑪ 臥：同“卧”。
⑫ 虿：同“虫”。
⑬ 讫：通行本、和刻本作“干”。
⑭ 腹：和刻本作“心”。

恶心、腹胀痛、口不能言者，服二圆①。

麝香苏合香圆② 方与前件苏合香圆方一同，只去脑子。

如圣饼子③ 治男子妇人气厥，上盛下虚，痰饮风寒，伏留阳经，偏正头疼，痛连脑巅，吐逆恶心，目瞑耳聋。常服清头目，消风化痰暖胃。

川乌头去皮，天南星洗，干姜，已上各一两 甘草、川芎，已上各二两 天麻、防风、半夏，已上各半两

上为细末，汤浸蒸饼和圆，如鸡头大，捻作饼子，曝干。每服五饼，同荆芥三五穗细嚼，茶、酒任下，熟水亦得，不拘时候。④

四柱散 治丈夫元脏气虚，真阳耗败⑤，两耳常鸣，脐腹冷痛，头旋目晕，四肢怠倦，小便滑数，泄泻不止⑥，悉宜服之⑦。

人参一两 附子一两 去皮、尖，木香一两 纸裹煨，茯苓一两

上为细末。每服二钱，水一大盏，生姜二片，枣子一个，盐少许，煎七分，空心，食前服，不去滓。

俞山人⑧降气汤 治虚阳上攻，气不升降，上盛下虚，鬲⑨壅痰实，喘满，咽干不利，烦渴引饮，头目昏眩，腰脚无力，四肢倦怠，咳嗽。兼治风湿脚气。

紫苏子、前胡、厚朴、姜汁浸一宿，炒香，甘草炙，橘皮去白，当归去芦，半夏、麹桂心、五加皮、姜汁涂，炙，已上各一两 黄芪一两 人参、附子炮，去皮、尖 桔梗 羌活 干姜炮，各半两

上十五味，同作麄末，每服三钱，水一盏半，入紫苏三叶，生姜三片，枣一枚，煎至七分，去滓，食后服。

---

① 通行本、和刻本"服二圆"后有"立瘥"二字。

② "麝香苏合香圆"，通行本、和刻本在"续添诸局经验秘方"中。

③ "如圣饼子"以下至"丁沉煎圆"8方，通行本、和刻本别标为"绍兴续添方"。

④ 每服五饼，……不拘时候：此句吴琎本原在上段主治中"消风化痰暖胃"句后，恐是错简。据文意及通行本、和刻本移于此处。

⑤ 败：和刻本作"散"。

⑥ 通行本"泄泻不止"后有"凡脏器虚弱者"六字。

⑦ 和刻本"凡贓气虚弱者，悉宜服之"句在下段煎服法"食前服"句后。

⑧ 俞山人：宋代医家，名字、履贯不详。宋·洪迈《夷坚志》载："蔡元长知开封府，患真脚气，俞为灸五百壮，遂愈。"宋·张杲《医说》载："蔡元长知开封，正据案治事，忽觉有虫自足心行至腰间，即坠笔晕厥，久之方苏。掾属云：此病非俞山人不能疗。趣使呼之，俞曰：是真脚气也，法当灸风市。灸一壮，蔡晏然复常。明日疾如初，再呼，俞曰：欲除病根，非千艾不可。从其言，灸五百壮，自此遂愈（夷坚志）。"

⑨ 鬲：通"膈"，横膈膜。通行本、和刻本作"膈"。

神保圆

木香、胡椒各一分　巴豆十枚，去皮、心，研，干蝎七枚

上件①汤释蒸饼，圆麻子大，朱砂为衣。每服三粒②。心膈痛，柿蒂灯心汤下；腹痛，柿蒂煨姜煎汤下；血痛，炒姜醋汤下；肺气甚③者，白矾、蛤粉各三分，黄丹一分，同研为散，煎桑根白皮糯米饮调下三钱；下④小喘，止用桑皮糯米饮下；肾气胁下痛，茴香酒⑤下；大便不通，蜜汤调槟榔末一钱下；气噎，木香汤下；宿食不消，茶、酒、浆饮任下。诸气，惟膀胱气、胁下痛最难治，独此药辄能去之。有人病项筋痛，诸医皆以为风，治之数月不差，乃流入背膂，久之又注右胁，挛痛甚苦，乃合服之，一投而差。后尝再发，又一投差。⑥

撞气阿魏圆　治五种噎疾，九般心痛，痃癖气块，冷气攻刺，及脾胃停寒，胷满膨胀，腹痛肠鸣，呕吐酸水，丈夫小肠气，妇人血气、血刺等疾。

胡椒二钱半　阿魏二钱半　醋浸一宿，以麪为糊，甘草炒，青橘皮去，白蓬、莪茂炮　茴香炒，川芎不见火，陈橘皮去白，丁香皮炒，各一两　缩砂仁、肉桂去皮，白芷，各半两　生姜四两　切作片子，用塩半两淹一宿，炒黑色

上件捣罗为末，用阿魏糊和雞⑦头大，每药圆一斤，用朱砂七钱为衣。丈夫气痛，炒姜塩汤下一粒至二粒；妇人血气，醋汤下。常服用茶酒任下一粒，烂嚼。

沉香降气汤　治阴阳壅滞，气不升降，胷鬲⑧痞塞，心腹胀满，喘促短气，干哕烦满，咳嗽痰涎，口中无味，嗜卧减食。又治胃痺留饮，噫辄⑨闻酸，胁下支结，常觉妨闷，及中寒咳逆，脾湿洞泄，两胁虚鸣，脐下撮痛，皆能治之。患脚气人，毒气上冲，心肠坚满，肢体浮肿者，尤宜服之。常服开胃消痰，散壅思食。

沉香一斤二两半　香附子二十五斤，炒去须毛　甘草七斤半，

① 上件：通行本、和刻本作“上为细末，入巴豆霜令匀”。
② 通行本、和刻本“每服三粒”后有“汤使如前”四字。
③ 甚：和刻本作“盛”。
④ 下：通行本、和刻本作“气”。
⑤ 茴香酒：通行本、和刻本作“炒茴香酒”。
⑥ 心膈痛，……又一投差：此段通行本、和刻本在方名“神保圆”后，句首有“治”字。
⑦ 雞：同“鸡”。下同。
⑧ 鬲：通“膈”。横膈。
⑨ 辄：通行本、和刻本作“醋”。

爁　缩砂仁三斤[①]

上为细末，每服一钱，入盐少许，沸汤点服，凌旦雾露，空心服食[②]。去邪恶气，使无瘴疫。

小乌沉汤　调中快气，治心痛[③]刺痛。

乌药一两去心，香附子二两，沙盆内淅[④]去皮、毛，焙干，秤用，甘草一分[⑤]

上为细末，每服一钱，入盐或不着盐，点服。

丁沉煎圆　治[⑥]辟雾露寒邪，散鬲脘凝滞，调顺三焦，和养荣卫。治心胷痞闷，噫醋[⑦]吞酸，呕逆痰水，津液不收，两胁刺痛，腹中坚满，口无味，不[⑧]思饮食。

丁香一十二两　白豆蔻仁九两半　沉香二两　木香一钱半　丁皮[⑨]一两

上为细末，别用甘草熬膏子为圆，每一两分作二百五十圆，每服一粒，含化，空心，食前。

生气汤[⑩]　治男子、妇人一切冷气攻心腹，胁肋胀满刺痛，噫醋吞酸，痰逆呕吐，胷膈痞闷，饮食不美。又治五膈五噎，一切气疾。常服除邪冷，生胃气。

丁香一两半　檀香一两半，锉　干姜二两，炮，舶上丁香皮一两　甘草二两　锉，炙　胡椒二钱半　盐二两半

上七味碎，同捣，用慢火爁，令香熟，乘热入磁器内密[⑪]盖覆，候冷，碾罗作细散，密[⑫]盛贮，勿令泄气味。每服半钱至一钱，用沸汤点服，不计时候。

按：通行本、和刻本“治一切气”门附有“脾胃”门，生气汤

---

① 通行本作“香附炒，去毛，四百两，沉香十八两半，缩砂仁四十八两，甘草一百二十两”。
② 食：和刻本作“之”。
③ 通便：通行本、和刻本作“腹”。
④ 淅：吴斑本原作“浙”，形近致误，据文意改。通行本作“断”。
⑤ 通行本作“乌药十两，香附子二十两，甘草一两”。
⑥ 治：通行本、和刻本无此字。
⑦ 醋：和刻本作“气”。
⑧ 不：吴斑本原作“可”，据文意及通行本、和刻本改。
⑨ 丁皮：通行本、和刻本作“丁香皮”。
⑩ 本方通行本、和刻本在大观方中“九痛圆”之后。
⑪ 密：吴斑本原作“蜜”，形似音同而误，据文意及通行本、和刻本改。
⑫ 同⑨。

在“大观方”九痛圆方后，不在“绍兴续添方”；“绍兴续添方”丁沉煎圆后有感应圆、小理中圆、大七香圆、小七香圆、连翘圆、酒癥圆、分气紫苏饮、四倍散、木香饼子、草果饮、温中良姜圆、煨姜圆、参苓白术散、红圆子14方；麝香苏合香圆在“新添诸局经验秘方”，不在“大观方”。此与吴斑本不同，说明后代做过调整订正。丹波元胤《医籍考》对此亦有记述：“又一切气，感应圆至红圆子共十三方，吴直阁如神圆，别为脾胃不和门。诸局麝香苏合香圆（一切气）……在大观方内。大观生气汤在绍兴方内。”又曰：“治伤寒后，有脾胃一门，照通行本，知是绍兴所添。”故将“脾胃”门附于“治伤寒”门，并将感应圆至红圆子14方，移列“治伤寒 脾胃附”门。

诸家名方

丁香煮散 治脾脏伏冷，胃脘受寒，胷鬲痞闷，心腹刺痛，痰逆恶心，寒嗽中满，脏腑虚滑，饮食减少，翻[①]胃吐逆，四肢逆冷。但是沉寒痼冷，无问久新，功効不可具述。

丁香不见火，干姜炮，红豆去梗[②] 青皮去白，甘草炙，川乌炮，去皮、脐，良姜、陈皮去白，已上八味，各四两 益智仁五两半，去皮壳，胡椒二两

上件锉为麄散，每服二钱，水一盏，生姜三片，塩一捻，煎至七分，空心，食前稍热服，滓并煎，病[③]退即止，极妙。

鸡舌香散 治男子、女人阴阳不和，脏腑虚弱，中脘气滞，宿寒留饮，停积不消，胷膈胀满，心脾引痛，攻刺腹胁，有妨饮食。又治中酒吐酒，停饮浸渍，呕逆恶心，噫气吞酸，并皆治之。

良姜去芦[④] 肉桂去麄皮，不见火，香附子炒，去毛，赤芍药、天台乌药去木，已上五味，各一两[⑤] 甘草半两，炙

上为细末，每服二钱，入盐少许，用沸汤点服，不拘时候。

---

① 翻：吴斑本原作“番”，据文意及通行本、和刻本改。

② 梗：通行本、和刻本作“皮”。

③ 空心……病：此段文字吴斑本原脱，据文意及通行本、和刻本补。又通行本作“滓再煎”；和刻本作“滓并煎”。

④ 通行本后有“麻油炒”三字；和刻本后有“用麻油炒”四字。

⑤ 一两：和刻本作“四两”。

二姜圆 养脾温胃，去冷消痰。大治心脾疼[①]，宽膂下气，进美饮食。疗一切冷物所伤，并皆治之。

良姜去芦，干姜炮

上件等分为细末，麺糊为圆，如梧桐子大。每服十五至二十圆。食后橘皮汤下，妊娠妇人不宜服。

姜合圆 治男子、妇人气血虚弱，久积阴冷，留滞不化，结聚成形，心腹膨胀，刺痛成阵，上连膂胁；或脾胃久虚，内伤冷物，泄泻注下，腹痛肠鸣；或久利纯白，时下青黑，肠滑不禁。又治胃脘停痰，呕吐吞酸，痞塞不通，不[②]思饮食，身体沉重，面色痿黄。或久患心脾痛，服之永除根本。

人参、丁香不见火，木香不见火，已上各一两　附子炮，去皮、脐，秤二两半，净　肉豆蔻二两，炮　白术二两，焙　青皮二两，去白　陈皮二两，去白　厚朴二两，姜汁炙，去麄皮，干姜三两，炮

上件为细末，入硇砂八钱，姜汁麪打糊为圆，每一两作二十圆。每服一圆，用老姜一块，如拇指头大，切开作合子，安药于内，用湿纸裹，慢火煨一顿饭久，取出去纸，和姜细嚼，白汤送下。孕妇不得服。小儿一粒分四服。老人、小儿内有伤积，服之无不神验。此药不损脏腑。[③]

顺气术香散 治气不升降，呕逆恶心，膂膈痞闷，胁肋胀满，及酒食所伤，噫气吞酸，心脾刺痛，大便不调，面黄肌瘦，不[④]思饮食。兼疗妇人血气刺痛，及一切冷气，并皆治之。

良姜去芦[⑤]　干姜炮，茴香炒，缩砂仁去壳，肉桂去[⑥]皮，不见火，陈皮去白，厚朴姜汁炙，去[⑦]皮，甘草爁，苍术[⑧]浸，丁香皮不见火，桔梗去芦，各三两[⑨]

上为细末，每服二钱，水一盏，生姜三片，枣二枚，同煎至八分，稍热服，不拘时候。或入盐少许，沸汤点服。常服宽中顺气，和胃进食。

和气散 治脾胃不和，中脘气滞，宿寒留饮，停积不消，心腹胀满，呕

① 通行本、和刻本“大治心脾疼”后有“痛”字。
② 不：吴珽本原作“可”，据文意及通行本、和刻本改。
③ 老人……此药不损脏腑：此句和刻本在上段主治中“服之永除根本”句后。
④ 不：吴珽本原作“可”，据文意及通行本、和刻本改。
⑤ 通行本、和刻本“去芦”后有“炒”字。
⑥ 通行本、和刻本“去”后有“粗”字。
⑦ 通行本、和刻本后“去”有“粗”字。
⑧ 通行本、和刻本“苍术”后有“米泔”二字。
⑨ 去芦，各三两：吴珽本原作“三两，去芦”，据文意及通行本改。

吐酸水，脾疼泄泻，脏腑不调，饮食减少。应男子、女人一切气疾，并宜服之。

香附子炒，去毛　茴香炒　陈皮去白　甘草爁　苍术[①]浸　肉桂去[②]皮，不见火，青皮去白，良姜去芦，已上各秤一两，净，桔梗三两去芦

上件锉[③]为细末，每服二钱，入盐少许，沸汤点服，或盐酒调下，不拘时候。常服温脾胃，进饮食。

快气汤　治一切气疾，心腹胀满，胸膈噎塞，噫气吞酸，胃中痰逆呕吐及宿酒不解，不[④]思饮食。

香附子炒，去毛，秤三十二两　甘草四两，爁，缩砂仁八两，去壳

上为细末，每服一钱，用盐汤点下。常服快气美食，温养脾胃[⑤]。

蓬煎圆　治脾胃虚弱，久有伤滞，中脘气痞，心腹膨胀，胁下坚硬，胷中痞塞，噎气不通，呕吐痰水，不[⑥]思饮食；或心腹引痛，气刺气急，及疗食癥酒癖，血瘕气块，时发疼痛，呕哕酸水，面黄肌瘦，精神困倦，四肢少力。又治女人血气不调，小腹疠痛，并皆治之。

京三稜四两，煑[⑦]　蓬莪术四两，煑[⑧]　猪胰一只[⑨]

已上二味，同猪胰入硇砂熬膏。[⑩]

川楝[⑪]子去核，山药、枳壳去穰白，炒，槟榔、舶上茴香炒，附子炮，去皮、脐，已上各二两　硇砂半两

上件三稜、莪术[⑫]末，入猪胰、硇砂膏，同醋[⑬]糊为圆，如桐子[⑭]大。每

---

① 通行本、和刻本“苍术”后有“米泔”二字。
② 通行本、和刻本“去”后有“粗”字。
③ 锉：通行本、和刻本作“捣”。
④ 不：吴斑本原作“可”，据文意及通行本、和刻本改。
⑤ 通行本、和刻本“温养脾胃”后有“或锉为粗末，入生姜同煎，名小降气汤。”
⑥ 不：吴斑本原作“可”，据文意及通行本、和刻本改。
⑦ 煑：同“煮”。
⑧ 煑：通行本、和刻本作“二味醋煮令透，切，焙，为末”。
⑨ 只：通行本、和刻本作“具”。
⑩ 京三稜……同熬膏：此段，和刻本在下面“硇砂半两”后。
⑪ 楝：吴斑本原作“练”，据规范药名及通行本、和刻本改。
⑫ 三稜、莪术：通行本作“碾细”；和刻本作“为”。
⑬ 和刻本“醋”字后有“面”字。
⑭ 桐子：通行本、和刻本作“梧桐子”。

服十圆至十五圆，生姜汤下。妇人淡醋汤下，不计时候。更量虚实加减。常服顺气宽中，消积滞，化痰饮。

守中金圆 理中焦不和，脾胃积冷，心下虚痞，腹中疼痛，或饮酒过多，胷胁逆满，噎塞不通，咳嗽无时，呕吐冷痰，饮食不下，噫醋[①]吞酸，口苦失味，怠堕嗜卧，不思饮食。又治伤寒时气，里寒外热，霍乱吐利，心腹绞疼，手足不和，身热不渴，及肠鸣自利，米谷不化。

苍术米泔浸，干姜炮，甘草爁，桔梗去芦

上件各等分，锉为细末，炼蜜为圆，如弹子大。每服一圆，食前，沸汤嚼下。又治脾胃留湿，体重节痛，面色萎黄，肌肉消瘦。常服温脾暖胃，消痰逐饮，顺三焦，进美饮食，辟风寒湿冷。

集香圆 治一切气疾，胷膈痛闷，胁胀满，心腹疼痛，噫气吞酸，呕逆恶心，不[②]思饮食；或因酒过伤，脾胃不和，并皆治之。

姜黄四两　白豆蔻仁四两，去壳　缩砂仁四两，去壳　丁香六两，不见火　香附子擣[③]炒，去毛，秤四两八钱　木香四两，不见火　麝香八钱，研　甘草一十六两，内二两入药，一十四两擣汁煎膏

上件除研药，碾为细末，入麝香拌匀，用甘草膏搜和为圆，如梧桐子大。每服一二圆，细嚼噙津，不拘时候。常服宽中顺气，消宿酒，进饮食，磨积滞，去癥块。

异香散 治肾气不和，腹胁膨胀，痞闷噎塞，喘满不快，饮食难化，噫气吞酸，一切气痞，腹中刺痛。此药能破癥瘕结聚，大消宿冷沉积。常服调五藏三焦，和胃进食。

蓬莪术煨，六两　益智仁六两，去皮　京三稜六两，炮　甘草六两，炒　青皮三两，去白　陈皮三两，去白　石莲肉一两，去皮　厚朴二两，姜汁炙[④]，去麄皮

上件为细末。每服一[⑤]钱，水一盏，生姜三片，枣一个，盐一捻，煎至七分，通口服，不计时候，盐汤点，或盐酒调，皆可服。

肉豆蔻圆 治气泻，疗脾胃气虚弱，饮食减少。

肉豆蔻人[⑥]　缩砂人各一两　木香、诃梨勒皮、龙骨，各三分　丁

---

① 醋：和刻本作“气”。

② 不：吴琎本原作“可”，据文意及通行本、和刻本改。

③ 擣：同“捣”。

④ 炙：吴琎本原作“灸”。据文意及通行本改，和刻本作“制”。

⑤ 一：通行本作“二”。

⑥ 人：果仁，后作“仁”。《尔雅·释木》郝懿行义疏：“核者，人也。古曰核，今曰人。”

香三两　赤石脂、白矾灰[①]，各半两

上件药，捣罗为末，粟米饮和搜圆，如梧桐子大。每服二十[②]圆，米饮下，不计时候。

三稜散　治酒食所伤，胷膈不快，腹胁胀满，呕吐酸水，翻胃脾疼，及食积气块，攻刺腹胁，不思饮食，日渐羸瘦。又治年高气弱，三焦痞塞，常觉妨闷，并宜服之。

蓬莪术煨，益智人去皮，京三稜炮，青皮去白，已上各二两　白茯苓四两，焙，甘草三两，爁

上为细末，每服二钱，用水一大盏，枣一枚，擘破，盐少许，同煎至半盏，温服不拘时候。常服宽胷利膈[③]。

思食圆　方与前件消食圆方同。

按：通行本、和刻本"吴直阁增诸家名方"中三棱散后有如神圆、丁香脾积圆2方，无思食圆。此与吴斑本有异。丹波元胤《医籍考》亦曰：吴直阁本有"思食圆（一切气诸家名方）"，无"丁香脾积圆（一切气）""吴直阁如神圆，别为脾胃不和门"。根据丹波所述，将如神圆移列"治伤寒　脾胃附"门。

治痰饮　欬[④]嗽附

倍术圆　治五饮酒癖：一曰留饮，停水在心下；二曰癖[⑤]饮，水癖[⑥]在两胁下；三曰痰饮，水在胃中；四曰溢饮，水溢在膈上五脏间；五曰流饮，水在肠间，动摇有声。皆由[⑦]饮酒冒寒，或饮水过多所致。此药并治之。

白术一斤　桂去麄皮　干姜各半斤，炮

上三味捣筛，蜜和圆。如梧桐子[⑧]。每服二十圆，温米饮下，加至三十圆，食前服，日二服。

---

① 通行本"白矾灰"后有"枯"字，和刻本后有"枯过"二字。

② 二十：和刻本作"十"。

③ 通行本、和刻本"常服宽胸利膈"句后有"消酒食，和胃"五字。

④ 欬（kài）：亦作"咳"。咳嗽。《说文》："欬，逆气也。"通行本、和刻本作"咳"。

⑤ 癖通行本作"澼"。

⑥ 水癖：吴斑本原阙，据通行本、和刻本补。癖，通行本作"澼"。

⑦ 由：通行本作"因"。

⑧ 通行本、和刻本"梧桐子"后有"大"字。

消饮圆 疗酒澼[1]停饮，痰水不消，满逆呕吐，目暗耳聋，胁下急痛，腹中水声。

干姜[2] 茯苓去皮，各三两 白术八两 枳实麸炒，半两

上同为细末，炼蜜和圆，如桐子[3]大。每服十[4]圆。温米饮下，不计时候。

化痰玉壶圆 治风痰吐逆，头痛目眩，胷膈烦满，饮食不下，及咳嗽痰盛，呕吐涎沫。

天南星、半夏，并生用，各一两 天麻半两 头白麪三两

上为细末，滴水为圆，如桐子大。每服三十圆，用水一大盏，先煎令沸，下药煑五七沸，候药浮即熟，漉出放温，别用生姜汤下，不计时候服。

辰砂化痰圆 治风化痰，安神定志，利咽膈，清头目，止咳嗽，除烦闷。

辰砂飞研，半两 白矾枯过者，别研，半两 天南星炮，一两 半夏洗七遍，生姜汁同捣和作麹，三两

上半夏麹、白矾[5]、天南星为末，和匀，用生姜汁煑麪糊和圆，梧桐子大，别用朱砂末为衣。每服十圆，生姜汤下，食后服。亦治小儿风壅痰嗽，一岁儿服一圆，搥碎，用生姜薄荷汤下。

金珠化痰圆 治痰热，安神志，除头痛眩运[6]，心忪[7]恍惚，胷膈烦闷，涕唾稠粘，痰实咳嗽，咽嗌不利。

金箔为衣，二十片 辰砂飞研，二两 鈆[8]白霜细研，一两 天竺黄 皂荚子仁炒放黄色，一两 生白龙脑细研，半两 白矾光明者，于石、铁器内，熬令汁尽，放冷研，一两 半夏汤洗七遍，去滑，用生姜二两 洗，刮去皮，同捣细，作饼子，炙微黄色，四两

上以半夏、皂荚子仁为末。与诸药同拌，研令匀，生姜汁煑白麪糊为圆，如梧桐子大。每服十圆至十五圆，生姜汤下，食后，临卧服。

玉液圆 治风壅，化痰涎，利咽膈，清头目，除咳嗽，止烦热。

白矾烧令汁尽[9]，一十两，研细 半夏汤浸洗七遍，焙干，为细

---

① 澼：同“癖”。通行本、和刻本作“癖”。
② 通行本、和刻本“干姜”后有“炮”字。
③ 桐子：通行本、和刻本作“梧桐子”。
④ 十：通行本、和刻本作“五十”。
⑤ 麹、白矾：吴瑕本原阙，据文意及通行本、和刻本补。
⑥ 运：通“晕”。通行本、和刻本作“晕”。
⑦ 忪：心跳。通行本作“忡”。
⑧ 鈆：古同“铅”。通行本、和刻本作“铅”。
⑨ 烧令汁尽：通行本、和刻本作“枯过”。

末，一十两　寒水石烧通赤，出火毒，水飞过，三十两

上合研，以白麪糊为圆，如梧桐子大，每服十圆，温生姜汤下，食后，临卧服。[①]

玉芝圆　治风壅痰实，头目昬[②]眩，咳嗽烦满，咽膈不利，呕吐恶心，神思[③]昬愦，心忪面热，痰唾稠黏。

人参去芦、头，三十两　半夏汤洗七遍，为末，生姜汁和作麴，六十两　白茯苓去皮，三十两　天南星用米泔浸一伏时，焙干，三十两　白矾枯过，三十两　干薄荷叶三十两

上为末，用生姜汁煮麪糊和圆，如梧桐子大。每服二十圆，生姜汤下，食后。如痰盛躁热，薄荷汤下。

桔梗汤　除痰下气。治胷胁胀满，寒热呕哕，心下坚痞，短气烦闷，痰逆恶心，饮食不下。

桔梗微炒，细锉　半夏、生姜[④]制　陈橘皮汤浸去穰，焙干，已上各一十两　枳实麸炒赤黄，五两[⑤]

上为麄末。每服二钱，水一中盏，入生姜五片，同煎至七分，去滓温服，不计时候。

胡椒理中圆　治肺胃虚寒，气不宣通，咳嗽喘急，逆气虚痞，胷膈噎闷，腹胁满痛，迫塞短气，不能饮食，呕吐痰水，续续[⑥]不止。

胡椒　荜拨　干姜炮，款冬花去枝、梗　甘草炙　陈橘皮　高良姜　细辛去苗，各四两　白术五两

上为细末，炼蜜圆，如桐子大。每服五圆至七圆[⑦]，温汤下，温酒、米饮亦得，不拘时候，日二服。

备急五嗽圆　治五种咳嗽：一曰上气嗽，二曰饮嗽，三曰鱢[⑧]嗽，四曰冷嗽，五曰邪嗽。皆由肺受风寒，气不宣通所致。无问久新轻重，以至食饮不

---

① 通行本、和刻本“临卧服”后有“每服三十圆亦得”七字。

② 昬：古同“昏”。《康熙字典》：“昬,《正字通》同昏。唐本《说文》从民省，徐氏从氐省。晁补之云：因唐讳民，改从氏，则昬非俗字明矣。《精蕴》以昬为昬旦之昬，以昏为昏姻之昏，盖不考唐讳昬改从氏，遂分为二字也。”

③ 思：通行本、和刻本作“志”。

④ 通行本、和刻本“生姜”后有“汁”字。

⑤ 枳实麸炒赤黄，五两：此句吴珽本原在“半夏生姜制”后，据文意及通行本、和刻本移于此处。

⑥ 续续：连续不绝。唐·白居易《琵琶行》：“低眉信手续续弹，说尽心中无限事。”

⑦ 五圆至七圆：通行本、和刻本作“三十圆至五十圆”。

⑧ 鱢（sāo）：鱼腥味。

下，语声不出，坐卧不安，昼夜不止，面目浮肿，胷胁引痛，并宜服之。

皂荚去皮，炙黄，去子，半斤　干姜半斤　炮桂去麄皮，半斤

上为细末，炼蜜为圆，如梧桐子大。每服十五圆，温酒下，米饮亦得，食后服。

大阿胶圆　治肺虚客热，咳嗽气急，胷中烦悸，肢体倦疼，咽干口燥，渴欲饮冷，多唾[①]涎沫，或有鲜血，肌瘦发热，减食嗜卧。又治或因叫怒，或即房劳，肺胃致伤，吐血呕血，并宜服之。

阿胶炒　熟干地黄　白茯苓去皮，干山药　五味子，已上各一两　贝母炒，百部　栢[②]子仁　茯神去木　丹参　杜仲去麄皮，锉，炒，麦门冬去心，已上各半两　远志去心，人参去芦、头，防风去芦、头及叉[③]头，已上各一分[④]

上为细末，炼蜜和圆，每两作二十四圆。每服一圆，水一中盏，煎至六分，和滓温服，少少频呷，不拘时候。

百部圆　治肺气不调，咳嗽喘急，胷膈烦闷，唇干口燥，面目浮肿，咽嗌不利，积久不差，咯唾浓血者，亦宜服之。

百部六两　天门冬去心，秤一斤　桂去麄皮，四两　黄耆六两，锉　瓜[⑤]蒌根十六两　杏仁汤浸，去皮、尖，炒令黄色，秤六两　黑参八两　紫菀[⑥]去苗，洗，一十二两　马兠[⑦]铃一十二两　紫苏一十二两，[⑧]茎叶并用，去麄枝[⑨]

上同为细末，炼蜜和圆，如[⑩]梧桐子大。每服十五圆，煎乌梅甘草汤温下，食后服。

欵[⑪]冬花散　治寒壅相交，肺气不利，咳嗽喘满，胷膈烦闷，痰实涎盛，喉中呀呷，鼻塞清涕，头痛眩冒，肢体倦疼，咽嗌肿痛。

贝母去心，麸炒　半夏汤洗七遍，用生姜制　杏仁去皮、尖，

---

① 唾：通行本作“吐”。

② 栢：同“柏”。

③ 叉：吴斑本原作“乂”，误。据文意及通行本、和刻本改。

④ 通行本防风作“半两”。

⑤ 瓜：吴斑本原作“苽”，误。据通行本改。

⑥ 菀：吴斑本原作“苑”，据通行本、和刻本改。下同。

⑦ 兠：古同“兜”。

⑧ 通行本、和刻本作“马兜铃、紫苑、紫苏各二十二两”。

⑨ 茎叶并用，去麄枝：和刻本作“紫苏叶，去粗茎”。

⑩ 如：吴斑本原阙，据通行本、和刻本补。

⑪ 欵：同“款”。

麸炒　阿胶碎，炒如珠子　甘草锉，爁，各二斤半　知母[①]桑叶洗，焙　欵冬花[②]各二十两　麻黄去根、节，五斤[③]

上为麄末，每服二钱，水一盏，入生姜三片，同煎至七分，去滓，食后温服。

钟乳补肺汤　治肺气不足，咳嗽上气，胷满上迫，喉咽闭塞，短气喘乏，连唾不已，寒从背起，口中如含霜雪，语无音声，甚者唾血腥臭，干呕心烦，耳闻风雨声，皮毛悴，面色白。

紫菀洗，去土　五味子[④]　白石英碎如米粒　欵冬花[⑤]　桂去皮　人参去芦、头，各二两　钟乳碎如米粒　麦门冬去心　桑根白皮，各三两

上除白石英、钟乳外，同为麄末，与白石英等同拌令匀。每服四钱，水二盏，入生姜五片，大枣一枚擘破，粳米三十余粒。同煎至一盏，用绵滤去滓，温服食后。

华盖散　治肺感寒邪，咳嗽上气，胷膈烦满，项背拘急，声重鼻塞，头昏目眩，痰气不利，呀呷有声。

紫苏子炒[⑥]　麻黄去根、节，杏仁去皮、尖，炒　陈橘皮去穰白　桑白皮[⑦]　赤茯苓去皮，各[⑧]一两　甘草炙，半两

上七味为末，每服二钱，水一盏，煎至七分，去滓温服，食后。

丁香半夏圆　治脾胃宿冷，胷膈停痰，呕吐恶心，吞酸噫醋[⑨]，心腹痞满，胁肋刺痛，短气噎闷，不思饮食。

丁香一分　木香一分　藿香叶半两　肉豆蔻仁一分　人参去芦、头，一分　陈橘皮去白，一分　半夏汤洗七次，用生姜汁炒黄色，三两

上为细末，以生姜汁煮麪糊为圆，如小豆大，每服二十圆，生姜汤下，不计时候。

---

① 和刻本“知母”后有“去芦”二字。
② “欵冬花”后，通行本有“去梗”二字；和刻本有“去枝、梗”三字。
③ 通行本作“款冬花、桑叶、知母各十两，半夏、甘草、阿胶、杏仁、贝母各二十两，麻黄四十两。”
④ 通行本、和刻本“五味子”后有“拣”字。
⑤ “欵冬花”后，通行本有“去梗”；和刻本有“去枝、梗”三字。
⑥ 炒：和刻本作“隔纸炒”。
⑦ 通行本、和刻本“桑白皮”后有“炙”字。
⑧ 各：吴斑本原阙，据文意及通行本、和刻本补。
⑨ 醋：和刻本作“气”。

藿香散 温脾胃，化痰饮，消宿冷，止呕吐。治胷膈痞满，腹胁胀痛，短气噎闷，欬呕痰水，噫醋吞酸，哕逆恶心，及治山岚瘴气。

藿香叶 厚朴去麄皮，姜汁制，甘草炙，各一两 陈橘皮去白，半两 半夏切作四片，姜汁浸一[①]宿[②]，切，以粟炒黄，一两[③]

上为散，每服二钱，水一盏，入生姜三片，枣一枚，去核，同煎七分，去滓，稍热服，不计时候，日二三服。

按：通行本、和刻本“治痰饮附咳嗽”门中尚有“绍兴续添方”2方，即二陈汤与温肺汤。吴斑本没有二陈汤，温肺汤在“诸家名方”中，“治痰饮”门，绍兴未有续添。此与丹波元胤《医籍考》记载相同。丹波氏言：吴直阁本无“二陈汤（痰饮）”“绍兴温肺汤（痰饮）……在诸家名方内”。

诸家名方

温中化痰圆 治停痰留饮，胷膈满闷，头眩目晕，好卧减食，欬嗽呕吐，气短恶心。或饮酒过多，或引饮无度，或过伤生冷，痰涎併[④]多，呕哕恶心，并宜服之。

干姜一两，炮 白术二两，焙 细辛半两，洗去土、叶 半夏一两，煑 胡椒半两

上为细末，生姜汁打麪糊为圆，梧桐子大。每服三十圆至五十圆，汤饮任下，不拘时候。

温肺汤[⑤] 治肺虚，久客寒饮，发则喘欬，不能坐卧，呕吐痰沫，不[⑥]思饮食。

甘草、五味子去梗，炒 半夏煑[⑦] 干姜炮，肉桂去麄皮，不见火 杏仁去皮、尖，炒 陈皮去白，已上七味，各秤三两 白芍药六两 细辛二两，洗，去芦、叶

上件锉麄散，每服三大钱，水一盏半，煎至八分，以绢捩[⑧]汁，食后服，

---

① ：吴斑本原阙，据通行本、和刻本补。
② 宿：据吴斑本原作“萡”。萡（bó），蓝之别名。文意不符。据通行本、和刻本改。形近而误。
③ 一两：吴斑本原阙，据通行本、和刻本补。
④ 併：同“并”。
⑤ 本方通行本、和刻本在“绍兴续添方”中。
⑥ 不：吴斑本原作“可”，据文意及通行本、和刻本改。
⑦ 煑：通行本、和刻本作“煑熟，焙”。
⑧ 捩（liè）：捺、揲、捩的意思。

两服，滓再煎一服。①

养中汤 治肺胃受寒，欬嗽多痰，胷满短气，语声不出，昼夜不止，饮食减少。不以远年日近，并皆治之。

罂粟壳去盖②，蜜炙，秤二两半 甘草半两，爁，肉桂半两，去皮，不见火 半夏曲③八钱，炙

上为细末，每服一大钱，水一盏，生姜四片，同煎至七分，通口服，不拘时候。

人参欵花膏 治肺胃虚寒，久嗽不已，咽膈满闷，咳嗽痰涎，呕逆④恶心，腹胁胀满，腰背倦痛；或虚劳冷嗽，及远年日近，一切嗽病，服诸药不効者，并皆治之。

欵冬花去芦⑤ 紫菀洗，去芦⑥、泥 桑白皮去赤皮 五味子去梗，炒 人参⑦，已上各秤一两

上为细末，炼蜜为圆，如鸡头⑧大。每服一圆，食后细嚼，淡姜汤送下。或每一大圆分作四小圆，含化亦得。

橘皮半夏汤 治肺胃虚弱，好食酸冷，寒痰停积，呕逆恶心，涎唾稠黏，或积吐，粥药不下，手足逆冷，目眩身重。又治伤寒时气，欲吐不吐，欲呕不呕，愦愦⑨闷乱，或饮酒过多，中寒停饮，喉中涎声，干哕不止。

陈橘皮去白，秤七两，净 半夏煑，秤七两，净

上二件，锉为麁散，每服三钱，生姜十片，水二盏，煎至一中盏，去滓温服，不计⑩时候。留两服滓，併作一服，再煎⑪。

按：通行本、和刻本“吴直阁增诸家名方”只有温中化痰圆、养中汤、人参款花膏、橘皮半夏汤4方，没有温肺汤。温肺汤另列本门“绍兴续添方”中。今观吴琎原本与此相异，丹波元胤《医籍考》亦曰：“绍兴温肺汤（痰饮）……在诸家名方内。”

---

① 通行本、和刻本“两服，滓再煎一服”后有“一方去白芍药、细辛二味，可加减用”。

② 去盖：通行本、和刻本作“去蒂、盖”。

③ 曲：此处“麯”，吴琎本用简体字“曲”，殊为少见，值得研究。

④ 呕逆（nì）：呕吐。逆，同“逆”。

⑤ 芦：通行本、和刻本作“梗”。

⑥ 同⑤。

⑦ 通行本、和刻本“人参”后有“去芦”二字。

⑧ 鸡头：和刻本作“鸡头实”。

⑨ 愦愦：烦乱，纷乱。通行本、和刻本作“昏愦”。

⑩ 计：通行本、和刻本作“拘”。

⑪ 通行本、和刻本“再煎”后有“服”字。

补虚损 骨蒸附

腽肭脐圆 补虚壮气，暖背[①]祛邪，益精髓，调脾胃，进饮食，悦[②]颜色。治五劳七伤，真气虚惫，脐腹冷痛，肢体酸[③]疼，腰背拘急，脚膝缓弱，面色黧黑，肌肉消瘦，目暗耳鸣，口苦舌干，腹中虚鸣，胁下刺[④]痛，饮食无味，心常㦧[⑤]戚，夜多异梦，昼少精神，小便滑数，时有余沥，房室不举，或梦交通，及一切风虚痼冷，并宜服之。

腽肭脐一对，慢火酒炙，令熟　精羊肉一斤，熟切碎烂，研　沉香四两　硇砂二两，飞过　神麹四两，炒　羊髓取汁，一斤　法酒[⑥]一㪷[⑦]，同上药于银器内慢火熬成膏，放冷，入下项药　巴戟二两　大附子半斤，炮，去皮、脐，用青塩半斤、浆水一㪷五升煮，水尽，切，焙干　肉苁蓉四两，净，洗，片切，焙干　荜澄茄二两　白豆蔻去壳，一两　舶上茴香炒，二两　木香二两　丁香二两　肉豆蔻去壳，二两　肉桂去麄皮，二两半　槟榔二两半　大腹子二两半　沙苑[⑧]蒺藜二两半，炒　紫苏子二两，炒　胡芦巴二两，炒　川芎二两　人参去芦、头，二两　青橘皮去白，二两　天麻去苗，二两　山蓣一两半　炼成钟乳粉二两　枳壳麸炒，去穰，二两　补骨脂酒炒，二两　阳起石二两，用浆水煮一日，细研，飞过，焙干

上件药，各依法修事，捣罗为末，入前膏内搜成剂，于臼内捣千余杵，为圆如梧桐子大。每服二十圆，空心，溋[⑨]酒下，塩汤亦得。

菟[⑩]丝子圆 治肾气虚损，五劳七伤，少腹拘急，四肢酸疼，面色黧[⑪]黑，唇口干燥，目暗耳鸣，心忪气短，夜梦惊恐，精神困倦，喜怒无常，悲忧不乐，饮食无味，举动乏力，心腹胀满，脚膝痿缓，小便滑数，房室不举，股内

① 背：和刻本作“肾”。
② 悦：古同“悦”。
③ 酸：通行本作“疫”。
④ 刺：吴斑本原作“剌”，据文意及通行本、和刻本改。
⑤ 㦧：同“惨”。
⑥ 法酒：按官府法定规格酿造的酒。通行本、和刻本作“无灰酒”。
⑦ 㪷：同“斗”。通行本、和刻本作“斗”。
⑧ 苑：吴斑本原作“菀”。据文意改。
⑨ 溋：古同“盈”。通行本、和刻本作“温”。
⑩ 菟：吴斑本原作“兔”。据通行本、和刻本改。下同。
⑪ 黧：同“黧”。通行本、和刻本作“黧”。

湿痒，水道涩痛，小便出血，时有遗沥，并宜服之。久服填骨髓，续绝伤，补五脏，去万病，明视听，益颜色，轻身延年，聦[①]耳明目。

菟丝子洗讫，酒浸，桂去麄皮 鹿茸去毛，酥炙，锉 附子炮，去皮、脐 泽泻 石龙芮[②]去土，已上各一两 肉苁蓉酒浸，切，焙 杜仲去麄皮，锉，炒 白茯苓去皮 熟干地黄[③] 巴戟去心 防风去苗[④] 山茱萸[⑤] 补骨脂[⑥] 荜澄茄 沉香锉 茴香炒 石斛去根 牛膝酒浸一宿[⑦]续断，各三分 桑螵蛸酒浸，炒 芎䓖 覆盆子去枝、叶并蕚[⑧] 五味子，各半两

上为细末，以酒煑麵糊为圆，如梧桐子大。每服二十圆，温酒或盐汤下，空心服。如脚膝无力，木瓜汤下，晚食前再服。

金钗石斛圆 治真气不足，元藏虚弱，头昏面肿，目暗耳鸣，四肢疲倦，百节酸疼，脚下隐痛，步履艰难，肌体羸瘦，面色黄黑，鬓[⑨]发脱落，头皮肿痒，精神昏困，手足多冷，心胷痞闷，遶[⑩]脐切[⑪]痛。膝胫痠疼，不能久立，腰背拘急，不得俛仰，两胁胀满，水谷不消，腹痛气刺，发歇作时[⑫]，心悬噫醋，呕逆恶心，口苦咽干，喫[⑬]食无味，恍惚多忘，气促喘乏，夜梦惊恐，心忪盗汗，小便滑数，或水道澁痛，一切元藏虚冷之疾，并能治之。常服补五脏，和血脉，驻颜色，润发，进食肥肌，大壮筋骨。

石斛去根 赤小豆 茴香炒 川羗[⑭]活去芦头 金铃子麸炒 川乌头炮裂，去皮、脐 马蔺【藺艹】子[⑮]醋炒，已上各半斤 胡芦巴炒 巴戟天去心 川椒去目，微炒，出汗 地龙去土，炒，各四

---

① 聦：古同“聪”。

② 石龙芮：为毛茛科植物石龙芮的全草。性味归经：苦、辛，寒，有毒。归心、肺经。功效：清热解毒，消肿散结，止痛，截疟。主治：痈疖肿毒，毒蛇咬伤，痰核瘰疬，风寒湿痹，牙痛，疟疾。

③ 和刻本后有“酒蒸”二字。

④ 和刻本后有“叉”字。

⑤ 萸：古同“萸”。和刻本“萸”后有“去核”二字。

⑥ “补骨脂”后，通行本有“去毛，酒炒”四字；和刻本有“去毛，酒浸，炒”五字。

⑦ 通行本、和刻本后有“焙干”二字。

⑧ 蕚：古同“萼”。

⑨ 鬓：同“鬓”。通行本、和刻本作“鬓”。

⑩ 遶：同“绕”。通行本、和刻本作“绕”。

⑪ 切：通行本、和刻本作“刺”。

⑫ 作时：通行本作“无时”。

⑬ 喫：同“吃”。

⑭ 羗：古同“羌”。

⑮ 马蔺子：【藺艹】：同“蔺”。通行本、和刻本作“蔺”。马蔺子为鸢尾科植物马蔺的种子。性味归经：甘，平。归肝、胃、脾、肺经。功效：清热利湿，凉血止血。主治：黄疸，泻痢，吐血，衄血，血崩。

两　乌药锉，苍术去浮皮，各一斤　青盐二两

上为细末，酒煑麪糊为圆，如梧桐子大，每服二十圆，温酒下，盐汤亦得，空心，食前服之。

何首乌圆　补暖腑脏，祛逐风冷，利腰膝，强筋骨，黑髭发，驻颜容。

牛膝一斤，去苗，锉可[①]　何首乌三斤，用铜刀或竹刀锉[②]如碁[③]子大，木杵臼捣

上件药，以黑豆一㪷净淘洗，曝干，用甑一所，先以豆薄铺在甑底，然后薄铺何首乌，又铺豆，又薄铺牛膝。如此重重铺，令药豆俱尽，安于釜[④]上蒸之，令豆熟为度。去黑豆，取药曝干，又换豆蒸之，如此三遍，去豆取药，候干为末，蒸枣肉和圆，如梧桐子大。每服三十圆，温酒下，食前服，忌萝葡、葱、蒜。此药性温无毒，久服轻身，延年不老。[⑤]

石楠[⑥]圆　治风毒，脚弱少力，脚重疼痺，脚肿生疮，脚下隐痛，不能踏地，脚膝筋挛，不能屈伸，项背腰脊拘急不快，风毒上攻，头面浮肿，或生细疮，出黄赤汁，或手臂少力，或口舌生疮，牙断[⑦]宣烂，齿摇发落，耳中蝉唞[⑧]声，头眩气促，心腹胀闷，小便时澁，大便或难。

石楠叶　薏苡仁　杏仁去皮、尖、双仁，麸炒黄赤　牵牛炒　大腹连皮用　川芎　赤芍药　赤小豆　陈橘皮　当归去芦　麻黄去根节，各二两　五加皮　牛膝去苗，各三两　木瓜　独活去芦，头　杜仲锉，炒　萆薢，各四两

上为细末，以酒浸蒸饼为圆，如梧桐大。每服十圆至十五、二十圆，木瓜汤下，早起、日中、临卧各一服。常服补益元气，令人筋骨壮健，耳目聪明。妇人血气，亦可服之，不拘时候。

肾气圆[⑨]　治肾气虚乏，下元冷惫，脐腹疼痛，夜多漩溺，脚膝缓弱，肢体倦怠，面色䵩[⑩]黑，不[⑪]思饮食。又治脚气上入[⑫]，少腹不仁，及虚劳不足，

---

① 可：通行本、和刻本无此字。

② 锉：通行本、和刻本作“切”。

③ 碁：同“棋”。通行本、和刻本作“棋”。

④ 釜：古同“釜”。

⑤ 此药……延年不老：此句和刻本在上段主治中“驻颜容”句后。

⑥ 楠：吴珽本原作“南”，据文意及通行本、和刻本改。下同。

⑦ 断：同“龈”。通行本、和刻本作“龈”。

⑧ 唞：同“声”。

⑨ 肾气圆：通行本、和刻本作“八味圆”。

⑩ 䵩：同“黧”。

⑪ 不：吴珽本原作“可”，据文意及通行本、和刻本改。

⑫ 入：通行本、和刻本作“冲”。

渴欲饮水，腰重疼痛，少腹拘急，小便不利；或男子消渴，小便反多；妇人转胞，小便不通。并宜服之。

熟干地黄八两　山药四两　山茱萸四两　桂去麄皮，二两　泽泻三两　牡丹皮三两　白茯苓去皮，三两　附子炮，去脐、皮，秤二两

上为末，炼蜜为圆，如梧桐子大。每服十五圆至二十五圆，温酒下，空心，食前，日二服。久服壮元阳，益精髓，活血驻颜，强志轻身。

黄耆圆　治肾藏风虚，上攻头面，面目虚浮[①]，耳内蝉声，头目昏眩，项背拘急；下注腰脚，脚膝生疮，行步艰难，脚下隐疼，不能踏地，筋脉拘挛，不得屈伸，四肢少力，百节酸疼，腰腿冷痛，小便滑数，及瘫[②]缓风痺，遍身顽麻。又疗妇人血风，肢体痒痛，脚膝缓弱，起坐艰难，并宜服之。

黄耆锉　茴香炒　川乌头炮，去皮、脐　川楝[③]子　防风去芦，头，杜蒺藜炒，去刺，赤小豆　地龙去土，炒，各一两　乌药锉，一两

上为细末，酒煮麪糊为圆，如梧桐子大，每服十五圆，温酒盐汤亦得，妇人醋汤下，空心服。

茴香圆　治丈夫元藏久虚，冷气攻冲，脐腹绞痛，腰背拘急，面色萎黄，饮食减少，及膀胱、小肠气痛，并肾脏风毒，头面虚浮，目暗耳鸣，脚膝少力，肿痛生疮。妇人血藏虚冷，食减少力，肢体疼痛，并宜服之。久服补虚损，除风冷，壮筋骨，明耳目。

茴香爁，八十两　川乌头炮，去皮、脐，三十两　川楝子三十两　地龙爁，去土，十两　威[④]灵仙洗，去土，三十两　防风去苗，三十两　萆薢三十两　乌药系杜乌药，锉，去土，五十两　赤小豆八十两　陈橘皮去穰，秤三十两　川椒去目及闭口者，微炒，出汗，二十两　[⑤]

上为细末，以酒煑麪糊为圆，如梧桐子大。每服空心，及晚食前，温酒下二十圆，盐汤亦得。小肠气痛，炒生姜、茴香酒下；脚转筋，木瓜汤下；妇人血藏虚冷，温醋汤下；脐腹绞痛，滑泄冷痢，浓煎艾汤下。

---

① 治肾藏风虚，上攻头面，面目虚浮：通行本、和刻本作“治丈夫肾脏风毒，上攻头面虚浮”。

② 瘫：吴珽本原作“摊”，据文意及通行本、和刻本改。

③ 楝：吴珽本原作“练”，据通行本、和刻本改。下同。

④ 威：吴珽本原作“葳”，据通行本、和刻本改。

⑤ 通行本作“威灵仙、川乌、陈皮、防风、川楝子、萆薢各三两，乌药五两，川椒二两，赤小豆、茴香各八两，地龙七两”；和刻本作“地龙一两”，余药同通行本。

五补圆 补诸虚，安五脏，坚骨髓，养精神。

人参去芦头，一两 白茯苓去皮，一两 地骨皮[①]一两 熟干地黄一两 牛膝去苗酒浸[②]，一两[③]

上为末，炼蜜为圆，如梧桐子大。每服三十圆，温酒下，空心，食前服。稍增至五十圆，日二服。服至十日及半月，觉气壅，即服七宣圆。服七宣圆二三日，觉气散，即还服五补圆。久服去百病，髭发黑润。

无比山药圆 治丈夫诸虚百损，五劳七伤，头痛目眩，手足逆冷。或烦热有时，或冷痺骨疼，腰髋不随，饮食虽多，不生肌肉，或少食而胀满，体无光泽，阳气衰绝，阴气不行。此药能补经脉，起阴阳，安魂魄，开三焦，破积聚，厚肠胃，强筋练骨，轻身明目，除风去冷，无所不治。

干山药二两 苁蓉锉，酒浸，四两 五味子拣净，六两 菟丝子酒浸[④]，三两 杜仲去皴皮，锉，炒，三两 牛膝[⑤]锉，酒浸，一两 泽泻一两 熟干地黄[⑥]一两 山茱萸[⑦]一两 茯神去皮并小木，秤一两 巴戟去心，秤一两 赤石脂[⑧]一两

上件为末，炼蜜和搜为圆，如梧桐子大。每服二十圆至三十圆，食前，温酒下，温米饮亦得。服之七日后，令人身轻健，四体润泽，唇口赤，手足暖，面有光悦，消食，身体安和，音声清响，是其验也。十日后，长肌肉。此药通中入脑，鼻必酸疼，勿怪。

大山蓣圆 治诸虚百损，五劳七伤，肢体沉重，骨节酸疼，心中烦悸，唇口干燥，面体少色，情思不乐，欬嗽喘乏，伤血动气，夜多异梦，盗汗失精，腰背强痛，脐腹弦急，嗜卧少起，喜惊多忘，饮食减少，肌肉瘦瘁。又治风虚，头目眩运，心神不宁，及病后气不复常，渐成劳损。久服补诸不足，愈风气百疾。

山蓣七两半 当归去芦头，洗，焙[⑨] 桂去麄皮麴炒 熟干地黄 大豆黄卷炒，各二两半 甘草炙，锉，七两 人参去芦头，一两七钱半 芎藭 白芍药 白术 麦门冬去心 杏仁汤[⑩]浸，去皮、

---

① 和刻本“地骨皮”后有“去土”二字。

② “酒浸”后，通行本有“一宿”二字；和刻本有“一宿，焙干”四字。

③ 和刻本无剂量，作“各等分”。

④ 和刻本“酒浸”后有“研”字。

⑤ 通行本、和刻本“牛膝”后有“去苗”二字。

⑥ “干地黄”后，通行本有“酒浸尽”三字；和刻本有“酒浸，蒸”三字。

⑦ 和刻本“山茱萸”后有“去核”二字。

⑧ 和刻本“赤石脂”后有“煅”字。

⑨ “焙”后，通行本有“酒浸”二字；和刻本有“酒制”二字。

⑩ 汤：和刻本作“酒”。

尖，麸炒微黄，各一两半　柴胡去苗[1]　桔梗　白茯苓去皮，各一两二钱半　阿胶炒，一两七钱半　干姜七钱半，炮白歛[2]半两[3]　防风去芦头、叉、枝者，一两半　大枣一百个，蒸熟，去皮核

上二十一味，同为末，炼蜜与蒸枣同和圆，如弹子大。每服一圆，温酒或米饮化下，嚼服亦得，食前。

定志圆　治心气不定，五脏不足，恍惚振悸，忧愁悲伤，差错谬忘，梦寐惊魇，恐怖不宁，喜怒无时，朝差暮剧，暮差朝剧，或发狂眩，并宜服之。

菖蒲二两　远志去苗及心，二两　白茯苓去皮，三两　人参去芦头，三两

上四味为细末，炼蜜圆，如梧桐子大，以朱砂为衣。每服七圆，加至二十圆，温米饮下，食后，临卧，日三服。常服[4]益心强志，令人不忘。[5]

黄耆建中汤　治男子、女人诸虚不足，小腹急痛，胁肋䐜[6]胀，脐下虚满，胷中烦悸，面色萎黄，唇口干燥，少力身重，胷满短气，腰背强痛，骨肉酸疼，行动喘乏，不能饮食，或因劳伤过度，或因病后不复，并宜服之。

黄耆去芦头，锉，三两　桂去麄皮，三两　甘草炙，锉，二两　白芍药六两

上为麄散，每服三钱，水一盏半，入生姜三四片，大枣一枚，同煎一中盏，滤去滓，入饧少许，再煎令溶，稍热服，空心，食前。

人参黄耆散　治虚劳客热，肌肉消瘦，四肢倦怠，五心烦热，口燥咽干，烦[7]赤心忪，日晚潮热，夜有盗汗，胷胁不利，减食多渴，欬唾稠黏，时有脓血。

人参去芦、头，十两　桑白皮锉，炒，十五两　秦艽去土，二十两　茯苓去皮，二十两　知母十五两　桔梗十两　紫菀十五两　柴胡去苗，秤二十两　赤芍药十五两　地骨皮[8]二十两　甘草爁，十五两　生干地黄二十两　天门冬去心，秤三十两　黄耆[9]十五两　鳖甲

---

① 苗：和刻本作“芦”。

② 歛：古同“敛”。

③ 半两：和刻本作“七钱半”。

④ 服：吴珽本原脱，据通行本、和刻本补。

⑤ 常服益心强志，令人不忘：此句和刻本在上段主治中“并宜服之”句后。

⑥ 䐜：吴珽本原作“瞋”，据文意及通行本、和刻本改。

⑦ 烦：通行本、和刻本作“颊”。

⑧ 和刻本“地骨皮”后有“去土”二字。

⑨ 黄耆：吴珽本原作“黄芩”，但方名“人参黄耆散”，当有黄耆，恐是误刻。据文意及通行本、和刻本改。和刻本又注“一本有黄芩十五两”。

汤浸，去襴，醋炙黄色，三十[1]两　半夏汤洗七遍，去滑，用生姜汁制，十五两

上为麄末。每服二大钱，以水一盏，煎至七分，去滓，温服，食后。

成炼钟乳粉　主五劳七伤，欬逆上气，治寒嗽，通音声，明目益精，安五脏，通百节，利九窍，下乳汁，益补虚损，疗脚弱疼冷，下焦伤竭，强阴。久服延年益寿，好颜色，不老，令人有子。

取韶州[2]钟乳，无问厚薄，但颜色明净光泽者，即堪入鍊[3]，唯黄赤两色不任用。欲鍊亦不限多少，置钟乳于金银器中，即以大铛中著水，沉金银器于铛水中煑之，常令如鱼眼沸，水减即添。若薄乳，三日三夜即得；若麄肥厚管者，即七日七夜，候乳色变黄白即熟。如疑生，更煮，满十日最佳。煮讫出金银椀，其铛内煮乳黄浊水弃之，勿令人服，服必损人咽喉，伤人肝肺，令人头痛，兼复下利不止。其有犯者。食猪肉即愈。弃此黄水讫，更著清水，准前更煮，经半日许即出之，其水色清不变即止，乳无毒矣。即于甆[4]钵中，用玉鎚[5]著水研之。其钵及鎚须夹白练袋，笼口稍长作之，使鎚得转，兼通上下。每日著水搅令匀调，勿使著鎚钵，即封系练袋，自作字记，勿使人开。一即免纤尘入中，二即免研人窃吃。研觉干涩，即是水尽，即更添水，常令如稀米泔状，乳细者皆浮在上，麄者沉在下，复绕鎚钵四边研之，不及者即麄细不匀。为此，每日须一开或二开，搅括令匀，勿使著鎚，即得匀熟，免有麄细。研至四五日，状若乳汁，研揩视之，状如书中白鱼腻即成，自然光白，便以水洗之，不随水落者即熟。若得水而落者，即未成，更须研之，以不落为限。熟讫，澄取暴干。每服秤半两，分为三服，用温清酒调下，空腹服，更量病轻重增减，兼可合和用钟乳圆散。

玉霜[6]圆　治真气虚惫，下焦伤竭，脐腹弦急，腰脚软[7]痛，精神困倦，面色枯槁[8]，或亡血盗汗，遗沥失精，大便自利，小便滑数，肌肉消瘦，阳事不举。久服续骨聠[9]筋，秘精坚髓，延年保命，却老还童，安魂定魄，换肌秘

---

① 三十：通行本、和刻本作“一”。
② 韶州：今广东省韶关市。
③ 鍊：同“炼”。
④ 甆：古同“瓷”。
⑤ 鎚：同“锤”。
⑥ 玉霜：道教语，指津液精气。本方有补益精气津液之功，故以名之。
⑦ 软：吴斑本原阙，据通行本补。和刻本作“疼”。
⑧ 槀：同“槁”。
⑨ 聠：古同“联”。

气，轻身壮阳，益寿住世。

白龙骨一斤，粘舌者，细捣罗后，研如粉末，研如粉了，以水飞过三度了，日内暾①干，用黑豆一㪷，内蒸一伏时，以夹绢袋盛，日曝干　天雄十两，长大者，以酒浸一七日了，掘一地坑，以半秤炭火烧坑通赤，速去炭火令净，以醋二升泼②于地坑内，候干，承③热便投天雄在内，以盆合土拥之，经宿取出，去皮、脐　鹿茸半两，用麻茸连顶骨者，先燎去毛令净，约三寸已来截断，酒浸一伏时，慢火炙令脆　菟丝子五两，酒浸一伏时后，蒸过，干，杵，罗为末，不用轻浮者　牡蛎三两，火煆④成粉，秤三两　紫巴戟穿心者，二两　牛膝酒浸，炙干，二两　肉桂去麄皮，一两　舶上茴香炒，一两　朱砂飞，研，二两　磁石醋淬七度，更多为妙，二两　紫梢⑤花三两　如无，以木贼代之，金钗石斛去根，炙，二两　家韭子微炒，五两　肉苁蓉去皱皮，揀令净，用酒浸一宿，炙干，二两　泽泻洗令净，用酒浸一宿，炙干，二两

上件一十六味，捣罗为细末，炼酒蜜各半和圆，如梧桐子大。每服三十圆，空心，晚食前，温酒下。

预知子圆　治心气不足，志意不定，神情恍惚，语言错妄，忪悸烦郁，愁忧惨戚，喜惊⑥多恐，健忘少睡，夜多异梦，寤即惊魇⑦。或发狂眩，暴不知人，并宜服之。

预知子⑧去皮　人参去芦、头　白茯苓去皮　远志去心　石菖蒲　山药　枸杞子揀净　黄精蒸熟　栢⑨子仁　地骨皮去土　茯⑩神去木　朱砂飞研，已上各等分

上件一十二味，捣罗为细末，炼蜜圆如龙眼核大，更以朱砂为衣。每服一圆，细嚼，人参汤下，不计时候服之。

---

① 暾：同“晒”，通行本、和刻本作“晒”。

② 泼：和刻本作“沃”。

③ 承：通行本、和刻本作“乘”。

④ 煆（xiā）：火盛貌。通行本、和刻本作“煅”。

⑤ 梢：吴珽本原作“稍”，据通行本、和刻本改。

⑥ 惊：通行本、和刻本作“怒”。

⑦ 魇：吴珽本原作“魘”，据文意及通行本、和刻本改。

⑧ 预知子：即八月札。为双子叶植物木通科植物木通、三叶木通、白木通的干燥近成熟果实。性味归经：苦，平。归肝、胃经。功效：疏肝理气，散结止痛。主治：脘协胀痛，痛经经闭，痰核痞块，小便不利。

⑨ 栢：同“柏”。

⑩ 茯：吴珽本原作“伏”，据文意及通行本、和刻本改。

安肾圆[①] 治肾经久积阴寒，膀胱虚冷，下元衰惫，耳重唇焦，腰腿肿疼，脐腹撮痛，两胁刺胀，小腹坚疼，下部湿痒，夜梦遗精，恍惚多惊，皮肤干燥，面无光泽，口淡无味，不思饮食，大便溏泄，小便滑数，精神不爽，事多健忘。常服补元阳，益肾气。

川乌头炮，去皮、脐，十六两 桂十六两，[②]不见火 茯苓[③] 白术 石斛[④] 白蒺藜[⑤] 巴戟[⑥] 苁蓉酒浸[⑦] 桃仁麸炒 萆薢 山药 破故纸炒，已上各四十八两

上为末，炼蜜为圆，如梧桐子大。每服三十圆，温酒或盐汤下，空心食前。小肠气，炒茴香盐酒下。

麝香鹿茸圆 益真气，补虚惫。治下焦伤竭，脐腹绞痛，两胁胀满，饮食减少，肢节烦疼，手足麻痺，腰腿沉重，行步艰难，目视茫茫，夜梦鬼交，遗泄失精，神情不爽，阳事不举，小便滑数，气虚肠鸣，大便白[⑧]痢，虚烦盗汗，津液内燥，并宜服之。

鹿茸火燎[⑨]去毛须，浸[⑩]，炙，七两[⑪] 附子四百箇[⑫]，炮裂，去皮脐 熟干地黄一十斤 苁蓉三斤，酒浸一宿 干山药四斤 五味子二斤 牛膝一斤四两，酒浸一宿[⑬] 杜仲[⑭]三斤半

上为末，炼蜜为圆，如梧桐子大，每一斤圆子，用麝香末一钱为衣。每服二十粒，温酒下，盐汤亦得[⑮]，食前服[⑯]。

妙香散 治男子、妇人心气不足，志意不定，惊悸恐怖[⑰]，悲忧惨戚，虚烦少睡，喜怒不常，夜多盗汗，饮食无味，头目昏眩。常服补益气血，安神

---

① 本方及以下麝香鹿茸圆、妙香散3方，通行本、和刻本别标识为"绍兴续添方"。
② 通行本、和刻本"不见火"前有"去粗皮"三字。
③ 茯苓：和刻本作"白茯苓"；通行本、和刻本"茯苓"后有"去皮"二字。
④ "石斛"后，通行本有"去根，炙"三字；和刻本有"去根，酒浸，炙制"六字。
⑤ 通行本、和刻本"白蒺藜"后有"炒，去刺"三字。
⑥ 通行本、和刻本"巴戟"后有"去心"二字。
⑦ 通行本"酒浸"后有"炙"字。
⑧ 白：通行本作"自"。
⑨ 燎：吴斑本原作"疗"，据文意及通行本、和刻本改。
⑩ 浸：通行本、和刻本作"酒浸"。
⑪ 七两：通行本、和刻本作"七十两"。
⑫ 四百箇：通行本、和刻本作"一百四十个"。
⑬ 通行本"酒浸一宿"前有"去苗"二字、后有"焙"字。和刻本无"牛膝"一药。
⑭ 通行本、和刻本"杜仲"后有"去粗皮，炒，去丝"六字。
⑮ 亦得：吴斑本原阙，据通行本、和刻本补。
⑯ 通行本"食前服"后有小字注"嘉定十年十二月申明改正"；和刻本同，"嘉定"前有"宋"字。
⑰ 惊悸恐怖：和刻本作"惊怖"。

镇心。①

茯苓一两，去皮，不焙　茯神一两，去皮、木　人参半两　桔梗半两　薯蓣②一两　姜③炙　远志一两，去心，炒　黄芪一两　木香二钱半④，煨　辰砂三钱，别研　甘草半两，炙　麝香一钱，别研

上为细末。每服二钱，温酒调服。

诸家名方

张走马⑤玉霜圆　疗男子元阳虚损，五脏气衰，夜梦遗泄，小便白浊⑥，脐下冷疼，阳事不兴，久无子息，渐致瘦弱，变成肾劳，眼昏耳鸣，腰膝酸痛，夜有汗等⑦，并可服之。自然精元秘固，内施不泄，留浊去清，精神安健。如妇人宫脏冷，月水不调，赤白带漏，久无子息，面生鼾黯，发退不生，肌肉干黄，容无光泽，并宜服此药⑧。

川楝子⑨八两　破故纸四两，炒　茴香六两，焙　巴戟四两，去心　大川乌八两，用蚌粉半斤炒，去蚌粉不用

上件碾为细末，用酒打麸糊为圆，如桐子大。每服三五十圆，用酒或盐汤下，空心食前。

降心丹　心肾不足，体热盗汗，健忘遗精，及服热药过多，上盛下虚，气血不降，小便赤白，稠浊不清。常服镇益心神，补虚养血，益丹田，秘精气。

天门冬去心，秤三两，焙干　远志、甘草煮，去芦、骨，秤二两　熟地黄洗，去芦，焙干，秤三两　茯⑩神⑪二两　肉桂半两，去皮　不见火　麦⑫门冬子三两，去心　当归三两，洗，去芦、头，秤　白茯苓二两　山药二两　人参二两　朱砂半两

---

① 常服补益气血，安神镇心：此句，和刻本在下段服法中“温酒调服”句后。

② 薯蓣：吴斑本原作“署预”，据文意及和刻本改。通行本作“山药”。

③ 姜：通行本、和刻本作“姜汁”。

④ 二钱半：通行本作“二两半”。

⑤ 走马：驰马禀报军情或传递文书之人。宋·陈言《三因极一病证方论》尚有“张走马家秘真丹”。

⑥ 浊：吴斑本原阙，据通行本、和刻本补。

⑦ 夜有汗等：通行本、和刻本作“夜多盗汗”。

⑧ 并宜服此药：和刻本作“服之大效”。

⑨ 通行本、和刻本“川楝子”后有“麸炒”二字。

⑩ 茯：吴斑本原作“伏”，据文意及通行本、和刻本改。

⑪ 和刻本“茯神”后有“去皮、木”三字。

⑫ 麦：吴斑本原作“麦”。据文意及通行本、和刻本改。

上件碾为细末，炼蜜为圆，如梧桐子大。每服三十圆，入[①]人参汤下。

黄耆鳖甲散[②] 治虚劳客热，肌肉消瘦，四肢倦怠，五心烦热，口燥咽干，颊赤心忪，日晚潮热，夜有盗汗，胷胁不利，减食多渴，欬唾稠黏，时有脓血。

桑白皮去皮[③] 半夏煮黄者[④] 甘草爁 知母[⑤]焙 赤芍药[⑥] 紫菀洗，去芦，已上七味，各二两半 秦艽洗，去芦，白茯苓焙，生干地黄洗，去芦[⑦] 柴胡去芦、梗[⑧] 地骨皮去芦[⑨]，已上五味，各三两三钱，净[⑩]肉桂一两六钱半，去皮，不见火 人参一两六钱半 鳖甲五两，去裙，炙[⑪] 天门冬五两，去心，焙 苦 桔梗一两六钱半

上件锉为麄末，每服二大钱，水一盏，煎至七分，去滓温服，食后。

四神丹 治百病，补五脏，远疫疠，却岚瘴，除尸疰蛊毒，辟鬼魅邪气。大治男子、妇人真元虚损，精髓耗伤，形羸气弱[⑫]，中满下虚，致水火不交，及阴阳失序[⑬]，精神困倦，面色枯藁[⑭]，亡血盗汗，遗沥失精，大便自利，小便滑数，梦寐惊恐，阳事不举，腰腿沉重，筋脉拘挛，及治一切沉寒痼冷，痃癖疝瘕，脐腹绞痛，久泻久痢，伤寒阴证，脉候沉微，身凉自汗，四肢厥冷。妇人百病，胎藏久冷，绝孕无子，赤白带下，月候不调，服诸药久不差，悉皆主[⑮]之。此丹假阴阳造化之功，得天地中和之气，即与寻常一煅一炼、僭燥丹药功效不同。此丹活血实髓，安魂定魄，悦泽颜色，轻身保寿。

雄黄 雌黄 硫黄 朱砂

上件四味各五两，研细，入磁合内。将马鞭草为末，盐泥固济，慢火四围烧煅，一日一夜取出，再研细末，以糯米粽研为糊，圆如豆大。每服一粒，

---

① 入：通行本、和刻本作“煎”。

② 本方通行本、和刻本列于后面“十全大补汤”之后、“秦艽鳖甲散”之前。

③ 去皮：和刻本作“炙”。

④ 黄者：吴珽本原作“黄芩匕耆”，据文意及通行本、和刻本改。和刻本后有“蜜炙”二字。

⑤ 和刻本“知母”后有“去芦”二字。

⑥ 和刻本“赤芍药”后有“洗”字。

⑦ 去芦：通行本、和刻本作“焙干”。

⑧ 去芦、梗：通行本作“去芦”；和刻本作“洗”。

⑨ 芦：通行本、和刻本作“土”。

⑩ 已上五味，各三两三钱，净：吴珽本原作与药名同样字体，并另起一行，据原本体例格式予以调整。

⑪ 去裙，炙：通行本作“去裙，醋炙”；和刻本作“醋浸，去裙，炙酥”。

⑫ 弱：吴珽本原阙，据和刻本改；通行本作“乏”。

⑬ 及阴阳失序：吴珽本原作“养阴阳失精降”，恐有错简，据通行本、和刻本改。

⑭ 藁：同“槁”，干枯。

⑮ 主：和刻本作“治”。

绝早空心，新汲水吞下。妊妇不可服。忌羊血、葵菜。

十全大补汤 治男子、妇人诸虚不足，五劳七伤，不进饮食，久病虚损，时发潮热，气攻骨脊，拘急疼痛，夜梦遗精，面色萎黄，脚膝无力，一切病后，气不如旧，忧愁思虑，伤动血气，喘嗽中满，脾肾气弱，五心烦闷，并皆治之。此药性温不热，平补有効，养气育神，醒脾止渴，顺正辟邪，温暖脾肾[①]，其効不可具述。

人参去芦 桂去皮[②]，不见火 白术焙 白茯苓焙 黄芪去芦 熟地黄洗[③]，焙 川芎 甘草炙 川当归洗，去芦 白芍药，已上各等分

上一十味，锉为麄末。每服二大钱，水一盏，生姜三片，枣子二个，同煎至七分，不拘时候温服。

秦艽鳖甲散 治男子妇人、气血劳伤，四肢倦怠，肌体瘦[④]弱，骨节烦疼，头昏颊赤，肢体枯槁，面色萎黄，唇焦口干，五心烦热，痰涎咳嗽，腰背引痛，乍起乍卧，梦寐不宁，神情恍惚，时有盗汗，口苦无味，不美饮食；及治山岚瘴气，寒热往来，并能治之。

柴胡去芦[⑤] 前胡去芦 贝母去心 鳖甲去裙，醋炙[⑥] 荆芥去梗 天仙藤 青皮去白 秦艽洗，去芦 陈皮去白 甘草爁，已上各秤一两，净 羌活半两 肉桂半两，去麄皮，不见火 白芷半两 干葛二两[⑦]

上为细末。每服二钱，水一盏，生姜三片，同煎至八分，稍热服，不拘时候，酒调亦得。常服养气血，调荣卫，解倦怠。

沉香鳖甲散 治男子、妇人五劳七伤，气血虚损，腰背拘急，手足沉重，百节酸疼，面色黑黄，肢体倦怠，行动喘乏，胷膈不快，咳嗽痰涎，夜多异梦，盗汗失精，嗜卧少力，肌肉瘦瘁[⑧]，不思饮食，日渐羸弱，一切劳伤，诸虚百损，并能治之。

沉香不见火 人参去芦 牛膝去芦[⑨] 白茯苓焙 秦艽去芦[⑩] 半

① 肾：和刻本作“胃”。
② 皮：通行本、和刻本作“粗皮”。
③ 通行本、和刻本“洗”后有“酒蒸”二字。
④ 瘦：通行本作“消”。
⑤ 和刻本 “去芦” 后有“洗”字。
⑥ 醋炙：和刻本作“醋浸，炙酥”。
⑦ 通行本、和刻本“二两”后有“焙”字。
⑧ 瘦瘁：瘦悴。
⑨ 通行本、和刻本“去芦”后有“酒浸”二字。
⑩ 和刻本“去芦”后有“洗”字。

夏姜汁浸二宿，焙，炒令黄　木香不见火　黄芪去芦　巴戟去心　川当归洗，去芦　柴胡去芦　荆芥去梗，已上各半两　附子一两，炮，去皮、脐　熟地黄七钱半，洗，去芦①　羌活七钱半　干蝎二钱半　桂心②一两，去麄皮，不见火　鳖甲一两，去裙，醋炙令黄③　肉豆蔻四个

上为细末。每服二钱，水一盏，葱白二寸，生姜三片，枣子二枚擘破，同煎至七分，空心、食前。

小菟丝子圆　治肾气虚损，五劳七伤，少腹拘急，四肢酸疼，面色黧黑，唇口干燥，目暗耳鸣，心忪气短，夜梦惊恐，精神困倦，喜怒无常，悲忧不乐，饮食无味，举动乏力，心腹胀满，脚膝痿缓，小便滑数，房室不举，股内湿痒，水道涩痛，小便出血，时有遗沥，并宜服之。久服填骨髓，续绝伤，补五脏，去万病，明视听，益颜色，轻身延年，聪耳明目。

菟丝子五两，捣为末，煮④　石莲肉二两，净　白茯苓一两，焙　山药二两，内七钱半打糊

上为细末，用山药糊搜和为圆，如梧桐子大。每服五十圆，温酒或盐汤下，空心服。如脚膝无力，木瓜⑤汤下，晚食前再服。

治痼冷

二气丹　助阳消阴，正气温中。治内虚里寒，冷气攻击，心胁脐腹胀满刺痛，泄利无度，呕吐不止，自汗时出，小便不禁，阳气渐微，手足厥冷，及伤寒阴证，霍乱转筋，久下冷痢，少气羸困，一切虚寒痼冷，并宜服之。

硫黄细研，一分　肉桂去麄皮，为末，一分　干姜炮，为末，二钱　朱砂为衣，二钱⑥　黑附子一枚大者，去皮、脐，炮裂为末，重半两

上并匀研细，用麫糊为圆⑦，如梧桐子大。每服三十圆，煎艾盐汤，放冷

---

① 洗，去芦：通行本、和刻本作“净洗，酒洒蒸，焙”。

② 桂心：通行本、和刻本作“肉桂”。

③ 去裙，醋炙令黄：通行本作“醋浸，去裙，炙黄”；和刻本同通行本，“黄”作“酥”。

④ 捣为末，煮：通行本作“酒浸，研”；和刻本作“酒浸，焙，研为末”。

⑤ 吴斑本原作“苽”，据文意及通行本、和刻本改。

⑥ 二钱：吴斑本原脱，据通行本、和刻本补。

⑦ 上并匀研细，用麫糊为圆：通行本、和刻本作“上并研匀，用细面糊为圆”。

下，空心、食前服。

崔氏乌头圆 治风冷邪气，入乘心络，或腑脏暴感风寒，上乘于心，令人卒然心痛，或引背膂[①]，乍差[②]乍甚，经久不差[③]，并宜服之。

川乌头炮，去皮、脐，三两 黑附子炮，去皮、脐，三两 干姜二两，炮 赤石脂三两 桂去麄皮，二两 蜀椒去目及闭口者，微炒出汗，二两

上六件，捣罗细末，蜜和为圆，如梧桐子大。每服三圆，温酒下，觉至痛处，痛即止。若不止，加至五六圆，以知为度。若早朝服，无所觉，至午时再服三圆，夜又服三圆。若久心痛，每旦服三圆，稍加至十圆，尽一剂，遂终身不发。忌猪肉、生葱。

曹公卓钟乳圆 主五劳七伤，肺损气急。疗丈夫衰老，阳气绝，手足冷，心中少气，髓虚腰疼，脚痹体烦，口干不能食。此药下气消食，长肌和中，安五脏，除万病。

钟乳粉二两 石斛去根，一两 菟丝子酒浸，别捣[④]，一两 吴茱萸汤洗七次，焙干，微炒，半两

上为细末，炼蜜和圆，梧桐子大。每服七圆，空心，温酒或温汤、米饮下，日再。服讫，行数百步，饮温酒三合，复行二三百步，觉口胷内热稍定，即食干饭、豆酱。过一日，食如常，须暖将息，不得闻见屍[⑤]秽等气，亦不可食麄臭陈恶食。初服七日内勿为阳事[⑥]，过七日后任性，然亦不宜伤多。服过半剂，觉有効，即相续服三剂，终身更无所忌。

金液[⑦]丹 固真气，暖丹田，坚筋骨，壮阳道，除久寒痼冷，补劳伤虚损。治男子腰肾久冷，心腹积聚，胁下冷癖，腹中诸虫，失精遗溺，形羸力劣，脚膝疼弱，冷风顽痺，上气衄[⑧]血，咳逆寒热，霍乱转筋，虚滑下利。又治痔瘘，湿䘌[⑨]生疮，下血不止，及妇人血结寒热，阴蚀疽痔。

硫黄一十两，先飞炼，去沙石，杵研为细末，用磁合子盛，以水和赤石脂封合，以盐泥固济，曒干，地内先埋一小罐子，盛水令

① 膂：通行本作“脊”。
② 乍差：吴斑本原阙，据通行本、和刻本补。
③ 差：和刻本作“愈”。
④ 通行本、和刻本“捣”后有“焙”字。
⑤ 屍：同“尸”。
⑥ 阳事：指性事。
⑦ 金液：古代方士炼的一种丹液，谓服之可以成仙。
⑧ 衄：同“衂”。
⑨ 䘌（nì）：虻虫；虫食病。

满，安合子在上，用泥固济讫，慢火养七日七夜，候足，加顶火一[①]煆，候冷取出，为末[②]

上药末一两，用饎[③]饼一两，汤浸，握去水，脙[④]为圆，梧桐子大。每服三十圆，多至百圆，温米饮下，空心服之。又治伤寒阴证，身冷脉微，手足厥逆，或吐或利，或自汗不止，或小便不禁，不拘圆数，宜并服之，得身热脉出为度。

橘皮煎圆 治久虚积冷，心腹疼痛，呕吐痰水，饮食减少，胁肋虚满，脐腹弦急，大肠虚滑，小便利数，肌肤瘦悴，面色萎黄，肢体怠堕，腰膝缓弱，及治痃癖积聚，上气咳嗽，久疟久利，肠风痔瘘；妇人血海虚冷，赤白带下，久无子息，并宜服之。

陈橘皮汤浸软，去穰[⑤]取红皮，切，焙干，秤一十五两，捣罗为末，罗极细 石斛如金钗者[⑥] 巴戟去心 牛膝[⑦]酒浸，焙干 肉苁蓉酒浸，微炙，切，焙干 鹿茸茄子者，用草火燎去毛，劈开，酒浸，炙干 菟丝子酒浸，焙干，捣杜仲炙[⑧] 阳起石酒浸，焙干，研如粉 肉桂去麄皮 厚朴去皮[⑨]，生姜汁涂，炙干 吴茱萸水淘去浮者，焙 当归洗，去芦、头，焙 附子炮裂，去皮、脐 干姜炮裂 荆三稜煨熟，捣碎[⑩]，萆薢已上至石斛一十六味，并修事了，各秤三两[⑪]

上为末，熬膏。用酒五升，于银、石器内，将橘皮末于酒内[⑫]煎如饧，倾在诸药末内[⑬]，一处搅和搜匀，更[⑭]入臼内，捣五百杵，圆如梧桐子大。每服二十圆至三十圆，空心，温酒下，盐汤亦得。

附子理中圆 治脾胃冷弱，心腹绞痛，呕吐泄利，霍乱转筋，体冷微汗，手足厥寒，心下逆满，腹中雷鸣，呕哕不止，饮食不进，及一切沉寒痼冷，并

---

① 通行本、和刻本“一”后有“斤”字。
② 为末：通行本、和刻本作“研为细末”。
③ 饎：同“蒸”。
④ 脙（xiū）：本义为瘦。引申为浓缩之义。通行本、和刻本作“搜”。
⑤ 穰：和刻本作“白”。
⑥ 如金钗者：通行本作“去根”；和刻本作“去根，酒浸”。
⑦ 通行本、和刻本“牛膝”后有“去芦”二字。
⑧ 炙：通行本作“去皮，姜汁炙”；和刻本同通行本，“去皮”为“去粗皮”。
⑨ 去皮：通行本、和刻本作“去粗皮”。
⑩ 捣碎：通行本、和刻本作“趁热槌碎”。
⑪ 通行本、和刻本尚有“甘草炙，一两”。
⑫ 于酒内：通行本、和刻本无此三字。
⑬ 倾在诸药末内：通行本、和刻本作“却将诸药末入在内”。
⑭ 更：通行本、和刻本作“仍”。

皆治之。

人参去芦、头　白术　干姜炮　甘草炙　附子炮，去皮、脐，已上各三两

上为细末，用炼蜜和为圆，每两作一十圆，每服一圆，以水一盏化破，煎至七分，稍热服之，空心、食前。

北亭[①]圆　治脾元气弱，久积阴冷，心腹胁肋，胀满刺痛，面色青黄，肌体瘦弱，怠堕嗜卧，食少多伤，噫气吞酸，哕逆恶心，腹中虚鸣，大便泄利，胷膈痞塞，食饮不下，呕哕霍乱，体冷转筋，及五膈五噎，痃癖瘕聚，翻胃吐食，久痛久痢，并皆治之。

北亭[②]醋淘，去石[③]，别研，二两　陈橘皮去蒂[④]，洗，焙　桂去麄皮　干姜炮　当归去芦头，锉，炒　厚朴去麄皮[⑤]　川芎　胡椒　缩砂仁　甘草炙，锉　大附子炮，去皮、脐，已上各四两　白术三两　青盐别研，二两　五味子拣净，一两半　阿魏醋化，去沙石，别研，半两

上为末，用银、石锅内入好酒、醋五升，白沙蜜一十两，先下北亭、阿魏、青盐三味，并好头麪[⑥]一升，同煎稠黏，便下药末半斤以来[⑦]，更煎如稀麪糊，渐渐入药末煎得所[⑧]，离火取出，更以干药末和搜成剂，更捣一千杵，圆如桐子大。每服十五圆，微嚼破，用生姜盐汤下，温酒亦得，空心服之。忌羊血、豉汁。

沉香荜澄茄散[⑨]　治下经不足，内挟积冷，脐腹弦急，痛引腰背，面色萎黄，手足厥冷，胁肋虚满，精神困倦，脏腑自利，小便滑数。

沉香　荜澄茄　木香　胡芦巴微炒　破故纸微炒　官桂[⑩]去麄皮　舶上茴香微炒　川练子炮，槌破，去核用肉　巴戟去心，各一两　附子炮裂，去皮、脐，四两　桃仁去皮、尖，麸炒，二两　川

---

① 北亭：又名北庭砂，即硇砂。《本草纲目·石部·硇砂》："炳曰：生北庭者为上，人呼为北庭砂。""张匡邺行程记云：高昌北庭山中，常有烟气涌起而无云雾，至夕光焰若炬火，照见禽鼠皆赤色，谓之火焰山。采硇砂者，乘木屐取之，若皮底即焦矣。北庭即今西域火州也。"

② 通行本、和刻本"北亭"后有"即硇砂也"四字。

③ 去石：通行本、和刻本作"去砂石"。

④ 蒂：通行本、和刻本作"白"。

⑤ 通行本、和刻本"去粗皮"后有"姜汁炙"三字。

⑥ 好头麪：和刻本作"入细面"。

⑦ 以来：犹言以后。

⑧ 得所：适当，适宜。

⑨ 通行本、和刻本别标为"绍兴续添方"。

⑩ 官桂：通行本、和刻本作"肉桂"。

乌头炮裂，去皮、脐，半两

上同为细末，每服二钱，水一大盏，入盐末少许，煎八分，去滓，稍热服之。如育肠①、小肠一切气痛，服之有效。空心、食前服②。

诸家名方

震灵丹 紫府元君南岳魏夫人③方，出《道藏》④，一名紫金丹。此丹不犯金石飞走有性之药，不僭⑤不燥，夺造化冲和之功。大治男子真元衰惫，五劳七伤，脐腹冷疼，肢体酸痛，上盛下虚，头目晕眩，心神恍惚，血气衰微，及中风瘫缓，手足不遂，筋骨拘拳⑥，腰膝沉重，容枯肌瘦，目暗耳聋，口苦舌干，饮食无味，心肾不足，精滑梦遗，膀胱疝坠，小肠淋沥，夜多盗汗，久泻久痢，呕吐不⑦食，八风五痺，一切沉寒痼冷，服之如神。及治妇人血气不足，崩漏虚损，带下久冷，胎脏无子，服之无不愈者。

禹余粮石火煅，醋淬，不计遍次，以手撚⑧得碎为度　丁头代赭石如上修事⑨　赤石脂　紫石英，已上各四两

上件四味，并作小块，入甘锅内，盐泥固济，候干。用炭一十斤煅通红，火尽为度。入地坑埋，出火毒二宿。

的⑩乳香二两，别研令细　没药二两，去沙石，研　五灵脂二两，去沙石，研　朱砂一两，水飞过

上件前后共八味，并⑪为细末，以糯米粉煮糊为圆，如小鸡头大。晒干出

① 育肠：通行本作“盲肠”；和刻本作“滑肠”。

② 空心、食前服：此句和刻本在“去滓”与“稍热服之”两句之间。

③ 南岳魏夫人：据《太平广记·卷五十八·魏夫人传》记载，魏夫人姓魏，名华存，字贤安，山东任城人（今山东济宁人）。东晋司徒魏舒之少女。生于三国魏嘉平四年（252年），卒于晋咸和九年（334年）。“幼而好道，静默恭谨，读庄老、五经百氏，无不该览。志慕神仙，味真耽玄，欲求冲举，常服胡麻散、茯苓丸、吐纳气液，摄生夷静，……常欲别居闲处，父母不许。年二十四，强适太保掾南阳刘文（一作刘七），字幼彦，生二子，长曰璞，次曰瑕。……二子粗立，乃离隔宇室，斋于别寝”，静养修行，在太极真人安度明、清虚真人王褒等指导下，编著《黄庭经》。后隐居河内阳洛山，升仙成真人。西晋末中原将大乱，便携带二子渡江辗转到南岳衡山继续修炼，常以医药济人，成为中国道教上清派的始祖，世称“南岳夫人”。

④ 《道藏》：道教经籍的总辑，包括周秦以下道家子书及六朝以来的道教经典。

⑤ 僭：古同“僣”。过分。通行本、和刻本作“僣”。

⑥ 拳：通行本、和刻本作“挛”。

⑦ 不：吴珽本原作“可”，据文意及通行本、和刻本改。

⑧ 撚：同“捻”，揉搓，搓捻。通行本、和刻本作“捻”。

⑨ 如上修事：通行本、和刻本作“如禹余粮炮制”。

⑩ 的：鲜明的样子。通行本、和刻本作“滴”。

⑪ 并：和刻本作“各”。

光。每一粒，空心温酒下，冷水亦得。常服镇心神，驻颜色，温脾肾，理腰膝，除尸注蛊毒，辟鬼魅邪疠。久服轻身，渐入仙道。忌猪羊血，恐减药力。妇人醋汤下，孕妇不可服。极有神効，不可尽述。

来复丹 铁瓮城[①]八角杜先生方，一名正一丹 此药配类二气，均调阴阳，夺天地冲和之气，乃水火既济之方，可冷可热，可缓可急。善治荣卫不交养，心肾不升降，上实下虚，气闭痰厥，心腹冷痛，脏腑虚滑，不问男女老幼危急之证，但有胃气，无不获安。补损扶虚，救阴助阳，为効殊胜。

硝石一两，同硫黄并为细末，入定楪[②]内，以微火慢炒，用柳篦子不住手（撹）[③]，令阴阳气相入，不可火太过，恐伤药力[④]，再研极细，名二炁[⑤]末 舶上硫黄一两，透明不夹石者 五灵脂二两，须择五台山者，用水澄去砂石，日干，净，秤陈橘皮二两，去白 青橘皮二两，去白 太阴玄精石一两，研细水飞

上用五灵脂、二橘皮为细末，次入玄精石末及前二炁末，拌匀，以好醋打糊为圆，如豌豆大。每服三十粒，空心，粥饮吞下，甚者五十粒。小儿三五粒，新生婴儿一粒。小儿慢惊风或吐利不止，变成虚风搐搦者，非风也，胃气欲绝故也，用五粒研碎，米饮送下；老人伏暑迷闷，紫苏汤下；妇人产后血逆，上抢闷绝，并恶露不止，及赤白带下，并用醋汤下。常服和阴阳，益精[⑥]神，散腰肾阴湿，止腹胁冷疼，立见神効。应诸疾不辨阴阳证者，并宜服之，灵异不可具纪。

养正丹 出宝林真人谷伯阳《伤寒论》中，一名交泰丹，袪邪辅正，助阳接真。治元气虚亏，阴邪交荡，正气乖常，上盛下虚，气不升降，呼吸不足，头旋气短，心神怯弱，梦寐惊悸，遍体盗汗，腹痛腰疼，或虚烦狂言，口干上喘，翻胃吐食，霍乱转筋，咳逆不定。又治中风涎潮，不省人事，阳气欲脱，四肢厥冷。如伤寒阴盛，自汗唇青脉沉，最宜服之。及妇人产后，血气身热，月候不均，带下腹痛，悉能治疗。常服济心火，强肾水，进饮食。

硫黄研细 黑锡去滓，净称，水银结砂子 水银 朱砂细研，已上各一两

---

① 铁瓮城：又名京口城、子城。江苏省镇江市古名。
② 楪：古同“碟”，盛食物的小盘。通行本、和刻本作“锅”。
③（撹）：同“搅”。
④ 恐伤药力：和刻本作“恐药力渴”。
⑤ 炁：同“气”。通行本、和刻本作“气”。
⑥ 精：吴珽本原阙，据通行本、和刻本补。

上用黑盏一只，火上镕黑锡[①]成汁，次下水银，以柳杖[②]子搅匀，次下朱砂，搅令不见星子，放下少时，方入硫黄末，急搅成汁和匀。如有焰，以醋洒之，候冷取出，研如粉极细，用糯米粉煮糊为圆，如菉豆大。每服二十粒，加至三十粒，盐汤下。此药升降阴阳，既济心肾，空心食前，枣汤送下，神効不可具述。

黑锡丹 丹阳慈济大师受神仙桑君方[③]。治脾元久冷，上实下虚，胷中痰饮，或上攻头目彻痛，目瞪昏眩，及奔豚气上冲，胷腹连两胁膨胀，刺痛不可忍，气欲绝者；及阴阳气上下不升降，饮食不进，面黄羸瘦，肢体浮肿，五种水气，脚气上攻；及牙龈肿痛，满口生疮，齿欲落者；兼治脾寒心痛，冷汗不止；或卒暴中风，痰潮上膈，言语艰涩，神昏气乱，喉中痰响，状似瘫痪，曾用风药弔[④]吐不出者，宜用此药百粒，煎姜枣汤灌之，压下风涎，即时甦省，风涎自利。或触冒寒邪，霍乱吐泻，手足逆冷，唇口青黑；及男子阳事痿怯，脚膝酸软，行步乏力，脐腹虚鸣，大便久滑；及妇人血海久冷，白带自下，岁久无子，血气攻注头面四肢，并宜服之。兼疗膈胃烦壅，痰饮虚喘，百药不愈者。常服尅化饮食，养精神，生阳逐阴，消磨冷滞，除湿破癖，不动真气，使五脏安宁，六腑调畅，百病不侵。

歌曰：

阴损阳衰实可伤，纵调荣卫亦难将。
气羸血运痰生者，试听桑君为发扬。

又：

夫妻合会功成四，铃子沉香一两赊。
木附胡芦阳起破，桂茴肉豆等无差。
梧桐酒糊精修炼，返老还童事可嘉。

黑锡先镕了，滓净，称 硫黄透明者，结砂子，各二两 金铃子蒸熟，去皮、核 沉香[⑤] 镑木香 附子炮，去皮、脐 胡芦巴酒浸，炒 阳起石研成细粉，水飞 破故纸酒浸，炒 肉桂[⑥]只须用半两 舶上茴香炒 肉豆蔻麸裹，煨，已上各一两

---

① 锡：吴斑本原作“鉛”，据文意及通行本、和刻本改。

② 杖：通行本、和刻本作“枝”。

③ 丹阳慈济大师受神仙桑君方：按《镇江府志》：僧慈济、神济，并丹阳普宁寺僧，遇神仙桑君，授黑锡丹方，洞明医道，察脉如神，遂以医名天下。宣政炎绍间，名公以诗文褒奖者甚众。其徒道渊传其术，活人亦多。嘉定（1208–1224年）中，志恭、永全“尚世其业”。

④ 弔：同“吊”。通行本、和刻本作“吊”。

⑤ 和刻本“沉香”后有“不见火”3字。

⑥ “肉桂”后，通行本有“去皮”二字；和刻本有“去粗皮，不见火”六字。

上用黑盏，或新铁铫内，如常法结黑锡、硫黄砂子，地上出火毒，研令极细，余药并杵，罗为细末，都[①]一处和匀入研，自朝至暮，以黑光色为度，酒糊圆，如梧桐子大，阴干，入布袋内，擦令光莹。每服三四十粒，空心，姜盐汤或枣汤下，妇人艾醋汤下。

玉华白丹 唐·冲虚先生[②]三品制炼方，曾经进宣政间，系上品丹。清上实下，助养根元，扶衰救危，补益脏腑。治五劳七伤，夜多盗汗，肺萎[③]虚损，久嗽上喘，霍乱转筋，六脉沉伏，唇口青黑，腹胁刺痛，大肠不固，小便滑数，梦中遗泄，肌肉瘦悴，目暗耳鸣，胃虚食减，久瘧久痢，积寒痼冷，诸药不愈者，服之如神。

炼成钟乳粉一两　白石脂半两，净瓦阁起，火煅红，研细，水飞　阳起石半两，用甘锅盛，于大火中煅令通红，取出，酒淬，放在阴地上，令干，不可嚛　左顾牡蛎七钱，先用韭叶捣，塩泥固济，火煅，放冷，取白者，净秤半两

上四味，各研令极细如粉，方拌和作一处令匀，研一二日，以糯米粉煑糊为圆，如鸡头大，入地坑，出火毒一宿。每服一粒，空心，浓煎人参汤，放冷送下，熟水亦得。常服温平，不僣不燥[④]，泽肌悦色，祛除宿患。妇人久无妊者，以当归、熟地黄浸酒下，便有符合造化之妙。或久冷、崩带、虚损，脐腹撮痛，艾醋汤下，服毕，以少白粥压之。忌猪羊血、菉豆粉，恐解药力。尤治久患肠风脏毒[⑤]。

---

① 都：聚集。

② 冲虚先生：即冲虚子，曾辑录高宗时道士胡慧超事迹，编为《胡慧超传》1卷。事迹参见《新唐书·艺文志三》。《大还丹照鉴》录其诗2首，《全唐诗续拾》据之收入。其一为七言律诗《还丹歌》：“九炼铅精大道成，我家何虑不长生。朝寻弄玉过仙府，暮谒麻姑入太清。神照本来自灵气，汉武荣知有俗情。万事只今空寂寞，一生漂浮落浮名。”其二为七言绝句《还丹口诀》：“叹羡巨江月影沉，金之主起见天心。须当努力求仙诀，莫使蹉跎岁月深。”

③ 萎：通行本、和刻本作“痿”。

④ 不燥：吴珽本原阙，据通行本、和刻本补。

⑤ 尤治久患肠风脏毒：此句和刻本在上段主治中“服之如神”句后，“尤”作“及”。

《增广校正和剂局方》卷之三

治积热

紫雪 疗脚气，毒遍内外，烦热不解，口中生疮，狂易[①]叫走。瘴疫毒疠，卒死温疟，五尸五注[②]，心腹诸疾，疞刺切痛，及解诸热药毒发，邪热卒黄等，并解蛊毒鬼魅，野道热毒。又治小儿惊痫百病。

黄金一百两 寒水石 石膏 磁石 滑石，各三斤，并捣碎

已上用水一斛，煮至四㪷，去滓，入下项：

玄参一斤，洗，焙，捣碎 羚羊角屑五两 犀角屑五两 升麻一斤 沉香五两，捣碎 丁香一两，捣碎 青木香五两，捣碎 甘草炙，锉，八两

已上八味，入前药汁中再煮，取一㪷五升，去滓，入下项：

朴消[③]精者，十斤 消石四升，芒消亦得，每升重七两七钱半

已上二味，入前药汁中，微火上煎，柳木篦搅，不住手，候有七升，投在木盆中，半日欲凝，入下项：

朱砂飞研，三两 麝香 当门子[④]一两二钱半，研

已上二味，入前药中，搅调令匀，寒之二日[⑤]。

上件药，成霜雪紫色。每服一钱或二钱，用冷水调下。大人、小儿，临时以意加减，食后服。

红雪通中散 治烦热黄疸，脚气温瘴。解酒毒，消宿食，开三焦，利五脏，爽精神，除毒热，破积滞，去脑闷。治眼昏，头痛鼻塞，口疮重舌，肠痈喉闭，及伤寒狂躁、胃烂发斑[⑥]等病。并宜服之。

川朴消一十斤 羚羊角屑三两 川升麻三两 黄芩三两 枳壳麸炒微黄，去瓤，二两 赤芍药二两 人参去芦、头，二两 淡竹叶二两 甘草生用，二两 木香二两 槟榔二两 葛根一两半 大青去根，一两半 桑根白皮一两半 蓝叶一两半 木通一两半 栀

---

① 狂易：精神失常。颜师古《汉书》注："狂易者，狂而变易常性也。"

② 注：通"疰"，转注，留住。指一些具有传染性和病程迁延的疾病。东汉·刘熙《释名·释疾病》云："注病，一人死，一人复得，气相灌注也。"

③ 消：通行本、和刻本作"硝"。下同。

④ 麝香、当门子是同一种药，当门子为上品，质优价昂。

⑤ 日：吴珽本原阙，据通行本、和刻本补。

⑥ 斑：吴珽本原作"班"，据文意及通行本、和刻本改。

子去皮，一两半　朱砂细研，一两　苏枋[①]锉碎，六两　麝香细研，半两

上件药，除朱砂、麝香外，并细锉，以水二㪷五升，煎至九升。去滓，更以绵滤过，再以缓火煎令微沸，然后下朴消，以柳木篦搅，勿住手，候凝，次下朱砂、麝香等末，搅令匀，顿于新瓷盆中，经宿即成矣，细研。每服一钱至二钱，新汲水调下，更量老小、虚实，临时加减服之。凡服灵宝丹者，先依上件服法，调此药服讫，须臾[②]更以热茶投，令宣泻一两行为度，后依法服灵宝丹，立效。

凉膈散　治大人、小儿腑脏积热，烦躁多渴，面热头昏，唇焦咽燥，舌肿喉闭，目赤鼻衄，颔颊结硬，口舌生疮，痰实不利，涕唾稠黏，睡卧不宁，谵语狂妄，肠胃燥澁，便溺秘结，一切风壅，并宜服之。

川大黄二十两，锉　山栀子仁十两　连翘二斤半　薄荷十两，去土，用叶　朴消二十两　黄芩十两　甘草二十两爁

上为麄末，每服二钱，水一盏，入竹叶七片，蜜少许，同煎至七分，去滓，食后温服。小儿可服半钱，更随岁数加减服之，得利下住服。

洗心散　治风壅壮热，头目昏痛，肩背拘急，肢节烦疼，热气上冲，口苦唇焦，咽喉肿痛，痰涎壅滞，涕唾稠黏，心神烦躁，眼澁睛疼，及寒壅不调，鼻塞声重，咽干多渴，五心烦热，小便赤澁，大便秘滞。[③]

大黄六十两，麪裹煨，去麪，切，焙　甘草六十两　爁当归六十两　去苗，洗，芍药六十两　麻黄六十两　不去节，秤，荆芥穗六十两　白术一十五两

上为细末，每服二钱，水一盏，入生姜、薄荷各少许，同煎至七分，温服。如小儿麸豆疮疹欲发，先狂语多渴，及惊风积热，可服一钱，并临卧服。如大人五脏壅实，欲要溏转，加至四五钱，乘热服之。

八正散　治大人、小儿心经邪热，一切蕴毒，咽干口燥，大渴引饮，心忪面热，烦躁不宁，目赤睛疼，唇焦鼻衄，口舌生疮，咽喉肿痛。又治小便赤澁，或癃闭不通，及热淋、血淋，并宜服之。

大黄锉，麪裹煨，去麪，切，焙，瞿麦锉，木通锉，滑石　萹蓄亦名萹竹　车前子　山栀子仁　甘草炙，已上各一斤

上为散，每服二钱，水一盏，入灯心，煎至七分，去滓温服，食后临卧。

---

① 苏枋：源自马来语 supang，即苏木。为豆科灌木或小乔木苏木的心材。性味归经：甘、咸、微辛，平。功效：活血通经，祛瘀止痛。主治：经闭腹痛、产后血胀、痈肿及跌打损伤等症。

② 臾：同“臾”。

③ 通行本、和刻本“大便秘滞”后有“并宜服之”四字。

小儿量力，少少与之。

龙脑饮子 治大人、小儿蕴积邪热，咽喉肿痛，赤眼口疮，心烦鼻衄，咽干多渴，睡卧不宁，及除痰热颏嗽，中暑烦躁，一切风壅，并宜服之。

甘草十斤，蜜爁 大栀子一百二十两，去皮，微炒 藿香叶一斤半 石膏四十两，细研，缩砂仁三十两 瓜[①]蒌根三十两[②]

上为末，每服一钱至二钱，用新水入蜜调下。又治伤寒余毒，潮热虚汗，用药二钱，水一盏，入竹叶五六片，煎至七分，温服，并食后服。

妙香圆 治丈夫、妇人时疾伤寒，解五毒，治潮热积热，及小儿惊痫、百病等疾，并皆治之。[③]

辰砂飞研，九两 巴豆三百一十五粒，去皮、心、膜，炒熟，研如麸油，牛黄研，龙脑研，腻粉研，麝香研，各三两 金箔九十箔，研

上合研匀，炼黄臈[④]六两，入白沙蜜三分，同炼令匀，为圆，每两作三十圆。解五毒，治潮热、积热等疾。如治潮热积热，伤寒结胸发黄，狂走躁热，口干面赤，大小便不通，煎大黄，炙甘草汤下一圆；毒利下血，煎黄连汤调腻粉少许；如患酒毒、食毒、茶毒、气毒、风痰伏痞、吐逆等，并用腻粉、龙脑，米饮下；中毒吐血，闷乱烦躁欲死者，用生人血下，立愈；小儿百病，惊痫，急慢惊风，涎潮搐搦，用龙脑、腻粉、蜜汤下菉豆大二圆；诸积食积热，颊赤烦躁，睡卧不宁，惊哭泻利，并用金银薄荷汤下，更量岁数加减；如大人及妇人，因病伤寒时疾，阴阳气交结，伏毒气胃中，丅燥[⑤]眼赤，潮发不定，再经日数七八日已下，至半月日未安，医所不明，证候脉息交乱者，可服一圆，或分作三圆亦可，并用龙脑、腻粉、米饮调半盏已来[⑥]下。此一服取转，下一切恶毒涎，并药圆泻下。如要却收，水洗净，以油单子[⑦]裹，埋入地中，五日取出，可再与。大人、小儿依法服，一圆救三人即不堪使。如要药速行，即用针刺一眼子，冷水浸少时服之，即効更速。

龙脑鸡苏圆 除烦解劳，消谷下气，散胸中郁热，主肺热颏嗽。治鼻衄吐血，血崩下血，血淋、热淋、劳淋、气淋，止消渴，除惊悸，凉上膈，解

---

① 瓜：吴珽本原作“苽”，据通行本、和刻本改。

② 通行本作“缩砂仁、瓜蒌根各三两，藿香叶二两四钱，石膏四两，甘草十六两，大栀子仁十二两”。

③ “治丈夫、妇人……并皆治之”：此段吴珽本原脱，据通行本、和刻本补。

④ 臈：同“腊”的繁体字，据文意及通行本、和刻本当为“蜡”。

⑤ 燥：吴珽本原作“躁”，据文意及通行本、和刻本改。

⑥ 已来：多；余。表示约数。

⑦ 子：和刻本作“纸”。

酒毒。又治胃热口臭，肺热喉腥，脾疸口甜，胆疸口苦。常服聪耳明目，开心益智。

雞苏净叶，一斤，龙脑薄荷是也，真蒲黄二两，微炒，麦门冬四两，汤浸，去心，焙　阿胶二两，炒微燥，甘草一两半，炙，锉人参去芦、头，二两　黄耆去芦、头，锉，一两　木通二两，锉　生干地黄末六两，后入膏　真银州柴胡二两，锉，将上件二物以沸汤半升已上浸一二日，绞取汁，后入膏

上除别研[①]后入外，并捣罗为细末。将西路[②]蜜二斤先炼一二沸，然后下生干地黄末，不住手搅，时时入绞下者[③]木通、柴胡汁，慢慢熬成膏，勿令焦，然后将其余药末同和为圆，如豌豆大。每服二十圆，嚼破，熟水下，不嚼亦得。虚劳烦热，消渴惊悸，煎人参汤下；颏嗽唾血，鼻衄吐血，将麦门冬汤浸去心，煎汤下，并食后、临卧服之。惟血崩下血，诸淋疾，皆空心、食前服。治淋，用车前子汤下。

牛黄凉膈圆　治风壅痰实，蕴积不散，头痛面赤，心烦潮躁，痰涎壅塞，咽膈不利，精神恍惚，睡卧不安，口干多渴，唇焦咽痛，颔颊赤肿，口舌生疮。

牛黄一两一分，研　牙硝枯过，研细，二十两　寒水石粉二十两　紫石英细研，水飞，五两　甘草十两，锉，爁　龙脑五两，研　石膏二十两，细研　牛胆　制天南星七两半　麝香五两，研

上为末，炼蜜为圆，每两作三十圆。每服一圆，温薄荷人参汤嚼下，食后服。小儿常服半圆，治急惊一圆，并用薄荷水化下。

抱龙圆　治风壅痰实，头目昏眩，胸膈烦闷，心神不宁，恍惚惊悸，痰涎壅塞，及治中暑烦渴，阳毒狂躁。

牛黄半两，研　牛胆　制天南星一斤　藿香叶二两　朱砂飞研，一两　白石英飞研，一两　雄黄飞研，四两　阿胶碎，炒如珠子，三两　生犀角一两　麝香一两，研　金箔五十片，研　银箔五十片，研

上件十一味为细末，入研者药令匀，用温汤搜和为圆，如鸡头[④]大。每服一圆，用新汲水化破，入盐少许服，食后。

甘露圆　治大人、小儿风壅痰热，心膈烦躁，夜卧不安，谵语狂妄，目

---

① 通行本、和刻本“研”后有“药”字。

② 西路：通行本、和刻本作“好”。

③ 者：通行本、和刻本作“前”。

④ 通行本、和刻本“雞头”后有“实”字。

赤鼻衄，口燥咽干。疗中暑，解热毒。

寒水石粉二斤　马牙硝枯过，三两　鈆[①]白霜三分　龙脑三分　甘草炙，锉，一两

上为细末，用糯米粉为糊圆，如弹子大。每服用生姜、蜜水磨下半圆，新汲水亦得。小儿一圆分五服，食后。

甘露饮[②]　治男子、妇人、小儿胃中客热，口臭，齿龈宣露，脓血。目睑垂，但欲合，不思饮食，或饥烦不欲食，赤眼，口舌咽中有疮，及疮疹已发未发，皆可治之。[③]

熟干地黄　生干地黄　天门冬　麦门冬并去心　黄芩　枇杷叶刷去毛，令净尽　山茵陈　枳壳麸炒，去穰　石斛去芦　甘草炙，并等分

上为末，每服二钱，水一盏，煎至七分，去滓，温服，食后、临卧。小儿一服分两服，仍量岁数[④]与之。

桂苓圆　大解暑毒。

肉桂　茯苓各等分

上为细末，炼蜜为圆，每两作八圆。每服一圆，用新汲水或熟水嚼下，化下亦得。

消暑气消毒圆[⑤]　治伤暑，发热头疼[⑥]。

半夏一斤，醋五升，煮尽醋，曬干。生甘草半斤，茯苓半斤，同末。以生姜汁作薄糊为圆，如梧桐子大，每服五十粒，水下。[⑦]

诸家名方

三黄圆　治丈夫、妇人三焦积热。上焦有热，攻冲眼目赤肿，头项肿痛，

---

① 鈆：古通“铅”。

② 甘露饮及以下桂苓圆、消暑气消毒圆3方，通行本、和刻本别标识为“绍兴续添方”。

③ 治男子、妇人、小儿胃中客热，……皆可治之：通行本、和刻本此段作“治丈夫、妇人、小儿胃中客热，牙宣口气，齿龈肿烂，时出脓血，目睑垂重，常欲合闭；或即饥烦，不欲饮食，及赤目肿痛，不任凉药，口舌生疮，咽喉肿痛，疮疹已发、未发，皆可服之。又疗脾胃受湿，瘀热在里，或醉饱房劳，湿热相搏，致生疸病，身面皆黄，肢体微肿，胸满气短，大便不调，小便黄涩，或时身热，并皆治之”。

④ 通行本、和刻本“岁数”后有“加减”二字。

⑤ 消暑气消毒圆：通行本、和刻本作“消暑圆”。

⑥ 治伤暑，发热头疼：吴斑本原脱，据通行本、和刻本补。

⑦ 通行本、和刻本后有：“《易简方》云：此药合时，须用好醋煎煮半夏，姜汁作糊，毋见生水，臻志修合，用之神效。中暑为患，药下即苏，伤暑发热头疼，用之尤验。夏月常服，止渴利便，虽多饮水，亦不为害，应是暑药皆不及此。若痰饮停积，并用姜汤咽下。入夏之后，不可缺此。”

口舌生疮；中焦有热，心膈烦躁，不美饮食；下焦有热，小便赤澁，大便祕[①]结，五脏俱热，即生痻[②]疖疮痍，及治五般痔疾，粪门肿痛，或下鲜血。

黄连去芦、须 黄芩去芦 大黄煨，已上各秤十两

上为细末，炼蜜为圆，如梧桐子大。每服三十圆，用熟水吞下，如脏腑壅实。加服圆数。小儿积热，宜服[③]。

按：通行本、和刻本中，甘露饮、桂苓圆、消暑圆3方，另标识为“绍兴续添方”，消暑气消毒圆作“消暑圆”。且桂苓圆、消暑圆为复见之方，并载于“治伤寒（附中暑）”门之“绍兴续添方” 中，“治积热”门“绍兴续添方”仅列方名，注曰“治证并方见伤寒（中暑类）”。今观吴斑本《增广校正和剂局方》在“治积热”门列此2方，根据吴斑本“诸方无重见者”的编写特点，本书补佚校注时，在“治伤寒（中暑附、脾胃附）”门未列桂苓圆、消暑圆2方。另，通行本、和刻本“吴直阁增诸家名方”三黄圆后尚有消毒犀角饮1方，丹波元胤《医籍考》考证未予指出。

治泄痢　秘涩附

钟乳健[④]脾圆　治男子、妇人，虚损羸瘦，身体沉重，脾胃冷弱，饮食不消，腹胀雷鸣，泄利不止。又治肠虚积冷，下利清谷，或下纯白，腹中疞痛。及久利赤白，肠滑不禁，少气羸困，不思饮食，并宜服之。

钟乳粉三两 赤石脂好麹碎，炒 大麦糵炒 当归去芦 黄连去须 人参去芦 细辛去苗土 龙骨 干姜炮 茯苓去皮 石斛去根 桂去麄皮，各二两 蜀椒去目及闭口者，微炒出汗，六两 附子炮，去皮、脐，一两

上为细末，入钟乳粉匀，炼蜜和圆，如梧桐子大。每服三十圆，温米饮下，食前，日三服。

朝真丹　治肠胃虚弱，内受风冷，或饮食生冷，内伤脾胃，泄泻暴下，

① 祕：同“秘”。“秘”的本字，音义亦同，在手写中偏旁“示”与“禾”因错讹常混用，故“祕”常写作“秘”，今通行规范以俗为正。

② 痻（jiē）：《康熙字典》：“《正字通》同‘痎’。《本草》‘老疟发作无时名痻疟，俗呼妖疟。’”通行本、和刻本作“疽”。

③ 宜服：通行本、和刻本作“亦宜服之”。

④ 健：吴斑本原作“建”，据通行本、和刻本改。

日夜无度，肠鸣腹痛，手足厥寒。

硫黄生，研令细，三十两　枯白矾七两半　朱砂为衣，三两一钱

上合研匀，用水浸蒸饼为圆，如梧桐子大。每服三十圆。温米饮下，不计时候，夏月宜将备急。

驻车圆　治一切下痢，无问新久，及冷热脓血，肠滑里急，日夜无度，脐腹绞痛不可忍[①]。

黄连去须，三十两　当归去芦、头，十五两　干姜十两　阿胶捣碎，炒如珠子　十五两，为末，以醋四升，熬成膏

上为细末，以阿胶膏和，并手圆如梧桐子大。每服三十圆，食前，温米饮下，日三服。凡小儿服圆如麻子大，更量岁数，加减与服。

诃梨[②]勒圆　治肠胃虚弱，内受风冷，水谷不化，泄泻注下，腹痛肠鸣，胸满短气。又治肠胃积寒，久利纯白，或有青黑，日夜无度，及脾胃伤冷，暴泻不止，手足逆冷，脉微欲绝，并宜服之。

诃梨勒皮二斤半　肉豆蔻仁二十两　枯矾二斤半　木香二十两　龙骨洗，五斤　川乌头炮，去皮、脐，秤二斤半　缩砂仁二斤半　赤石脂五斤　干姜炮，二十两

上件为末，用粟米饭为圆，如梧桐子大。每服二十圆至三十圆，温粟米饮下，食前服。甚者可倍加圆数。

大温脾圆　治脾胃虚弱，冷气攻冲，饮食不化，心腹胀痛，呕吐吞酸，痞噎不通，肠鸣泄利，水谷不分，面黄肌瘦，食减嗜卧[③]。常服温脾益胃，消谷进食。如久虚痼冷，食少多伤，宜常服之[④]。

法麹碎，炒，三两一钱　甘草炙　桔梗　人参去芦、头　干姜，各三两，炮　桂去麄皮，五两　附子炮，去皮、脐　细辛去苗，各二两　枳实麸炒，一分半　吴茱萸汤洗七次，焙干　大麦蘖熬，各五两

上为细末，炼蜜和为圆，如梧桐子大。每服二十圆，温酒下，米饮亦得，日三服，空心、食前。

黄连阿胶圆　治肠胃气虚，冷热不调，下痢赤白，状如鱼脑，里急后重，

---

① 通行本、和刻本“忍”后有“者”字。

② 梨：通行本、和刻本作“黎”。

③ 通行本、和刻本“食减嗜卧”后有“并皆治之”四字。

④ 宜常服之：通行本、和刻本作“尤宜常服”。

脐腹疼痛，口燥烦渴，小便不利。

黄连去须，三两　茯苓去皮，二两　阿胶炒，一两

上黄连、茯苓同为末，水调阿胶和①，众手②圆如梧桐子大。每服二十圆，温米饮下，食前服。

神効胡粉圆　治肠胃虚滑，下利无度，赤白相杂，脐腹疠痛，里急后重，减食羸瘦，或经久未差，并宜服之。

胡粉二斤半　龙骨洗五斤　阿胶二斤半，炒焦　枯矾五斤　密陀僧二十两　乌鱼骨洗，二斤半

上为末，以粟米饭为圆，如梧桐子大。每服二十圆至三十圆，温粟米饮下，食前。

桃花圆　治肠胃虚弱，冷气乘之，脐腹搅痛，下痢纯白，或冷热相搏，赤白相杂，肠滑不禁，日夜无度。

赤石脂　干姜各等分，炮

上为末，水麪糊为圆，如梧桐子大。每服三十圆，温米饮③下，空心、食前，日三服。

灵砂丹　治腑脏怯弱，内有积滞，脐腹撮痛，下痢脓血，日夜无度，里急后重，肠鸣腹胀，米谷不化，少气困倦，不思饮食，或发寒热，渐向④羸瘦。

信州砒霜半两　枯矾研，一两半　黄丹研，一两半　朱砂飞研，一两　粉霜研，半两　腻粉研，半两　桂府滑石一分　乳香研，一分　硝石半两，与砒一处细研，入磁罐子内，用石灰盖口，以炭火烧半日，取，出火毒⑤

上件药研罗为末，用蒸饼二两四钱和为圆，如梧桐子大。每服五圆，温粟米饮下，未愈加圆数再服。小儿可服一圆至两圆，随大小临时增减服之。

不二圆　治大人、小儿一切泻痢，无问冷热赤白，连绵不差，愈而复发，腹中疼痛者，宜服之。

砒霜一两六钱，研，入磁罐子，以赤石脂固缝，盐泥固济，烧令通赤，候冷取出　白胶香末四钱　杏仁去皮、尖，炒研，七十

---

① 和：通行本、和刻本作“搜和”。

② 众手：通行本、和刻本无此二字。

③ 通行本、和刻本“饮”后有“送”字。

④ 向：通行本、和刻本作“至”。

⑤ 取，出火毒：通行本、和刻本作“取出，去火毒”。

个　巴豆去皮、心、膜，出油，七十个　木鳖子烧焦，十个　黄臘[①]
一两三钱　黄丹炒，二两半　朱砂飞研，半两　乳香研，六钱半

上合研匀，镕臘和圆，如黄米大，每钱作一百二十圆。每服一圆，小儿半圆。水泻，新汲水下；赤痢，甘草汤下；白痢，干姜汤下；赤白痢，甘草干姜汤下。并放冷服之，临卧服。忌热物一两时辰。

赤石脂散[②]　治肠胃虚弱，水谷不化，泄泻注下，腹中雷鸣。及冷热不调。下痢赤白。肠滑腹痛。遍数频多。胁肋虚满。胸膈痞闷。肢体困倦。饮食减少[③]。

缩砂仁二十两　赤石脂煅　甘草爁，各五两　肉豆蔻麸里煨，令熟，四十两[④]

枣七个擘破同煎，取一盏，去滓，稍热服，空心、食前。[⑤]附《太医局方》第三册。

诃梨勒散　治脾胃虚弱，内挟冷气，心胁脐腹，胀满刺痛，呕吐恶心，饮食减少，肠鸣泄利，水谷不化，怠惰[⑥]少力，渐向瘦弱。[⑦]

诃子皮四十两　青橘皮去穰，秤四十两　桂去麄皮，秤五斤　附子炮，去皮、脐，秤十斤　肉豆蔻仁用白麪裹，烧令熟，四十斤[⑧]

上为末。每服三钱，水一盏半，入生姜三片，同煎至七分，食前温服。

木香散　治脾胃虚弱，内挟风冷，泄泻注下，水谷不化，脐下疞痛，腹中雷鸣，胸膈痞闷，胁肋虚胀，及积寒久利，肠滑不禁，肢体羸困，不进饮食。

当归去芦、头，锉，洗，焙，二十两　附子去皮、脐，醋煮，切作片子，焙干，十两　丁香二十两　甘草爁，二十两　木香二十两　肉豆蔻仁二十两　诃子皮十五两　赤石脂十两　藿香叶洗，焙，秤四十两

---

① 臘：通行本、和刻本作“蜡”。

② 木方通行木、和刻木在后方“半硫圆”后。

③ 注下……饮食减少：此段吴斑本原脱，据通行本、和刻本补阙。

④ 缩砂仁二十两，赤石脂煅、甘草爁，各五两，肉豆蔻麸里煨，令熟，四十两：此段赤石脂散组成，吴斑本脱，据和刻本、通行本补佚。

⑤ 此段煎服法，通行本、和刻本作“上为末。每服二钱，温粟米饮调下，食前、空心腹”。

⑥ 惰：吴斑本原作“堕”，据通行本、和刻本改。

⑦ 和刻本“渐向瘦弱”后有“并宜服”三字。

⑧ 四十斤：通行本、和刻本作“四十两”。和刻本又注“或作‘十斤’。”

上为末。每服一大钱，水一中盏[①]，入生姜二片，枣一个，同煎至六分，温服，空心、食前。

神功圆 治三焦气壅，心腹痞闷，六腑风热，大便不通，腰腿疼痛，肩背重闷[②]，头昏目[③]热，口苦咽干，心胷烦躁，睡卧不安。及治脚气，并素有风人，大便结燥。

大黄锦纹者，四两，麪裹煨，去麪 诃梨勒皮四两 人参去芦、头，二两 大麻仁别捣如膏，二两

上为细末，入麻仁捣研匀，炼蜜为圆，如梧桐子大。每服二十圆，温水下，温酒、米饮皆可服，食后、临卧。如大便不通，可倍圆数，以利为度。

麻仁圆 顺三焦，和五脏，润肠胃，除风气。治冷热壅结，津液耗少，令人大便祕难，或闭塞不通。若年高气弱，及有风人，大便祕涩，尤宜服之。

麻仁四两，别捣研 大黄四两，二两蒸，二两生 白檳榔一两，一半煨，一半生 桂去皮，一两半 木香一两 羌活去芦头，一两 菟丝子一两半，酒浸，别为末 山茱萸一两半 山蓣[④]一两半 枳壳麸炒，去穰，一两半 车前子一两半 防风去芦、头及叉、枝者，一两半 郁李仁去皮，四两，别捣研

上为细末，入别研药匀，炼蜜和圆，如梧桐子大。每服十五圆至二十圆，温水下，临卧服之。

七圣圆 治风气壅盛，痰热结搏，头目昏重，涕唾稠黏。心烦面热[⑤]，咽干口燥，精神不爽，夜卧不安，肩背拘急，胸膈痞闷，腹胁胀满，腰腿重疼，大便祕结，小便赤澁。

槟榔生，半两 木香生，半两 川芎半两 羌活去芦、头，半两 肉桂去麄皮，秤半两 大黄一两，蒸，切，焙 郁李仁汤浸，去皮、尖，炒，秤一两

上件为末，炼蜜搜和为圆，如梧桐子大。每服十五圆至二十圆，温熟水下。食后、临卧服。岚瘴之地，最宜服之，更量脏腑虚实加减。

七宣圆 疗风气结聚，宿食不消，兼砂石、皮毛在腹中，及积年腰脚疼痛，冷如氷[⑥]石，脚气冲心，烦愦闷乱，头旋暗倒，肩背重闷[⑦]，心腹胀满，胷

---

① 一中盏：通行本作“一盏半”；和刻本作“一盏”。
② 闷：通行本、和刻本作“疼”。
③ 目：通行本、和刻本作“面”。
④ 蓣：吴珽本原作“预”，据通行本、和刻本改。
⑤ 热：通行本、和刻本作“赤”。
⑥ 氷：同“冰”。
⑦ 闷：通行本、和刻本作“痛”。

膈闭塞，风毒肿气，连及头面，大便或秘，小便时澁，脾胃气痞，不能饮食，脚[①]转筋，掣痛挛急，心神恍惚，眠寝[②]不安等疾。

大黄湿麪裹，煨，十五两　枳实爁，五两　木香五两　柴胡去苗，洗，五两　诃梨勒皮五两　桃仁去皮、尖，爁，六两　甘草爁，四两[③]

上为末，炼蜜为圆，如梧桐子大。每服二十圆，米饮下，食后或临卧服，稍增至四五十圆，取宣利为度，量虚实增减。觉病势退，服五补圆，不问男女老少，并可服饵，量力加减。

脾约麻仁圆[④]　治肠胃燥澁，津液耗少，大便坚硬，或秘不通，脐腹胀满，腰背拘急，及有风人大便结燥。又治小便利数，大便因硬而不溺者，谓之脾约，此药主之。

麻仁别研，五两　枳实麸炒，半斤　芍药半斤　大黄去皮，一斤，蒸，切[⑤]厚朴去麄皮，姜制，秤半斤[⑥]　杏仁去皮、尖，炒黄，研，五两半

上六味捣筛，蜜和圆，如梧桐子大。每服二十圆，临卧温水下。以大便通利为度，未利再服。

胃风汤　治大人、小儿风冷乘虚入客肠胃，水谷不化，泄泻注下，腹胁虚满，肠鸣疞痛，及肠胃湿毒，下如豆汁，或下瘀血，日夜无度，并宜服之。

人参去芦　白茯苓去皮　芎䓖　桂去麄皮　当归去苗　白芍药　白术已上各等分

上为麄散。每服二钱，以水一大盏，入粟米百余粒，同煎至七分，去滓稍热服，空心、食前。小儿量力减之。

半硫圆　除积冷，暖元脏，温脾胃，进饮食。治心腹一切痃癖冷气，及年高风秘、冷秘，或泄泻等疾，并皆治之。

硫黄明彻净好者，研至细，柳[⑦]大槌子杀过　半夏汤洗七遍，焙干为细末

上二味等分，以生姜自然汁同熬，入干蒸饼末搅和匀，入臼内杵数百

① 通行本、和刻本"脚"后有"气"字。
② 寝：通行本、和刻本作"卧"。
③ 四两：通行本、和刻本作"六两"。
④ 本方通行本、和刻本在"麻仁圆"后。
⑤ 切：通行本、和刻本作"焙"。
⑥ 斤：吴珽本原作"片"，据通行本、和刻本改。
⑦ 柳：通行本、和刻本作"用"。

下，圆如梧桐子大①。每服空心，温酒或生姜汤下十五圆至二十圆，妇人醋汤下。

诸家名方

水煮木香圆② 治一切赤白脓血相杂，里急后重，或脏腑滑泄，日夜无度，或积寒久冷，脐腹疼痛。不③思饮食。

青皮二两四钱，净，去白，秤 罂粟壳三两六钱，净，去梗，蜜炙黄色 甘草爁赤，二两四钱，净 诃④子皮六钱 当归去芦，秤，一两，净 木香六钱，不见火⑤

上件为细末，炼蜜圆如⑥弹子大。每服⑦一圆，水八分盏，煎至六分，和滓温服，不拘时候。

大香连圆 治丈夫、妇人肠胃虚弱，冷热不调，泄泻烦渴，米谷不化，腹痛⑧肠鸣，胸膈痞闷，胁肋胀满，或下痢脓血，里急后重，夜起频并⑨，不⑩思饮食，或小便不利，肢体怠惰⑪，渐即瘦弱。并宜服之。

黄连去芦、须，秤二十两，用吴茱萸一十两炒黄连，茱萸不入药用 木香四两八钱八小⑫分，不见火

上件为细末，醋糊为圆，如梧桐子大，每服二十圆，饭饮吞下。空心食前，日进三二服。

纯阳真人养脏汤⑬ 治大人、小儿肠胃虚弱，冷热不调，脏腑受寒，下痢赤白，或便脓血，有如鱼脑，里急后重，脐腹疗痛，日夜无度，胸膈痞闷，胁肋胀满，全不思食，及治脱肛坠下，酒毒便血。诸药不効者，并皆治之。

---

① 大：吴斑本原无，据通行本、和刻本补。

② 水煮木香圆，通行本、和刻本有二方，分别在"宝庆新增方"和"吴直阁增诸家名方"。后者言"治证与前'水煮木香圆'同"，但二者组成、制剂、服法皆有差异。吴斑本"水煮木香圆"与"宝庆新增方"同。

③ 不：吴斑本原作"可"，据通行本、和刻本及文意改。

④ 诃：吴斑本原作"呵"，据通行本、吴直阁本改。

⑤ 通行本、和刻本作"罂粟壳二两八钱，当归、诃子、木香各六两"。

⑥ 如：吴斑本原阙，据通行本、和刻本补。

⑦ 每服：吴斑本原阙，据通行本、和刻本补。

⑧ 痛：通行本、和刻本作"胀"。

⑨ 频并：犹频繁。

⑩ 不：吴斑本作"可"，据通行本、和刻本改。

⑪ 惰：吴斑本原作"堕"，据通行本改。和刻本作"怠"。

⑫ 小：通行本、和刻本无"小"字。

⑬ 本方通行本、和刻本在"绍兴续添方"中。

诃[1]子皮一两二钱　罂粟壳去梗、盖，蜜炙，秤三两六钱　木香一两六钱，不见火　白芍药一两六钱　白术六钱，焙　人参六钱　当归六钱，洗，去芦头　甘草八钱，炙　肉桂八钱，去皮，不见火[2]

上件锉为麄末。每服二大钱，水一盏半，煎至八分，去滓，食前温服。老人、孕妇、小儿暴泻，急宜服之，立愈。忌酒、麪、生冷、鱼腥、油腻。如脏腑滑泄夜起，久不瘥者，可加炮附子三、四片煎服。此药的有神効，不可具述。

戊己圆　治脾受湿气，泄利不止，米谷迟化，脐腹刺痛。小儿有疳气下痢，亦能治之。

黄连去芦、须　白芍药　吴茱萸去梗，炒

以上各五两，净。

上为细末，麪糊为圆，如梧桐子大。每服二十圆，浓煎米饮下，空心，日三服。

圣散子[3]　治丈夫、妇人远年日近，赤白休息等痢。

黄栢皮去麄皮　枳壳去穰　甘草爁　御米壳去枝、梗　御米以上各四两，净　川当归去芦、土　干姜炮，已上各二两，净

上为锉麄散。每服三钱，水一盏半，薤白二条擘碎，同煎八分，尽去滓，食前稍温服。老人小儿加减服食。忌生冷、油腻之物。

荳[4]附圆　治男子、妇人肠胃虚弱，内受风冷，水谷不化，泄泻注下，腹痛肠鸣，手足逆冷，服诸药不効者，此药主之。

附子四两，炮，去皮、脐　肉豆蔻四两　炮木香二两，不见火　干姜二两，炮　白茯苓四两　焙丁香一两，不见火　肉桂二两，去麄皮，不见火

上为细末，姜汁麪糊为圆，如梧桐子大，每服五十圆至一百圆，用生姜汤吞下，粥饮亦得，空心、食前进。

温中圆　治脾脏伤冷，宿食不消，霍乱吐泻，心腹膨胀。疚[5]刺疼痛。

良姜去芦　干姜炮　陈皮去白　青皮去白，已上各五两

---

① 诃：吴斑本原作“呵”，据通行本、和刻本改。

② 通行本、和刻本木香作“一两四钱”；另有“肉豆蔻面裹煨，半两”。

③ 通行本、和刻本作“痢圣散子”。谅是与“治伤寒”门“圣散子”相区别，故加“痢”字。

④ 荳：同“豆”。

⑤ 疚：同“攻”。

上为细末。用醋打麪糊为圆，如梧桐子大。每服三十圆，米饮吞下，不拘时候。又疗丈夫小肠疝气块疞痛，炒茴香少许，细嚼，用盐汤、盐酒任下，日进二服。

肉豆蔻散 治脾胃气虚，腹胁胀满，水谷不消，脏腑滑泻，腹内虚鸣，困倦少力，口苦舌干，不思饮食，日渐瘦弱。并宜服之。

苍术八两，浸[①] 肉豆蔻四两，麪裹煨 干姜四两，炮 厚朴四两，姜汁炙，去麄皮 甘草四两，爁 陈皮四两，去白 川乌二两，炮，去皮、脐 肉桂二两，去麄皮 诃[②]子皮二两 茴香二两，炒

上为细末。每服二钱，水一盏，生姜二片，枣子一枚，煎至七分，温服。

神应黑玉丹 治丈夫、妇人久新肠风痔瘘，著床头痛不可忍者。服此药不过三四次便见功効。初得此疾，发痒或疼，谷道周回多生硬核，此是痔，如破是瘘，只下血是风。皆因酒、色、气、风、食五事过度，即成此疾。人多以外医涂治，病在肠自有虫，若不去根本，其病不除。此药的有神[③]効。

败棕八两，锉 乱发八两，皂角水洗，焙，净悬 猪蹄二百只[④] 刺蝟[⑤]皮一十六两，锉碎 牛角腮一十二两，锉碎 槐角六两 苦楝[⑥]根五两 脂麻四两 雷元[⑦]四两

上锉碎，用瓷罐内烧存性，碾为细末，入乳香二两、麝香八钱，研令和匀，用酒打麪糊为圆，如梧桐子大。每服八粒，先细嚼胡桃一枚，以温酒吞下，空心、晚食前，日二服。如病甚，日三服。切忌别药，不过三两日，永除根本。

罂粟汤 治肠胃气虚，冷热不调，或饮食生冷，内伤脾胃，或饮酒过度，脐腹疞痛，泄泻肠鸣，下痢或赤或白，里急后重，日夜频并，饮食减少，及肠胃受湿，膨胀虚鸣，下如豆汁，或下鲜血，并皆治之。

罂粟壳四两，去盖[⑧]，蜜炙 甘草二两，炙 干姜二两，炮 黑豆二两，炒去皮 陈皮二两，去白 艾叶二两，去梗

上件锉为麄散。每服三钱，水一盏半，煎至一盏，去滓温服，食前。忌

---

① 浸：通行本、和刻本作“米泔浸一宿，去皮，焙”。
② 诃：吴琎本原作“呵”，据通行本、和刻本改。
③ 神：通行本作“功”。
④ 二百只：通行本、和刻本作“一百只”。
⑤ 蝟：同“猬”。
⑥ 楝：吴琎本原作“练”，据通行本、和刻本改。
⑦ 元：即“丸”，因避宋钦宗赵桓讳，改“丸”为“元”。
⑧ 盖：通行本、和刻本作“蒂”。

生冷、油腻、毒物。小儿量岁数加减与之。

固肠散 治脾胃虚弱，内受寒气，泄泻注下，水谷不分，冷热不调，下痢脓血，赤少白多，或如鱼脑，肠滑腹痛，遍数频并，心腹胀满，食减少力。①

罂粟壳二两，蜜炙② 陈米③二两，炒 甘草二钱半，炙 干姜二钱半，炮 木香一钱，不见火，肉豆蔻二钱，生用④

上件为细末。每服二钱，酒一盏，生姜二片，枣一枚。同煎至七分，温服，不计时候。如不饮酒，水煎亦得。忌酒麪鱼腥等。

麹术圆 治时暑暴泻，壮脾温胃，进美饮食，及疗饮食所伤，胸膈痞闷。

神麹炒 苍术米泔浸一宿，焙干⑤

上件各等分为细末，麪糊为圆，如梧桐子大。每服三十圆，不拘时候，米饮吞下。

七枣汤⑥ 治脾胃虚弱，内受寒气，泄泻注下，水谷不分，腹胁胀满，脐腹疞痛，心下气逆，腹中虚鸣，呕吐恶心，胷膈痞闷，困倦少力，不思饮食。

厚朴一斤，去皮，生姜制 干姜四两，炮 川乌头半斤，炮，去皮、脐，秤 甘草六两 茴香半斤，去土，爁 益智一斤⑦，去皮，秤 缩砂仁半斤

上件为细⑧末，每服二钱，水一盏，入大枣七个，拍破，同煎至七分，去滓温服，食前、空心服。

缠金丹 治大人、小儿一切泻痢，无问冷热赤白，连绵不差，愈而复发，腹中疼痛者，宜服之。

木鳖半两，净 杏仁八钱，净⑨ 巴豆八钱，净⑩ 砒⑪三钱半 朱砂一两 黄丹二两半 黄臘一两 白胶香一钱 硇砂二钱半 乳香二钱半⑫

---

① 通行本、和刻本"食减少力"后有"并宜服之"四字。

② 蜜炙：通行本作"去蒂、盖，蜜炙"；和刻本作"去蒂、盖、膜，蜜炙"。

③ 陈米：通行本作"陈皮"，从方中主治、剂量分析，当以陈米为是，和刻本亦作"陈米"。

④ 本方剂量，和刻本作陈米二十两，肉豆蔻、罂粟壳各二两，干姜、甘草各二两半，木香一两；通行本作肉豆蔻、罂粟壳各三两，陈米为陈皮，余同通行本。

⑤ 米泔浸一宿，焙干：吴埏本原作"浸一"，显有脱漏，据通行本、和刻本增补。

⑥ 本方通行本、和刻本在"大观方"中"七宣圆"之后、"胃风汤"之前。

⑦ 一斤：通行本作"半斤"。和刻本注："一本作'半斤'。"

⑧ 细：通行本、和刻本作"粗"。

⑨ 浸：通行本作"去皮、尖"；和刻本作"去皮、尖及双仁者"。

⑩ 净：通行本、和刻本作"去皮、心、膜，出油"。

⑪ 砒：通行本作"砒霜，醋煮，煅"；和刻本作"砒霜，醋煮，煅过"。

⑫ 通行本作巴豆、杏仁各八钱半；和刻本作巴豆、杏仁各八两。

上件研为细末，镕臘搜和为圆，如麻子人[①]大。每服一圆，小儿半圆。水泻，新汲水下；赤痢，甘草汤下；白痢，干姜汤下；赤白痢，甘草、干姜汤下。并放冷，临卧服。孕妇不得服。忌热物一两时[②]。

按：通行本、和刻本“治泄痢（附秘涩）”门的个别方剂归类和次序与吴斑本有异。七枣汤在“大观方”七宣圆后、胃风汤前，不在“吴直阁增诸家名方”中；纯阳真人养脏汤另列“绍兴续添方”中，不在“吴直阁增诸家名方”中；脾约麻仁圆在麻仁圆后，赤石脂散在半硫圆后。

通行本、和刻本中圣散子作“痢圣散子”，以与“治伤寒（附中暑）”中圣散子相区别。“续添诸局经验秘方”中又有同名“痢圣散子”，“治证同前”，两方主治相同，可互参。组成为：草果（去皮）、石菖蒲（去毛）、白茯苓、麻黄（去根、节）、厚朴（姜汁炙）、独活、枳壳（麸炒）、藿香、白术、细辛（洗，去叶）、吴茱萸（去梗）、甘草（爁）、木猪苓（去皮）、苍术（浸）、良姜（去芦）、赤芍药、附子（炮，去皮、脐）、藁本（去芦）、柴胡（去芦）、泽泻、防风（去芦）、半夏（煮，各等分）。上锉为粗散。每服三钱，水一盏半，薤白二条擘碎，同煎至八分，去滓，食前，稍温服。老人、小儿加减服食。忌生冷、油腻之物。

通行本、和刻本“治泄痢（附秘涩）”门“绍兴续添方”中，除纯阳真人养脏汤外，还有两首感应圆、大已寒圆2首复见之方，治证并方分别见一切气类、伤寒类。吴斑本则“诸方无重见”，故此“治泄痢（祕澁附）”未列此2方。通行本、和刻本“吴直阁增诸家名方”中尚有缚虎圆、遇仙立效散、三神圆3方。

丹波元胤《医籍考》曰：吴直阁本无“水煮木香圆、缚虎圆（泻痢）”“吴大香莲圆（泻痢）在大观方内”。“大观七枣汤（泻痢）……在诸家名方内”。《医籍考》此处考证亦有误，观吴斑原本，“诸家名方”有水煮木香圆，大香莲圆在“诸家名方”内，不在“大观方”内。而“绍兴续添方”中之纯阳真人养脏汤在“诸家名方”中，“诸家名方”中未有遇仙立效散、三神圆，丹波未予指出，此为其失。

---

① 人：果仁，后作“仁”。
② 通行本、和刻本后有“辰”字。

治杂病

耆婆万病圆

牛黄研　麝香研　犀角镑　朱砂飞研　雄黄飞研　黄连去须　大戟锉，炒　芫花醋炒令赤　人参去芦、头　茯苓去皮　干姜炮　桂去皮，不见火　当归去芦、头　芎䓖不见火　芍药　甘遂　黄芩　桑白皮　细辛去苗　桔梗　巴豆去皮、心、膜，炒　前胡去芦、头　紫菀去芦、头　蒲黄微炒　禹余粮醋淬，飞研　川椒去目及闭口者，微炒出汗　葶苈炒　防风去芦、头，各一两　石蜥蜴去头、尾、足，炙，四寸[①]　蜈蚣一十二节，去头、足，炙　芫青二十八枚，入糯米同炒，米色黄黑，去头、足、翅

上为细末，入研药匀，炼蜜为圆，如小豆大。疗[②]七种癖块，五种癫病，十种注忤[③]，七种飞尸，十二种蛊毒，五种黄病，十二时[④]疟疾，十种水病，八种大风，十二种痹[⑤]痺[⑥]。并风入头，眼暗漠漠[⑦]，及上气欬嗽，喉中如水雞声，不得卧，饮食不作，肌肤、五脏滞气，积聚不消，壅[⑧]闭不通，心腹胀满，连及胸背，鼓胀气坚结，流入四肢。或腹叉心膈气满，时定时发，十年、二十年不差[⑨]。五种下利，疳虫[⑩]、蚘虫[⑪]、寸白虫、诸虫。上下冷热，久积痰饮，令人多眠睡，消瘦无力，荫入骨髓，便成滞疾，身体气肿，饮食呕逆，腰脚酸疼，四肢沉重，不能久行久立。妇人因产，冷入子脏，脏中不净，或闭塞不通，胞中瘀血冷滞，出流不尽，时时疼痛为患，或因此断产，并小儿赤白下痢，及狐臭、耳聋、鼻塞等病。服此药，以三圆为一剂，服药不过三剂，万病悉除，说

① 四寸：和刻本作“一寸”。
② 疗：通行本作“治”。
③ 注忤：即“疰忤”，犹中恶。注，通“疰”。
④ 时：通行本作“种”。
⑤ 㾯（wán 又 qún）：手足麻木，麻痹沉重。《素问·五常政大论》曰：“皮㾯肉苛，筋脉不利，甚则胕肿身后痛。”
⑥ 痺：同“痹”。通行本、和刻本作“痹”。
⑦ 漠漠：迷蒙，昏暗貌。
⑧ 壅：吴斑本原作“拥”，据通行本、和刻本改。
⑨ 差：同“瘥”。病愈。
⑩ 虫：“虫”的异体字。
⑪ 蚘虫：即蛔虫。

无穷尽，故称万病圆。① 若一岁已下小儿有疾者，令乳母服两小豆大，亦以吐利为度；近病及卒病皆用多，积久疾病即少服，常服微溏利为度。卒病欲死服三圆，取吐利即差；卒中恶，口噤服二圆，浆水一合，微下利，即差；五注、鬼刺、客忤服二圆；男女邪病歌哭，腹大如妊身服二圆，日三夜一，间食服之；蛊毒吐血，腹痛如刺服二圆，不差更服；疟病未发前服一圆，未差更服；诸有痰饮者服三圆；冷癖服三圆，日三服，皆间食，常令微溏利；宿食不消服二圆，取利；瘕癥积聚服二圆，日三服；拘急，心腹胀满，心痛服三圆；上气呕逆，胸满不得卧服二圆，不差更服；大痢服二圆，日三服；疳湿服二圆，以一圆如杏仁②，和醋二合，灌下部中；水病服三圆，日再服，间食服之，差止，人弱，即隔日服；头痛恶寒服二圆，覆取汗；伤寒天行服二圆，日三服，间食服之；小便不通服二圆，不差，明日更服；大便不通服三圆，又内③一圆下部中，即通；耳聋、聤耳以绵裹如枣核，塞之；鼻衄服二圆；痈肿、下肿破肿，内一圆如麻子大，日一傅④之，根亦自出；犯丁⑤肿血出以猪脂和涂，有孔，内孔中，差；癞疮以酢⑥泔洗讫，取药和猪脂傅上；漏疮有孔，以一圆内孔中，和猪脂傅上；痔疮，涂绵筋⑦上，内孔中，日别易，差止；瘰疬以酢和涂上，差；癣疮以布揩，令汁⑧出，以酢和涂上，日一易，差止；胷背腰胁肿以醋和傅肿上，日一易，又服二圆；诸冷疮积年不差，以酢和涂之；恶刺以一圆内疮孔中，即差；蝮虵⑨螫，以少许内螫处，若毒入腹，心烦欲绝者，服三圆；蜂螫以少许敷之差；妇人诸疾，胞衣不下，服二圆；小儿惊痫，服一圆如米许，以涂乳，令嗍⑩之，看儿大小量之⑪；小儿客忤，服一圆如米，和乳涂乳头，与嗍之，以意量之；蝎螫以少许涂之；小儿乳不消，心腹胀满，服一圆如米许，涂乳头令嗍之，取⑫差。

神应圆 治肾经不足，风冷乘之，腰痛如折，或引背膂⑬俛⑭仰不利，转

---

① “疗七种癖块……故称万病圆”：此段通行本、和刻本在方首“耆婆万病圆”后。
② 通行本、和刻本“杏仁”后有“大”字。
③ 内：同“纳”。放进去。和刻本作“纳”。
④ 傅：通“敷”，涂抹，搽。通行本、和刻本作“敷”。
⑤ 丁：同“疔”。毒疮。其特征是疮形如粟，坚硬根深，状如钉丁之状。和刻本作“疔”。
⑥ 酢：同“醋”。通行本、和刻本作“醋”。
⑦ 筋：通行本、和刻本作“箸”。
⑧ 汁：通行本作“汗”。
⑨ 虵：同“蛇”。通行本、和刻本作“蛇”。
⑩ 嗍（suō）：吮吸。
⑪ 量之：通行本、和刻本作“加减”。
⑫ 取：通行本、和刻本作“即”。
⑬ 膂：古同“膂”。脊梁骨。
⑭ 俛：同“俯”。屈身，低头。

侧亦难，或因役用过多，劳伤于肾，或因寝卧冷湿，地气伤腰，或因坠堕伤损，或因风寒客搏，皆令腰痛。并宜服[①]之。

威灵仙去土，二十两　桂去麁皮，十两　当归锉，去芦、头，焙，一十两

上为末，以酒煮麪糊为圆，如梧桐子大。每服十五圆，温酒或煎茴香汤下，食前服。妇人煎桂心汤下，加至二十圆。有孕妇人不得服。[②]

集効圆　治因腑脏虚弱，或多食甘肥，致蛔虫动作，心腹搅痛，发作肿聚，往来上下，痛有休止，腹中烦热，口吐涎沫，即是蛔咬，宜服此药。若积年不差，服之亦愈。又疗下部有虫，生痔痒痛。

木香[③]　鹤虱炒　槟榔　诃梨勒煨，用皮肉[④]　芜荑[⑤]炒，研　附子炮，去皮、脐　干姜炮，各七两半[⑥]　大黄锉碎，炒，十五两

上为细末，炼蜜为圆，如梧桐子大。每服三十圆，食前，橘皮汤下，妇人醋汤下。

乳香圆　治诸痔下血，肛边生肉，或结核肿疼，或生疮痒痛，或大便艰难，肛肠脱出。又治肠风下血，无问新久。诸瘘根在脏腑[⑦]，悉能除[⑧]之。

大黄蒸，半两　芫青去头、翅、足，同糯米炒，以米黄色为度　鹤虱炒，各半两　乳香研，一分　白丁香一分　牡蛎火煅，半两　枳壳麸炒，去穰，半两　荜澄茄半两

上为末，以粟米糊为圆，如梧桐子大。每服十圆至十五圆。如治肠风，用臘茶清下；诸痔，煎薤白汤[⑨]下；诸瘘，煎铁屑汤下。食前服[⑩]。

解毒雄黄圆　解毒。治缠喉风及急喉痺，卒然倒仆，失音不语，或牙关紧急，不省人事。

雄黄飞，一分　郁金一分　巴豆去皮出油，二七[⑪]个

---

① 服：通行本、和刻本作"治。"
② 通行本、和刻本"有孕妇人不得服"后有"忌食茗"三字。
③ 通行本、和刻本"木香"后有"不见火"三字。
④ 煨，用皮肉：通行本作"煨，去核，酒浸，焙干"。
⑤ 芜荑：通行本作"羌活"。
⑥ 七两半：通行本作"十两半"。
⑦ 通行本、和刻本"诸镂根在脏腑"前有"及"字。
⑧ 除：通行本、和刻本作"治"。
⑨ 薤白汤：和刻本作"鸡白汤"。
⑩ 通行本、和刻本"食前服"前有"并"字。
⑪ 二七：即十四。通行本作"十四"。另和刻本注："一本作二十七个"。

上为末，醋煮麪糊为圆，如菉豆大。用热茶清下七圆，吐出顽涎，立便苏省，未吐再服。如至死者，心头犹热，灌[①]药不下，即以刀、尺、铁匙斡开口灌之，药下喉咙，无有不活，吐泻些小[②]无妨。及治上膈壅热，痰涎不利，咽喉肿痛，赤眼痈肿，一切毒热，并宜服之。如小儿患喉咙赤肿，及惊热痰涎壅塞，服二圆或三圆，量儿大小加减。

尅[③]効饼子 治一切疟病，发作有时，先觉伸欠，乃作寒慄[④]，鼓振颐颔，中外皆寒，腰脊俱痛，寒战既已，内外皆热，头痛如破，渴欲饮冷，或痰聚胷中，烦满欲呕，或先热后寒，或先寒后热，或寒多热少，或热多寒少，或寒热相半，或但热不寒，或但寒不热，或一日一发，或隔日一发，或一发后六七日再发，并能主之。

龙脑研，半两　麝香研，半两　朱砂飞，一两一分　荷叶爁，五两　菉豆末五两　甘草爁，五两　信砒醋煮，研，二两半　定粉研，半两　金箔二十五箔，为衣

上为末，炼蜜搜和，每两作二十圆，捏褊[⑤]，以金箔为衣。每服一饼子，以新汲水磨化。日发者，未发前服之；间日者，不发夜服；隔数日发者，前一日夜服；连日者，凌晨服。

乌梅圆 治藏寒蛔虫动作，上入膈中。烦闷呕吐，时发时止，得食即呕，常自吐蛔，有此证候，谓之蛔厥，此药主之。又治久痢。

乌梅三百枚　细辛去苗，六两　干姜十两，炮　黄连去须，十六两　当归去芦、头，四两　附子炮，去皮、脐，六两　蜀椒去目及闭口者，出汗，四两　桂去麄皮，六两　人参去芦、头，六两　黄蘗炙，锉，六两

上异捣筛，合治之。以醋浸乌梅一宿，去核，蒸之五蚪米下，饭熟捣成泥，和药令相得。内臼中，与炼蜜杵二仟[⑥]下，圆如梧桐子大。每服十五圆，温米饮下，食前服。

神助散 旧名葶苈散治十种水气，面目、四肢、遍身俱肿，以手按之，随手而起，欬喘倚息[⑦]，不得安卧，腹大肿胀，口苦舌干，小便赤澁，大便不利。

---

① 灌：吴斑本原作“嚾”，据通行本、和刻本改。

② 些小：少许。

③ 尅：同“克”。能。

④ 慄：吴斑本原作“慓”，形近而误。慄，同“栗”，通行本、和刻本作“栗”。

⑤ 褊：通“扁”。通行本、和刻本作“扁”。

⑥ 仟：吴斑本原作“阡”，形近而误。据文意改。通行本、和刻本作“千”。

⑦ 咳喘倚息：通行本、和刻本作“咳嗽喘急”。

葶苈炒香，别研，三两　黑牵牛微炒，取末，二两半　泽泻、猪苓去黑皮，各二两[①] 椒目一两半

上为细末。每服以葱白三茎，浆水一盏，煎至半盏，入酒半盏，调药三钱，绝早面向东服。如人行十里[②]，以浆水、葱白煮稀粥，至葱烂，入酒五合热啜，量人啜多少，须啜一升来[③]，不得喫[④]盐并面。自早晨至日午[⑤]，当利小便三四升，或大便利，喘定，肿减七分，隔日再服。既平之后，必须大将息，及断盐、房事等三年。

立効散　治下焦结热，小便黄赤，淋闭疼痛，或有血出，及大小便俱出血者，亦宜服之。

瞿麦穗一两　甘草炙，三分　山栀子去皮，炒，半两

上同为末。每服五钱至七钱，水一椀[⑥]，入连须葱根七个，灯心五十茎，生姜五七片，同煎至七分，时时温服，不拘时候。

必胜散　治男子、妇人血妄流溢，吐血、衄血、呕血、咯血。

小蓟并根用　蒲黄微炒　熟干地黄　芎䓖　当归去芦、头　人参去芦、头　乌梅去核，已上各一两

上件药捣罗为麄散，每服五钱，水一盏半，煎至七分，去滓温服，不拘时候。

钓肠圆　治久新诸痔，肛边肿痛，或生疮痒，时有脓血。又治肠风下血，及肛门脱出，并宜服之。

白矾枯　绿矾枯　诃子煨，取皮[⑦]　枳壳去穰，麸炒　白附子生用　天南星生用　半夏生用　附子去皮、脐，生用，已上各二两　栝蒌二个，烧存性　蝟皮两个，锉碎，罐内烧存性　鸡冠花锉，微炒，五两　胡桃仁十五个，不油者，鑵[⑧]内烧存性

上为细末，以醋煮面糊为圆，如梧桐子大，每服二十圆，空心、临卧温酒下。远年不差者，服十日见効，久服永除根本；小可[⑨]肠风等疾，一二年内

---

① 和刻本注云："一本作'一两。'"
② 通行本、和刻本"十里"后有"久"字。
③ 来：表示概数，大约。通行本、和刻本作"许"。
④ 喫：同"吃"，
⑤ 自早晨至日午：通行本、和刻本作"自早至午"。
⑥ 椀：同"碗"。本意木碗。
⑦ 取皮：通行本作"去皮"；和刻本作"去核"。
⑧ 鑵：古同"罐"。
⑨ 小可：犹小小；轻微。

者，只十服差，永不发动[①]。

石韦散 治肾气不足，膀胱有热，水道不通，淋沥不宣，出少起数[②]，脐腹急痛，蓄作有时，劳倦即发，或尿如豆汁，或便出砂石，并皆治之。

木通锉，二两 石韦去毛，二两 王不留行一两 滑石三两 甘草炙，锉，一两 当归去芦、头，一两 白术三两 瞿麦三两 芍药三两 葵子三两

上为细末，每服二钱，煎小麦汤调下，食前，日二三服。

牡蛎散 治诸虚不足，及新病暴虚，津液不固，体常自汗，夜卧即甚，久而不止，羸瘠枯瘦，心忪惊惕，短气烦倦。

麻黄根[③]一两 牡蛎用米泔浸，刷去泥土，火烧通赤，取粉，一两 黄耆去苗，洗去泥土，切碎，一两

上三味为麄散。每服三钱，水一盏半，小麦百余粒，同煎至八分，去滓热服，不拘时候，日二服。

法制熟艾 陈久黄艾，不以多少，择取叶入臼[④]，用木杵轻捣令熟，以细筛隔去青滓，再捣再筛，如此三次，别以马尾罗子隔之。更再捣罗，候柔细黄熟为度。主灸百病。世人着灸，多无法度，徒忍痛楚、罕能愈疾[⑤]。今于《圣惠》《千金》《外台》等方内，摭取点穴分寸。作炷大小、壮数多少等法如后。定分寸法：取病人男左女右，中指第二节内，度两横纹，相去为一寸，应取穴及作炷分寸，并依此法。点灸穴法：凡点穴时，须得身躰[⑥]平直，四肢无[⑦]令拳[⑧]缩。坐点无令俛仰，立点无令倾侧。灸时孔穴不正，无益于事，徒烧好肉，虚忍痛楚之苦。若坐点，则坐灸之；卧点，则卧灸之；立点，则立灸之。反此亦不得其穴。作艾炷法：凡下火点灸，须令艾炷根下，广三分，长[⑨]三分。若减此，不覆孔穴，不中经脉。火气不行，亦不能除病。强壮人亦可稍增令大。周岁以里小儿，可如小麦大。点火法：古来用火灸病，忌八般木火，今即不用木火灸人，不犯诸患，兼去久疴。以清油点灯，灯上烧艾茎点灸，兼滋

① 发动：疾病发作。《后汉书·方术传下·华佗》："后十八年，疾当发动，若不得此药，不可差也。"

② 起数：批数，次数。

③ "麻黄根"后，通行本有"洗"字和刻本有"净洗"二字。

④ 通行本、和刻本"臼"后有"内"字。

⑤ 愈疾：吴斑本原脱，据通行本、和刻本补。

⑥ 躰：古同"体"。

⑦ 无：通"毋"，表示劝阻或禁止，不要，别。通行本、和刻本作"毋"。

⑧ 拳：通"蜷"，屈曲，卷曲。通行本、和刻本作"蜷"。

⑨ 通行本、和刻本"长"后有"亦"字。

润灸疮。又灸疮至愈已来，且无疼痛，用臘烛更佳。又火珠耀日，以艾承之，遂得火出，此火灸病为良。次有火照耀日，以艾引之，便得火出，此火亦佳。下火灸时法：皆以日正午已后，乃可下火灸之，时谓阴气未至，灸无不着。午前平旦，谷气虚，令人癫[①]眩。不可针[②]灸，慎之慎之。其大法如此，卒急者不可用此例。又若遇阴雾大起，风雪忽降，猛雨炎著[③]，雷电虹蜺[④]，暂时且停，候待清明，即再下火灸。灸时不得伤饱、太饥、饮酒、食生硬物，兼忌思虑愁忧，怒呼骂叫[⑤]，吁嗟歎[⑥]息，一切不祥，忌之大吉。治灸疮不发法：凡着灸疗病，历春夏秋冬不较者，灸炷虽然数足，得疮发脓，所患即差。如不得疮发脓出，其疾不愈。《甲乙经》云：灸疮不发者，用故履底灸令热，熨之，三日即发，脓出[⑦]自然愈疾。今用赤皮葱三五茎，去其葱青。于煻灰火中煨熟拍破，热熨灸疮十余遍，其疮三日自发，立坏，脓出疾愈。淋洗灸疮法：凡着灸治病，纔[⑧]住火，便用赤皮葱、薄荷二味煎汤，温温淋洗灸疮，周廻[⑨]约一二寸已来，令驱逐风气于疮口内出，兼令经脉往来，不滞于疮下，自然疮坏疾愈。若灸疮退火痂后，用桃树东南枝稍、青嫩枊[⑩]皮二味等分煎汤，温温淋洗灸疮，此二味偏能护灸疮中诸风。若疮内黑烂溃者，加胡荽，三味等分煎汤，温温淋洗，灸疮自然生好肉也。若灸疮疼痛不可忍，多时不较者，加黄连，四味等分煎汤淋洗，立有神効。壮数多少法：《千金方》云：凡言壮数者，若丁壮遇病，病根深笃者，可倍多于方数。若[⑪]人老小幼弱[⑫]者，可复减半。依扁鹊灸法，有至五百壮、千壮者，皆临时消息之。推人神所在法：一日足大指，二日外踝，三日股内，四日腰，五日口、舌、悬瘫[⑬]，六日足小指，七日内踝，八日足腕，九日尻，十日背腰，十一日鼻柱，十二日发际，十三日牙齿，十四日胃脘，十五日遍身，十六日胷乳，十七日气冲，十八日腹内，十九日足趺，二十日膝下，二十一日手小指，二十二日伏兔，二十三日肝输，二十四日手阳

---

① 癫：通行本作“颠”。
② 针：通行本、和刻本作“卧”。
③ 著：通行本、和刻本作“暑”。
④ 蜺：通“霓”。通行本、和刻本作“霓”。
⑤ 叫：吴珽本原阙，据通行本、和刻本补。
⑥ 歎：同“叹”。
⑦ 其疾不愈。……三日即发，脓出：此段吴珽本原脱，语句不连续，据通行本、和刻本补。
⑧ 纔：“才”的异体字。
⑨ 周廻：周围。
⑩ 枊：古同“柳”。通行本、和刻本作“桃”。
⑪ 若：通行本、和刻本作“其”。
⑫ 幼弱：通行本作“羸瘦”。
⑬ 瘫：同“雍”，通行本作“雍”。和刻本疑为“离”之误。

明[①]，二十五日足阳明，二十六日手足，二十七日膝，二十八日阴，二十九日膝、胫、䪼[②]、颥，三十日关元下至足[③]。已上人神所在之日，禁忌着灸。若遇病急切，不拘此例。

常山饮[④] 治疟疾。凡疟疾，盖因外邪客于风府，生冷之物内伤脾胃，或先寒后热，或先热后寒，或寒热独作，或连日并发，或间日一发。寒则肢体颤掉，热则举身如烧，头疼恶心，烦渴引饮，气息喘急，口苦咽[⑤]干，脊膂酸疼，肠鸣腹痛，诸药不治，渐成劳疟者，此药治之。

知母二斤　常山二斤，用川者　乌药一斤，搥碎，去[⑥]　草果二斤　甘草二斤，炙　高良姜二十两

上件为麄散。每服三钱，水一盏，生姜五片，枣子五箇[⑦]，煎至七分，去滓温服。

诸家名方

神仙太一膏[⑧] 治八发痈疽，一切恶疮软疖，不问年月深远，已成脓、未成脓，贴之即効。虵、虎、蝎、犬、汤火、刀斧所伤。并可内服、外贴。发背，先以温水洗疮，拭干。用帛子摊药贴，用水下[⑨]；血气，木通酒下；赤白带下，当归酒下；咳嗽、喉闭、缠喉风，并绵裹含化；一切风赤眼，贴太阳穴，后用山栀子汤下；打扑伤损，贴药，仍用橘皮汤下；腰膝痛，贴之，盐汤下；唾血，桑白皮汤下；诸漏，先以盐汤洗其诸疮疖，并量大小，以纸摊药贴之。并每服一粒，旋圆樱桃大，以蛤粉为衣。其药可收十年不坏，愈久愈烈，神効不可具述。

玄参　大黄　白芷　川当归　肉桂去麄皮　赤芍药　干地黄生干者

上七味各一两，锉如松子大，用麻油二斤浸，春五日，夏三日，秋七日，冬十日，滤去滓，油熬得所[⑩]，次下黄丹一斤，已滴油在水中不散为度。

---

① 通行本“手阳明”后有“两胁”二字。

② 䪼（jū）：颔也。通行本、和刻本作“颞”。

③ 通行本“足”后有“心”字。

④ 本方通行本、和刻本另标识为“绍兴续添方”。

⑤ 咽：通行本作“舌”。

⑥ 乌药一斤，搥碎，去：通行本、和刻本作“乌梅去仁，一斤”。

⑦ 五箇：通行本、和刻本作“一枚”。

⑧ 本方通行本、和刻本在“疮肿伤折”篇之“吴直阁增诸家名方”中。

⑨ 通行本、和刻本“用水下”后有“一粒”二字。

⑩ 得所：适当，适宜。

青解毒圆[1] 治大人、小儿五脏积热，毒气上攻，胷膈烦闷，咽喉肿痛，赤眼痈肿，头面发热，唇口干燥[2]，两颊生疮，精神恍惚，心忪闷乱，坐卧不宁，及伤暑毒，面赤身热，心躁烦渴，饮食不下。

寒水石一十六两，研　青黛八两　石膏十六两，研

上件细研如粉，入青黛和匀，蒸饼七箇，水调为圆，如鸡头大。每服一圆，食后，新汲水化下，或细嚼，用生姜水下亦得。如中诸毒，并宜服之。及小儿惊风潮热，痰涎壅塞，心胷烦躁，颊赤多渴，睡卧不稳，每三岁儿可服半粒，更量岁数加减与之。

备急圆 疗心腹诸卒暴百病，中恶客忤，心腹胀满，卒痛如刀刺痛[3]，气急口噤。

巴豆二两，去皮、油　大黄二两　干姜一两，炮

上件为末，炼蜜为圆，如梧桐子大。每服三圆，温水下，不拘时候。

按：通行本、和刻本“治杂病”门位于“治咽喉口齿”门之后。“绍兴续添方”中，除常山饮外，还有对金饮子、清心莲子饮2首复见之方，治证并方分别见伤寒类之“吴直阁诸家名方”、痼冷类之“宝庆新增方”。吴斑本则“诸方无重见”，故此“治杂病”未列此2方。

通行本、和刻本“吴直阁增诸家名方”尚有寸金圆、夺命丹2方；神仙太一膏在“治疮肿伤折”门。丹波元胤《医籍考》亦曰：吴直阁本无“寸金圆、夺命丹（杂病）”。但其未指出神仙太一膏之归类不一。

治眼目

锦鸠圆 治肝经不足，风邪内乘上攻，眼暗泪出，怕日羞明，隐澁痒痛，瞻视茫茫，多见黑花，或生翳膜，并皆治之。

羯羊肝一具，薄批[4]，炙干令焦　斑[5]鸠一只，去皮、毛、肠、

①　本方通行本、和刻本在下方“备急圆”后。

②　燥：吴斑本原作“躁”。

③　刺痛：通行本、和刻本作“所刺”。

④　批：刮，削。

⑤　斑：吴斑本原作“班”，据通行本、和刻本改。

觜[①]、爪，用文武火连骨炙干　细辛去苗，五两　杜蒺藜[②]炒，去尖、角　甘菊花拣净　牡蛎去土，[③]取粉用　黄连去须　防风去芦、头　桂去麄皮，各五两　蕤仁去皮　瞿麦，各三两　白茯苓去皮，四两　草决明子三两　羌活去芦头，三两　蔓菁子二升，淘洗，绢袋中盛饭甑，蒸一炊时，曒[④]

上十五味为末，炼蜜和杵五百下，圆如梧桐子大。每服十五圆至二十圆，以温水或温酒下。空心、日午、临卧，日三服。如久患内外障眼，服诸药未効者，渐加服五十圆，必効。暴赤眼疼痛，食后用荆芥汤下二十圆。

驻景圆　治肝肾俱虚，眼常昏暗，多见黑花，或生障翳，视物不明，迎风有泪。久服补肝肾，增目力。

菟丝子酒浸，别研为末，五两[⑤]　车前子三两　熟干地黄三两

上为末，炼蜜为圆。如梧桐子大。每服三十圆，温酒下，空心、晚食前，日二服。

密[⑥]蒙花散　治风气攻注，两眼昏暗，眵泪羞明，睑[⑦]生风粟，隐澁难开，或痒或痛，渐生翳膜，视物不明。及久患偏头疼，牵引两眼，渐觉细小，昏澁隐痛，并暴赤肿痛，并皆疗之。

密蒙花拣净　羌活去芦、头　菊花去土　石决明[⑧]　杜蒺藜炒，去尖　木贼锉，已上各等分

上为细末，每服一钱，臈[⑨]茶清调下。食后，日二服。

羚羊角散　治大人、小儿一切风热毒，上冲[⑩]眼目，暴发赤肿，或生疮疼痛，隐澁羞明。

羚羊角镑，十两　决明子二十两　川升麻十两　黄芩[⑪]十两　车前子十两　草龙胆去芦、头，五两　栀子仁五两　甘草微炙，十两

---

① 觜：同"嘴"。
② 藜：吴班本原作"梨"，据通行本、和刻本改。
③ 通行本、和刻本"取粉"前有"火煅"二字。
④ 曒：同"晒"。和刻本作"晒"；通行本作"日干"。
⑤ 五两：和刻本作"八两"。
⑥ 密：吴班本原作"蜜"，据通行本、和刻本改。
⑦ 睑：吴班本原作"脸"，据通行本、和刻本改。
⑧ 通行本"石决明"后有"用盐同东流水煮一伏时，漉出，研粉"十四字。
⑨ 臈：古同"腊"。通行本作"腊"；和刻本作"用"。
⑩ 冲：通行本作"攻"。和刻本注："一本作'攻'"。
⑪ 芩：吴班本原作"苓"，形近而误。

上为细末，每服一钱，食后温熟①水调下，日进三服，小儿可服半钱。

秦皮散 治大人、小儿风毒，赤眼肿痛，痒涩眵泪，昏暗②。

秦皮锉，十两 桂府滑石捶碎，十两 黄连去须，十两

上为细末，每用半钱，沸汤点，去滓，温热频洗。

镇肝圆 治肝经不足，内受风热，上攻眼目，昏暗痒痛，隐涩难开，堆③眵多泪，怕日羞明，时发肿赤，或生障翳，并宜服之。

决明子 地肤子 白茯苓去皮 远志去心 茺蔚子 防风去芦、头及叉者 蔓荆子去白皮 人参去芦、头，各一两 青葙子 山药 玄参 车前子 地骨皮去土 栢④子仁炒 甘草炙，锉 甘菊花 柴胡去芦、头，各半两 细辛去苗，一分

上为末，蜜水煑糊，圆如梧桐子大。每服二十圆。米饮下，食后，日二服。

菊睛圆 治肝肾不足，眼目昏暗，瞻视不明，茫茫漠漠，常见黑花，多有冷泪。久服补不足，强目力。

巴戟一两，去心 苁蓉二两，酒浸去皮、沙⑤，切，焙 枸杞子三两甘菊花四两，拣择

上为细末，炼蜜圆如梧桐子大。每服三十圆至五十圆，温酒或盐汤下，空心，食前服。

菩萨散⑥ 治男子、妇人风气攻注，两眼昏暗，眵泪羞明，睑⑦眥肿痒，或时赤痛，耳鸣头眩。

苍术米泔浸一宿，锉，炒 防风锉，炒 白蒺藜炒，各二两 甘草一两，微炒 荆芥一两半，用穗

上并为细末，不拘时候，入盐少许，沸汤或酒调下一大钱，神妙。

拨云散 治男子、妇人风毒上攻，眼目昏暗，翳膜遮障，白日羞明，多生⑧热泪，隐涩难开，眶痒赤痛，睑⑨眥红烂，瘀肉侵睛，但是一切风毒眼疾，

---

① 熟：通行本作“热”。
② 通行本、和刻本“昏暗”后有“羞明”二字。
③ 堆：吴斑本原作“推”，据通行本、和刻本改。
④ 栢：同“柏”。
⑤ 沙：通行本、和刻本作“炒”。
⑥ 本方及下方拨云散，通行本、和刻本另标识为“绍兴续添方”。
⑦ 睑：吴斑本原作“脸”，据文意及通行本、和刻本改。
⑧ 生：吴斑本原无，据通行本、和刻本补。
⑨ 睑：吴斑本原作“脸”，形近而误。

并皆治之。

羌活一斤　防风一斤　甘草一斤，炒　柴胡一斤

上为细末。每服二钱，水一中盏，煎至七分，食后、临睡时服，薄荷茶调，菊花苗汤[①]下亦得。忌藏盐[②]、鲊酱、湿面及炙煿、发风毒等物。[③]

诸家名方

流气饮　治肝经不足，内受风热上攻，眼目昏暗，视物不明，常见黑花，当风多泪，怕日羞明，堆[④]眵赤肿，隐澁难开，或生障翳，倒睫拳毛，眼眩赤烂，及妇人血风眼，及时行暴赤肿，眼胞紫黑，应有眼病，并宜服之。

荆芥去梗　山栀子去皮　牛蒡[⑤]子炒　菊花去枝　蔓荆子去白　细辛洗，去叶　甘草炙　防风去芦　白蒺藜去尖，炒　玄参去芦　川芎　大黄炮　黄芩[⑥]去芦　木贼草去根、节，已上各秤一两，净　草决明一两半　苍术二两，浸

上件为细末，每服二钱半，临卧用冷酒调下。如牙儿[⑦]有患，只令乳母服之。

明睛散[⑧]　能治外障，退翳膜，疗风毒上攻，眼疼赤肿，或睑[⑨]眥痒烂，时多热泪昏澁。

黄连去芦、须　当归洗，去芦，焙　赤芍药　滑石研，已上各秤五两

上件锉碎，碾为细末，入研滑石拌匀。每用半钱，沸汤点。澄清去滓，热洗。忌一切腌[⑩]藏、鱼鲊、酒麪等毒物。

春雪膏[⑪]　治肝经不足，内受风热，上攻眼[⑫]目，昏暗痒痛，瘾[⑬]澁难开，

---

① 菊花苗汤：吴斑本原脱，据通行本、和刻本补。

② 藏盐：通行本、和刻本作“腌藏”。

③ 每服二钱，……发风毒等物：此段吴斑本原接在上段“并宜治之”之后，恐有错简，据通行本、和刻本予以调整。

④ 堆：吴斑本原作“推”，据通行本、和刻本改。

⑤ 蒡：吴斑本原作“旁”，据通行本、和刻本改。

⑥ 芩：吴斑本原作“苓”，据通行本、和刻本改。

⑦ 牙儿：伢儿，小孩子。牙，通“伢”。通行本作“婴儿”；和刻本注：“一本作‘孩儿’”。

⑧ 本方通行本、和刻本在“菊花散”之后。

⑨ 睑：吴斑本原作“脸”，形近而误。

⑩ 腌：吴斑本原作“淹”，据通行本、和刻本改。

⑪ 本方通行本、和刻本在“淳祐新添方”中。

⑫ 眼：和刻本作“头”。

⑬ 隐：吴斑本原作“瘾”，据通行本、和刻本改。

堆[①]眵[②]赤肿，怕日羞明，不能远视，迎风有泪，多见黑花，并皆疗之。

脑子二钱半　蕤人[③]二两，去皮、油、壳[④]，秤取二两，细研去油

上用生蜜六钱重，将脑子、蕤人同搜和，每用铜筯[⑤]子或金银钗股，大小眥时复少许点之。及治连眶赤烂，以油纸涂药贴之。

菊花散[⑥]　理肝气风毒，眼目赤肿，昏暗羞明，隐[⑦]澁难开，攀睛瘀肉，或痒或痛，渐生翳膜，及治暴赤肿痛，悉皆治之。

蝉退[⑧]去土、头、翅、足　木贼草去根、节　白蒺藜炒，去尖　羌活去芦，不见火，已上四味各三两　菊花六两，去梗

上为细末，每服二钱，食后临卧，茶清调下。常服明利头目，洗肝去风。忌发风、淹[⑨]藏、炙煿等物。

洗肝散　治风毒上攻，暴作赤目，肿疾难开，隐澁眵泪，昏暗羞明，或生翳膜，并皆治之。

大黄煨　山栀[⑩]去皮　防风去芦　薄荷去梗　当归洗，去芦　川芎　羌活去芦　甘草炙，已上各秤二两

上为细末。每服二钱，冷水或熟水调下，食后，日服见効。

按：通行本、和刻本菩萨散、拨云散2方，另标识为"绍兴续添方"。春雪膏在"淳祐新添方"中，丹波元胤《医籍考》亦曰：吴直阁本"淳祐春雪膏（眼目）……在诸家名方内"。且洗肝散在流气饮之后，明睛散在菊花散之后。

治咽喉口齿

龙石散　治大人、小儿上膈壅毒，口舌生疮，咽嗌肿塞，疼痛妨闷，每

① 堆：吴斑本原作"推"，形近而误。
② 堆眵：通行本、和刻本作"昏眩"。
③ 人：通行本、和刻本作"仁"。
④ 去皮、油、壳：通行本、和刻本作"去皮、壳，压去油"。
⑤ 筯：同"箸"，筷子。通行本、和刻本作"箸"。
⑥ 本方通行本、和刻本在"洗肝散"之后。
⑦ 隐：吴斑本原作"瘾"，据通行本、和刻本改。
⑧ 退：通行本作"蜕"。
⑨ 淹：通"腌"。通行本、和刻本作"腌"。
⑩ 通行本"山栀"后有"子仁"二字，和刻本后作"取仁"。

用少许，掺贴患处，嚥津。小儿疮疹，毒气攻口齿，先用五福化毒丹扫，后[①]用此药掺贴，立効。

寒水石烧通赤，二斤 朱砂飞研，二两半 生脑子研，一分[②]

上为末。每日五七次[③]用。夜卧掺贴妙。

如圣汤 治风热毒气，上攻咽喉，咽痛喉痺，肿塞妨闷。及肺痈瘻欬[④]嗽，咯唾脓血，胸满振寒，咽干不渴，时出浊沫，气息腥臭，久久吐脓，状如米粥。又治伤寒咽痛。

桔梗一两，味苦者 甘草锉，炒，二两

上为麄末。每服二钱，水一盏，煎至七分，去滓温服，小儿时时呷服，食后，临卧。

鹏砂圆 治大人、小儿风瘻膈热，咽喉肿痛[⑤]，舌颊生疮，口干烦渴。

寒水石烧通赤，五十两 鹏[⑥]砂研，十两 脑子研，三分 麝香[⑦]一两 牙硝枯研，二两 梅花脑子研，一分[⑧] 甘草浸汁熬膏，十两

上为末，用甘草膏子和搜，每两作四百圆。每服一圆，含化嚥津。常服化痰利膈，生津止渴。

麝脐散 治牙齿动摇，风蚛[⑨]疼痛，断[⑩]肉宣露，涎血臭气。常用令牙齿坚牢，解骨槽毒气。

木律[⑪]四十四两 麝香空皮子细切，一百个 牛膝去芦、头，细锉，十斤 郁李仁二十两 黄茄细切，二十个

已上五味，捣碎入罐子内，上用瓦子盖口，留一小窍，用盐泥固济，烧令通赤，候烟白色，即住火取出，以新土罨一伏时取出，后入升麻一十斤，细辛去苗秤十斤。

上件为细末，每用少许揩患处，须臾温水漱口，临卧更贴少许，嚥津亦

---

① 通行本、和刻本后有“仍再”二字。并断句为“先用五福化毒丹扫后，仍再用此药掺贴”。
② 一分：通行本、和刻本作“二钱半”。
③ 五七次：和刻本作“三五次”。
④ 欬：亦作咳，咳嗽。通行本、和刻本作“咳”。
⑤ 风瘻膈热，咽喉肿痛：吴玨本原阙，据通行本、和刻本补。
⑥ 鹏：今作“硼”。通行本作“硼”。
⑦ 通行本、和刻本“麝香”后有“研”字。
⑧ 一分：通行本、和刻本作“三分”。
⑨ 蚛（zhòng）：虫咬，被虫咬残。
⑩ 断：同“龈”，牙根肉。通行本、和刻本作“龈”。
⑪ 木律：胡桐律之别名。《药性歌括四百味》云：“木律大寒，口齿圣药，瘰疬能医，心烦可却。”

无妨。

玉屑无忧散[①] 治咽喉肿痛，舌胦[②]生疮，风毒壅塞，热盛喉闭；或因悮[③]吞硬物，诸骨鲠刺，涎满气急，或至闷乱不省人事，并皆治疗。

贯众去芦 缩砂去壳 滑石研 荆芥穗 玄参去芦 白茯苓炒令黄色 黄连去须 山豆根揀，去梗 甘草，已上各一两 寒水石二两，研，水飞 鹏砂二钱

上为细末，每服一钱，干掺舌上，后以新水嚥下，不拘时候。

诸家名方

齿药赴筵散[④] 治风牙蚛牙，攻疰[⑤]疼痛，昼夜不止，痛不可忍，睡卧不安，牙断宣烂[⑥]，动摇欲脱，或腮颔浮肿，断烂血出，并能治之。

草乌去皮 荆芥去梗 细辛去根、枝[⑦] 良姜去芦

上件四味各二两，碾为末。每用少许，于痛处擦之，有涎吐出，不得吞嚥，良久用温盐汤灌漱，其痛即止[⑧]。常使揩牙，用腐炭末一半相和。常用止牙宣，辟口气，永无牙疾。

吹喉散 治三焦大热，口舌生疮，咽喉肿塞，神思昏闷，并能治之。

盆硝八两 青黛一两半 蒲黄一两

上件用生薄荷汁一升，将盆硝、青黛、蒲黄一处用瓷罐盛，慢火熬[⑨]令干，研细。每用一字或半钱，掺于口内，良久出涎，吞之不妨。或喉中肿痛，用筒子入药半钱许，用力吹之，无不立效。

鹏砂散[⑩] 治大人、小儿卒患喉痺，闭塞不通，肿痛生疮，语声不快，风壅痰毒，鼻衄出血。

山药六斤，生 鹏砂二十两，生 麝香四两，研 牙硝二十四两，生 脑子七两，研 甘草二十两，锉

① 本方和刻本列为“绍兴续添方”中。

② 胦：古同“颊”。通行本、和刻本作“颊”。

③ 悮：同“误”。通行本、和刻本作“误”。

④ 通行本、和刻本无“齿药”二字，作“赴筵散”。

⑤ 疰：通行本、和刻本作“注”。

⑥ 烂：通行本、和刻本作“露”。

⑦ 根、枝：通行本、和刻本作“土、叶”。

⑧ 每用少许……其痛即止：此段吴珽本原在上面主治中，接“并能治之”句后。据通行本、和刻本调整。

⑨ 熬：同“熬”。

⑩ 本方通行本、和刻本在“淳祐新添方”中。

上件为细末，每服半钱，如茶点服。

按：和刻本中玉屑无忧散别列为“绍兴续添方”，通行本仍列于“大观方”中。通行本、和刻本中硼砂散在“淳祐新添方”内，不在“吴直阁增诸家名方”内。丹波元胤《医籍考》亦考证曰：吴直阁本“硼砂散（咽喉）……在诸家名方内”。另外，齿药赴筵散在通行本、和刻本中均名“赴筵散”，无“齿药”二字。

治疮肿伤折

云母膏 治一切疮肿、伤折等病。治发背，先以败蒲一斤，用水三升，煎五十沸。如人躰①温②，将蒲水洗疮，拭干贴药。一两分为三服，温酒下。未成脓者立差。于外贴之。妳③痈外贴。瘰疬骨疽，毒穿至骨，用药一两，分作三服，温酒下。甚者即泻出恶物，兼外贴差。肠痈，以药半两分为五服，用甘草汤下。未成脓者，当时消；已有脓者，随药下；脓出后，每日酒下五圆，圆如梧桐子大。待脓止即止④。风眼贴两太阳穴。壁镜⑤咬、蜘蛛咬，外贴留疮口。发脑发髭鬓、发眉、发耳、脐痈、牙痈、牙疼并外贴包裹，即当时痛止。箭头所伤，箭头在内外贴，每日喫少许烂菉豆，箭头自出。虎豹所伤先以甘草汤洗，然后贴膏，每日换，不过三次贴。狗咬、虵咬，生油下十圆，如梧桐子大，仍须贴外。难产三日不分免⑥，温酒下一分便生。血运欲死，以姜汁和小便半升，温酒下十圆，死者即返。死胎在腹以榆白皮汤下半两便生。丈夫本脏气，茴香温酒下一分，每日一服，不过二服差。中毒药，酒洗袜⑦，温下一分，每日一服，不过四度，泻出恶物差。瘤赘外贴消之。一切肿疖外贴立差，但有所苦，并皆贴⑧之，药到即差。已上主疗，只忌羊血，余无所忌。如人收此药

---

① 躰：古同“体”。

② 温：吴斑本原阙，据通行本、和刻本补。

③ 妳：同“奶”。

④ 止：通行本、和刻本作“住服”。

⑤ 壁镜：亦称“壁钱”“壁蟢”“壁茧”。虫名，蜘蛛的一种，体扁黑色。腿长易脱落，常在墙上织成白色圆形的囊，用以孵卵。清代厉荃《事物异名录·昆虫下·壁茧》：“壁钱、壁蟢、壁镜。”四库本作“壁虎”。

⑥ 免：同“娩”。分娩，生孩子。

⑦ 中毒药，酒洗袜：和刻本作“中暑毒，取地水”；通行本注：“一本作中暑毒，取地水。”

⑧ 贴：通行本作“治”。

防身，以腊纸裹，不令风干，可三十年并无损动[①]。[②]

云母粉以光明白薄者，造[③] 硝石研如粉麪 甘草已上各四两 槐枝[④] 栢叶不用近道者 柳枝 桑白皮已上各二两 桔梗 防风去芦、头[⑤]桂去麄皮 苍术[⑥]菖蒲 高良姜 黄芩 柴胡去芦、头[⑦] 厚朴[⑧] 松脂 吴[⑨]椒[⑩]芍药 草龙胆 白芷 白及[⑪] 白蔹[⑫] 黄耆去芦、头 芎䓖 茯苓去皮 夜合用皮 黑附子去皮、脐 盐花研 人参去芦、头 当归去芦、头 木香 麒麟竭研 没药研 麝香末研 乳香研，已上各半两 陈橘皮一两 黄丹[⑬]一十四两 清油四十两 水银二两，候膏凝如人躰热，以生绢袋子盛水银，以手弹如针头大，铺在膏上，谓之养药母。

上件药除研者药外[⑭]，并锉如豆大，用上件清油，于瓷器中浸所锉药七日，以物封闭后，用文火煎，不住手搅，三上火，三下火。每上，候匝匝[⑮]沸乃下火。候沸乃下火[⑯]，候沸定再上。如此三次。候白芷、附子之类黄色为度，勿令焦黑。以绵或新布绞去滓，却入铛中，再上火熬。后下黄丹与研[⑰]药八味，以柳篦不住手搅，直至膏凝，良久色变。再上火[⑱]熬，仍滴少许水中，凝结不黏手为度。先炙一瓷器，热即倾药在内，候如人躰温热，弹水银在上，每用膏药，即先刮去水银。

小犀角圆 治肠痈、乳痈、发背。一切毒肿，服之化为水。

犀角屑三两 川升麻 黄芩 防风去芦、头 人参去芦、头 当归去芦、头，炙 黄耆锉，去苗 干蓼蓝 黄连去须 甘草

① 并无损动：通行本、和刻本作“不损药力”。

② 治发背……可三十年并无损动：此段通行本、和刻本在下面制剂中接“即先刮去水银” 句后。

③ 造：通行本、和刻本作“研”。

④ 枝：通行本作“叶”。

⑤ 头：通行本、和刻本作“叉”。

⑥ 苍术后，通行本有“泔浸一宿”；和刻本有“米泔浸一宿，焙”。

⑦ 和刻本“去芦、头”后有“锉”字。

⑧ 通行本、和刻本“厚朴”后有“去粗皮，姜汁制”。

⑨ 吴：通行本、和刻本作“蜀”。

⑩ 通行本、和刻本“蜀椒”后有“去目及闭口者，微炒出汗”。

⑪ 及：和刻本作“芨”。

⑫ 蔹：吴琎本原作“敛”，据通行本、和刻本改。

⑬ 通行本“黄丹”后有“细研”二字。

⑭ 上件药除研者药外：通行本、和刻本作“上除云母、硝石、麒麟竭、没药、麝香、乳香、黄丹、盐花八味别研外”。

⑮ 匝匝：形容稠密、茂盛。

⑯ 候沸乃下火：此句疑衍，通行本、和刻本无此五字。

⑰ 研：通行本、和刻本作“别研”。

⑱ 火：通行本、和刻本无。

炙　栀子去皮，已上各一两　大黄一两一分，蒸，焙　巴豆二十二枚，去皮、膜、心，炒过出油，研

上为细末，入巴豆匀，炼蜜和搜为圆，如梧桐子大。每服三圆，温汤下，利三两行，啜冷粥止之。不利加至四五圆，初服取快利，后渐减圆数，取微溏泄为度，老小以意加减，肿消及和润乃止。利下黄[1]水，斍[2]肿处微皱色变，即是消候。一切肿毒皆内消，神验不可论。忌热麪、蒜、猪肉、芦笋、鱼、海藻、菘菜、生冷、黏食。

何首乌散　治脾肺风毒攻冲，遍身癣疥瘙痒，或生瘾疹，搔之成疮，肩背拘倦，肌肉顽痺，手足皴裂，风气上攻，头面生疮，及治紫癜、白癜、顽麻等风。

威[3]灵仙洗，锉，五斤　何首乌锉，五斤　荆芥穗五斤　蔓荆子去白皮，五斤　防风去芦、头及叉，锉，五斤　蛇[4]蚾草[5]去土，五斤　甘草锉，爁，五斤

上为末。每服一钱，食后，用温酒调下，沸汤调服亦得。

桦皮散　治肺脏风毒，遍身疮疥，及瘾疹瘙痒，搔之成疮。又治面[6]上风刺，及妇人粉刺。

桦皮烧成灰，秤四两　荆芥穗二两　甘草炙，半两　杏仁二两，去皮、尖，用水一椀，于银铫子内煑，却水[7]一半已来，取出放令干　枳壳四两，去穰　用炭火烧欲成灰[8]，取出于湿纸上令冷

上件药除杏仁外，余药都捣罗为末，却将杏仁别研令极细，次用诸药末旋旋[9]入研令匀，每服二钱，食后温酒调下，日进三服。疮疥甚者，每日频服。

太[10]嶽[11]活血丹　治男子、妇人外伤内损，狗咬虫伤，驴扑马坠，手足伤

---

① 和刻本“黄”后有“白”字。

② 斍：古同“觉”。

③ 威：吴珽本原作“葳”，据通行本改。

④ 蛇：通行本、和刻本作“蚵”。

⑤ 蛇蚾草：即天名精，为菊科植物天名精的全草。性味、归经：辛、甘，寒，有小毒。归肝、肺经。功效：清热解毒，祛痰，止血。主治：咽喉肿痛，疔疮肿毒，吐血，衄血。

⑥ 面：和刻本作“头”。

⑦ 却水：通行本作“候水减”；和刻本作“候减水”。

⑧ 烧欲成灰：通行本、和刻本作“烧存性”。

⑨ 旋旋：陆续，逐渐。

⑩ 太：吴珽本原作“大”，据通行本、和刻本改。

⑪ 嶽：同“岳”。

折，一切疼痛，腹中瘀血，刺胁筑心，及左瘫右缓，走疰疼痛，痈[1]痔漏，妇人冷气入腹，血脉不通，产后败血，灌注四肢，吹妳[2]肿痛，血气撮痛，并宜服之。

大黑豆以湿布揩去尘垢，退黑皮，焙干，一斤 皂角刺烧通赤[3]，米醋内淬杀[4]，焙干，一斤 乳香四两，须是的乳明好者，细研入米醋一椀，熬令熟，栗楔[5]谓用栗蒲心中扁薄者[6]，去壳，薄切，噉干[7]，一斤 花桑枝取如臂大者，以炭火煆[8]赤烟尽，淬于米醋中，取出焙干，一斤 乱发二斤，皂角水净洗[9]，用[10]油二斤，入锅内炒，频以手撚看，腕烂[11]如湖苔即止，不可令炒过 细墨半斤 一半用萆麻[12]三两，乳钵内细[13]研涂墨上，涂尽，用薄纸裹后，黄泥固济，令[14]干，以火五七斤煆令通赤[15]，放冷地上，盆盖[16]两饭久，一半硇砂二两，醋化涂尽[17]，炙干

上六味为末，入乳香膏内，和杵三仟[18]下，圆如弹子大。如乳香膏少，更入醋煮面糊。痛甚者，每服一圆，轻可[19]者，服半圆，用无灰酒一盏，乳香一豆大，先磨香尽，次磨药尽，煎三五沸，临卧，温服，以痛处就床卧。如欲出汗，以衣被盖覆，仍用药涂磨损处。忌一切动风物，应妇人诸疾服者，更用当归末一钱，依法煎服。有孕不得[20]服。

---

① 通行本、和刻本“痈”后有“肿”字。

② 妳：同“奶”。

③ 赤：通行本、和刻本作“红”。

④ 杀：和刻本作“段”，通“煆”。通行本无此字。

⑤ 栗楔：为壳斗科植物栗的扁形的种仁。《本草纲目·果部·栗》云：“一球三颗，其中扁者栗楔也。”有去痛活血的功效。

⑥ 谓用栗蒲心中扁薄者：通行本、和刻本作“谓栗三颗共一球，其中有扁薄者是”。

⑦ 噉干：通行本作“日干”；和刻本作“晒干”。

⑧ 煆：通行本、和刻本作“烧”。

⑨ 通行本、和刻本“净洗”后有“晒干”。

⑩ 通行本、和刻本“用”后有“清麻”。

⑪ 腕烂：通行本、和刻本作“脆乱”。

⑫ 萆麻：通行本、和刻本作“蓖麻仁”。

⑬ 细：通行本作“烂”。

⑭ 令：通行本作“日”；和刻本作“晒”。

⑮ 赤：通行本、和刻本作“红”。

⑯ 通行本、和刻本“盆盖”后有“出火气”三字。

⑰ 尽：通行本、和刻本作“墨上”。

⑱ 仟：吴斑本原作“阡”，形近而误。

⑲ 轻可：轻易；寻常。

⑳ 不得：通行本、和刻本作“莫”。

花蕊石散[①] 治一切金刃箭镞伤中，及打扑伤损，猫犬[②]咬伤，或至死者，急于伤处掺药，其血化为黄水，再掺药便活，更不疼痛。如内损血入脏腑，热煎童子小便，入酒少许，调一大钱，服之立效。若牛觝[③]肠出不损者，急内入，细丝桑白皮尖茸为线，缝合肚皮，缝上掺药，血止立活。如无桑白皮，用生麻缕亦得，并不得封裹疮口，恐作脓血。如疮干，以津[④]润之，然后掺药。妇人产后败血不尽，血迷血运，恶血奔心，胎死腹中，胎衣不下至死者，但心头暖，急以童子小便调一钱，取下恶物如猪肝片，终身不患血风、血气。若膈上有血，化为黄水，即时吐出，或随小便出，立效。

花蕊石捣为麄末，一斤[⑤] 上色硫黄[⑥]捣罗麄末四两

上二味相拌令匀，先用纸筋和胶泥固济瓦罐子一个，内可容[⑦]药。候泥干入药内，蜜[⑧]泥封口了，焙笼内焙干，令透热，便安在四方砖上，砖上书八卦五行字，用炭一秤，笼叠[⑨]周匝，自巳午时，从下生火，令渐渐上彻，有坠下火，旋夹火上。直至经宿，火冷炭消尽。又放经宿，罐冷定，取细研，以绢罗子罗至细，瓷合[⑩]内盛，依[⑪]法使用。

玉龙膏 摩风止痛，消肿化毒。治一切伤折疮肿。

零陵香 藿香各一两 大栝蒌一个，去皮，锉 芍药 甘草[⑫] 杏仁[⑬] 白及 黄耆 升麻 白蔹已上各一分，并揀净，细锉 白芷半两，揀净，细锉 麝香一钱研 松脂一钱[⑭] 黄腊一两半 麻油[⑮]六两

上将油浸锉药七日，欲熬时，却此出[⑯]油，先炼令香熟，放冷入诸药，慢火煎黄色，用绢滤去滓。却入银、石锅内，下腊并麝香、松脂，熬少时，以瓷

---

① 通行本本方在下方“玉龙膏”之后。
② 犬：通行本、和刻本作“狗”。
③ 觝：同“抵”。通行本作“抵”；和刻本作“触”。
④ 通行本、和刻本“津”后有“液”字。
⑤ 斤：通行本、和刻本作“两”。
⑥ 上色硫黄：通行本、和刻本作“硫黄，上色明净者”。
⑦ 容：和刻本作“镕”。
⑧ 蜜：通行本、和刻本作“密”。
⑨ 叠：同“叠”。
⑩ 合：通“盒”。通行本、和刻本作“盒”。
⑪ 通行本、和刻本“依”后有“前”字。
⑫ 通行本、和刻本“甘草”后有“浸拣，锉”三字。
⑬ 通行本、和刻本“杏仁”后有“去皮、尖”三字。
⑭ 一钱：通行本、和刻本作“研，一钱半”。
⑮ 通行本、和刻本“麻油”后有“清真者”三字。
⑯ 出：和刻本作“滤”。

合器盛。每用少许，薄摊绢帛上贴之，若头面风癣痒，疮肿疼痛，并涂历[①]令热，频频用之。如底耳[②]鼻中肉铃，用纸撚子每日点之，至一月即愈。如治灸疮及小儿瘤疮，并涂之兼灭瘢痕，神効。

诸家名方

接骨散 治从高堕下，马逐伤折，筋断骨碎，痛不可忍。接骨续筋，止[③]痛活血，每贴四十一文足。

鹏砂一钱半　定粉一钱　当归一钱，锉

上件为细末，每服二钱，煎苏木汤调下，服讫后时时喫苏木汤。

急风散 治久新诸疮，破伤中风，项强背直，腰为反折，口噤不语，手足抽掣，眼目上视，喉中沸声。

草乌头三两，将一半以火烧存性，于醋内蘸令冷[④]，余一半生用　生黑豆一分，二味同一处为末　丹砂朱一两　麝香一分

上同为细末令匀。破伤风，以酒一小盏调半钱，神効。如出箭头，先用酒一盏，调药半钱，服之后，以药贴箭疮上。

油调立効散 治湿疥浸淫，流清[⑤]遍体，大作瘭浆[⑥]，搔之水出，小如粟粒，痒痛难任，肌肤润湿，经久不差。

黄蘗微炙，锉　绿矾　腻粉　硫黄一分，以上各等分细研

上为细末研匀，以生油调药涂之。

道[⑦]滞散 治重物压迮[⑧]，或从高坠下，作热五内，吐血下血，出不禁止；或瘀血在内，胷腹胀满，喘麄气短。

当归三分，锉，微炒　大黄三分，锉，微炒

上为细末，每服二钱，以温酒调下，不计时候。

如圣散 治肺脏风毒，攻发皮肤，血气凝涩，变生疥疮瘙痒，搔之皮起作痂，增展侵[⑨]引，连滞[⑩]不差。活血脉，润皮肤，散风邪，止瘙痒。

---

① 历：遍。通行本、和刻本作“磨”。
② 底耳：聤耳之一，耳内腥臭，多由湿热相搏，上冲于耳所成。通行本、和刻本无“底”字。
③ 止：吴斑本原作“上”，据通行本、和刻本改。
④ 于醋内蘸令冷：通行本、和刻本作“于米醋内淬令冷”。
⑤ 清：通行本作“溃”；和刻本注：“一本作‘注’。”
⑥ 瘭浆：疮毒化脓。
⑦ 道：通行本、和刻本作“导”。
⑧ 迮：迫，逼迫；压，榨。通行本作“榨”。
⑨ 侵：通行本、和刻本作“浸”。
⑩ 连滞：牵扯延缓。

胡粉一两，结砂子　水银一分，并胡粉点水少许，研令黑尽　蛇床子半两　黄连三分，去节[①]

上件药，都以生麻油和稀滑[②]。每用药时，先以盐浆水洗疮令净，后以药涂之，干即更[③]换，不过三五度，差。

槟榔散　治痈疽疮疖脓溃之后，外触风寒，肿焮结硬，脓水清稀，出而不绝，肉[④]膆空虚，恶汁臭败，疮边干急，好肌不生，及疔疳瘘悪[⑤]疮，连滞不差，下疰膁[⑥]疮，侵溃不敛。

黄连[⑦]　木香　槟榔已上各一两

上为末，每用疮上干贴。

拔毒散　治小儿丹毒，肉色变异，或着四肢，或在胷背，游走不定，焮热疼痛，拔毒消肿，散热定疼。

寒水石七两　石膏三两　甘草　黄蘗，各一两

上为细末。每用水调，时扫之[⑧]。

琥珀膏　治颈项瘰疬，及发腋下，初如梅子，肿结硬强，渐若连珠，不消不溃，或穿穴脓溃，肌汁不绝，经久难差，渐而成瘘，并可治之。

琥珀一两，研　丁香三分　桂心半两　朱砂半两，研　木香三分　木鳖子半两，去壳　当归半两　白芷半两　防风　木通，各半两　松脂二两，麻油二斤

上件药，先用琥珀至木香五味擣罗细研为末，其木鳖子已下六件并细锉，以油浸一宿，于铛中以慢火煎，候白芷燋[⑨]黄，漉出；次下松脂令细末，去滓过澄油清，却安铛内慢火熬，下黄丹[⑩]，以柳木篦不住手搅，令黑色，滴入水中[⑪]，看硬软得所，入琥珀等末搅令匀，于瓷器内盛之。每使时看小大，畔[⑫]煔[⑬]以纸上匀摊，贴之。

---

① 节：通行本、和刻本作“须”。

② 滑：吴珽本原作“骨”，据通行本、和刻本改。

③ 更：通行本、和刻本作“便”。

④ 肉：通行本、和刻本作“内”。

⑤ 悪：同“恶”。

⑥ 膁：同“肷”。牲畜腰两侧肋与胯之间的虚软处。亦指人的腰部。通行本、和刻本作“臁”。

⑦ “黄连”后，通行本有“去须，切”三字；和刻本有“去须，炒”三字。

⑧ 时扫之：通行本作“复以鸡翎刷扫，以芭蕉自然汁调妙”；和刻本同，“妙”作“亦妙”。

⑨ 燋：古同“焦”。

⑩ 通行本、和刻本“黄丹”后有“一斤”二字。

⑪ 通行本、和刻本“滴入水中”后有“成珠子不散”五字。

⑫ 畔：通行本作“用火”。

⑬ 煔：同“熷”，烤。

丹参膏 治乳肿、乳痈，毒气焮作赤热，渐成攻刺疼痛，及治乳核结硬不消散。通顺经络，宣导痈滞[①]。

丹参 芍药 白芷

上件三味㕮咀，以若酒[②]淹经三宿，又入猪脂半斤，微煎之，白上黄[③]，膏成去滓，更入臘[④]一两。每用药少许，时时涂之。

神効当归膏 治汤火所伤，初起熛[⑤]浆，热毒侵展，焮赤疼痛，毒气壅盛，腐化成脓。敛疮口，生肌肉，拔热毒，止疼痛。

黄腊 当归，各一两 麻油四两

上件先将油煎，令当归燋黑，去滓；次入腊急搅之，放冷，入瓷合内。每使时，故帛子涂[⑥]贴之。

腻粉膏 治风邪热毒，客[⑦]搏皮肤，身体生疮，痒痛无时，及大疥作疮，焮赤疼痛，侵淫清展，肌汁不绝。拔热毒，止疼痛，生肌肉，敛疮口[⑧]。

腻粉一两 胡粉一两 松脂半两 猪脂六两，炼 黄连一两，为末 甘草一两，为末

上件药，先以猪脂煎松脂，次下黄臘二两，滤去滓，次下腻粉并四味，搅匀，倾于瓷器中，每用药少许涂之，日三四易。

乌蛇膏 治风邪毒气。外客[⑨]皮肤，熏发成肿，所起不定，游走往来，时发痒痛，或风毒势盛，攻注成疮，焮赤多脓，疮边紧急，但是风肿[⑩]。

乌蛇二两 附子一两，去皮[⑪] 干蝎一两 防风[⑫] 当归 白芷 赤芍药 汉椒[⑬] 桂心，各半两 黄腊二两 藁本 半夏 细辛 独活 川芎 白僵蚕[⑭] 吴茱萸，各半两，炒

上件药细锉，以炼腊月猪脂二斤，文火煎，候白芷赤黑色为度，绵滤去

---

① 痈：通行本作“壅”。

② 若酒：即若下酒，酒名。

③ 白上黄：通行本、和刻本作“令白芷黄色”。

④ 臘：通行本、和刻本作“黄蜡”。

⑤ 熛（biāo）：火焰迸飞，形容迅疾的样子。通行本作“瘭”。

⑥ 涂：通行本作“摊”。

⑦ 客：吴斑本原作“容”，据通行本、和刻本改。

⑧ 通行本、和刻本“敛疮口”后有“神效”二字。

⑨ 客：吴斑本原作“容”，据通行本、和刻本改。

⑩ 通行本、和刻本“但是风肿”后有“并皆治之”四字。

⑪ 去皮：通行本作“去皮、尖”；和刻本作“去皮、脐”。

⑫ 和刻本“防风”后有“去芦、头”三字。

⑬ 通行本、和刻本“汉椒”后有“去目，炒”三字。

⑭ 通行本、和刻本“白僵蚕”后有“去丝、嘴，炒”四字。

滓，下臘，入瓷器内盛。每用，取少许摩之令热，日三服。

槐白皮膏 治内外诸痔，肿核结硬，或痒发无时，或痛不可忍，或肛边生疮，赤烂侵溃，或鼠乳附核，久不消散。

槐白皮 槐实，各五两 甘草 白芷各，二两 桃仁六十枚 当归三两 赤小豆二合

上七味㕮咀，以成前[①]猪膏一斤，微火煎白芷黄，药成。每用摩疮上，日再用。

按：通行本花蕊石散在玉龙膏后。通行本、和刻本“绍兴续添方”有化脓排脓内补十宣散、没药降圣丹2方；“吴直阁增诸家名方”槐白皮膏后有神仙太一膏1方。前者丹波元胤《医籍考》亦考证曰：吴直阁本无“化脓排脓内补十宣散、没药降圣丹（疮肿）”；后者丹波氏未有指出，但观吴直阁本，神仙太一膏列于“治杂病”门之“诸家名方”中，此与通行本、和刻本不同。

① 成前：通行本、和刻本作“煎成”。

《增广校正和剂局方》卷之四

治妇人诸疾

熟干地黄圆 治妇人风虚劳冷、一切诸疾。或风寒邪气留滞经络，气血冷澁，不能温润肌肤；或风寒客于腹内，则脾胃冷弱，不能尅消水谷；或肠虚受冷，大便时泄；或子脏[①]挟寒，久不成胎，月水不调，乍多乍少，或月前月后，或淋沥不止，或闭断不通，结聚癥瘕，面体少色，饮食进退，肌肉消瘦，百节酸疼，时发寒热，渐至羸损，带漏五色，阴中冷痛，时发肿痒，月水将行，脐腹先痛，皮肤皱澁，瘾疹瘙痒，麻痹筋挛，面生皯䵳[②]，发黄脱落，目泪自出，心忪目眩；及产后劳损未复，肌瘦寒热，颜色枯黑，饮食无味，渐成蓐劳[③]。

泽兰去枝、梗，二两一分 藁本去芦、头，洗去土，一两三分 当归去芦，酒浸，锉，炒，一两三分 甘草炙，锉，一两三分 芎藭一两半 熟干地黄[④]一两半 栢子仁微炒，一两半，别研 五味子拣净，一两半 桂去麄皮，一两一分 石斛去根，一两一分 白术一两一分 白芷一两 防风去芦、头并歧股者，一两 肉苁蓉切，酒浸一宿，焙干，一两 山药一两 厚朴去麄皮，涂姜汁炙，令香熟，一两 白茯苓去皮，一两 干姜一两，炮 细辛去苗，一两 卷栢去根，一两 蜀椒去目及闭口者，微炒出汗，三分 人参去芦、头，三分 杜仲去麄皮，炙令黄，三分 牛膝去苗，酒浸一宿，焙干，三分 蛇床子拣净[⑤]，三分 续断三分 艾叶炒，三分 芜荑炒，三分 紫石英[⑥]细研，水飞，三两 赤石脂烧过[⑦]，二两 石膏[⑧]细研，水飞，二两 禹余粮火烧通赤，醋淬七遍，细研，一两

上件药，捣罗为末，炼蜜和捣五七百杵，圆如梧桐子大。每服三十圆，

---

① 子脏：即子宫，又名胞宫。

② 皯䵳（gǎn zèng）：面黑有斑，指面部的黧黑斑，皮损呈黄褐色或淡黑色斑片，大小形状不一，色枯不泽，境界清楚，不高出皮面。

③ 蓐劳：即产后劳。指妇人产后出现疲乏倦怠，伴有寒热时作、喘憋咳嗽、腹痛等病状，多因产后气血耗伤，摄生不慎，感受风寒或忧老思虑所致。

④ “熟干地黄”后，通行本有“酒浸”二字；和刻本有“酒浸一宿”四字。

⑤ 通行本、和刻本“揀净”后有“微炒”二字。

⑥ 通行本“紫石英”后有“煅、醋淬”三字。

⑦ 烧过：通行本作“煅，醋淬”；和刻本作“煅过”。

⑧ 通行本、和刻本“石膏”后有“煅”字。

温酒或米饮下，空心食前服。常服养血补气，和顺荣卫，充实肌肤，调匀月水，长发驻颜，除风去冷，令人有子。温平不热无毒，妊娠不宜服之。

泽兰圆 治产后劳伤，腑脏[①]虚羸未复，气血不调，肢体瘦弱，困乏少力，面色萎黄，心常惊悸，多汗嗜卧，饮食不进。产后百日内，每日常服，壮气益血，暖下藏，进饮食。

泽兰去大枝、梗，一两　熟干地黄[②]一两半　白茯苓去皮，三分　木香三分　萆薢三分，锉　附子炮制，去皮、脐，三分　桂去麄皮，半两　赤石脂[③]一两　牛膝去苗，酒浸一宿，焙干，一两　芎䓖半两　人参去芦、头，一两　黄耆去芦、头，锉，一两　白术半两　干姜炮，半两　续断三分　当归去芦、头，锉碎，微炒，半两　甘草炙，微赤，锉，半两

上件药捣罗为末，炼蜜和圆，如梧桐子大，每服三十圆，温米饮下。空心，食前。

钟乳泽兰圆 补虚羸，益血气。治冲任虚损，月水不调，脐腹疞痛，腰腿沉重，四肢倦怠，百节酸疼，心忪恍惚，忧恚不乐，面少光泽，饮食无味。除下藏风冷，治带下三十六疾，崩中漏下五色，子宫久冷无子，及数堕胎，或因产劳损，冲任血气虚羸，肌瘦嗜卧。久服补暖元藏，润泽肌肤，长发去䵟，除头风，令人有子。

钟乳粉三两　泽兰二两二钱半，去大枝、梗，秤　防风一两七钱半，去芦、头并叉者，秤　人参去芦、头　栢子仁微炒，别捣　麦门冬去心，焙　熟干地黄[④]　石膏细研，水飞　石斛去根，锉，巳上各秤一两半　芎䓖　甘草炙微赤，锉　白芷　牛膝去芦、头，酒浸壹宿，焙　山茱萸　干山药　当归去芦、头，锉，炒　藁本去芦、头及土，巳上各一两二钱半　细辛去苗　桂去麄皮，各一两　芜荑半两，炒[⑤]

上捣罗为末，炼蜜和为圆，如梧桐子大。每服三十圆至五十圆，温酒或米饮下，空心，食前，日二服。

人参荆芥散 治妇人血风劳气，身体疼痛，头昏目濇，心忪烦倦，寒热

---

① 腑脏：通行本、和刻本作“脏腑”。

② 通行本“熟干地黄”后有“净洗，酒蒸，焙”五字；和刻本同，“酒”后更有“洒”字。

③ 通行本、和刻本“赤石脂”后有“煅”字。

④ “熟干地黄”后，通行本有“酒蒸”二字；和刻本有“酒洒，蒸，焙”四字。

⑤ 通行本、和刻本芎䓖、甘草、牛膝、白芷、山药、当归、藁本，各一两；另有“艾叶，醋炒（和刻本无‘醋’），七钱半”。

盗汗，颊赤口干，痰嗽胷满，精神不爽；或月水不调，脐腹疞痛，痃癖块硬，疼痛发歇；或时呕逆，饮食不进；或因产将理[①]失节，淹延[②]瘦瘁[③]，乍起乍卧，甚即著[④]床。

荆芥穗七两半　芎䓖五两　人参七两半，去芦、头　当归五两，去芦、头　白术七两半　桂去麁皮，七两半　防风去苗并叉者，五两　生干地黄七两[⑤]　柴胡去苗，七两半　鳖甲醋浸炙黄，去裙襕，七两半　牡丹皮五两　赤芍药五两　枳壳麸炒，去穰，秤，七两半　羚羊角镑，七两半　酸枣仁七两半，微炒　甘草五两，锉，爁

上为麁末。每服三钱，水一盏半，生姜三片，煎至八分[⑥]，去滓，热服，不拘时候，日二服。常服除一切风虚劳冷宿病，有孕不宜服之。

牡丹煎圆　治妇人冲任本虚，少腹挟寒，或因产劳损，子藏风寒，搏于血气，结生瘕聚，块硬发歇，脐腹刺痛。胁肋紧胀，腰膝疼重，拘挛肿满，背项强急，手足麻痺。或月水不调，或瘀滞滥闭，或崩漏带下，少腹冷疼，寒热盗汗，四肢酸[⑦]痛，面色萎黄，多生䵟黯，羸乏少力，心多惊悸，不欲饮食。

牡丹皮一两　黑附子炮，去皮、脐，一两　藁本去土，用细梢，一两　牛膝去苗，酒浸一宿，焙干，一两　五味子一两　人参去芦、头，一两　白茯苓去皮，一两　白术一两　桂去麁皮，一两　当归去芦、头，切、焙[⑧]，一两　续断细者，一两　赤芍药一两　木香一两　熟干地黄[⑨]二两　槟榔二两　干姜半两，炮　山茱萸半两　延胡索半两　白芷一两　缩砂仁半两　石斛三两，去根[⑩]　干山药一两　泽泻一两　羌活去芦、头，二两　萆薢一两，末炒熟[⑪]　龙骨二两，细研，水飞

上为细末，炼蜜和圆，如梧桐子大。每服二十圆至三十圆。温酒或醋汤下，空心食前，日二服。妊娠不宜服。

---

① 将理：修养调理。
② 淹延：拖延日久，指疾病缠绵。
③ 瘦瘁：即瘦悴。
④ 著：通行本作“着”。
⑤ 七两：通行本、和刻本作“七两半”。
⑥ 八分：和刻本作“七分”。
⑦ 酸：通行本作“痠”；和刻本作“疼”。
⑧ 去芦，头，切、焙：通行本作“去芦，酒浸”；和刻本注：“一本作‘去芦，酒浸’。”
⑨ 通行本、和刻本“熟干地黄”后有“酒浸”二字。
⑩ 通行本“去根”后有“酒浸”二字；和刻本注：“一本作‘去根，酒浸’。”
⑪ 末炒熟：通行本、和刻本作“炮，为末，炒熟”。

椒红圆 治妇人血气不调，腑脏怯弱，风冷邪气，乘虚客搏，脐腹冷疼，胁肋时胀，面色萎黄，肌体羸瘦，怠惰嗜卧，不思饮食。常服补虚损，暖下藏，逐痼冷，进饮食。

椒红出汗[①] 沉香 附子炮裂，去皮、脐 蓬莪术 白术 诃梨勒煨，去核，巳上各一两 高良姜去芦、头[②]，半两 当归去苗，锉，微炒[③]，一两 丁香 肉豆蔻仁[④]各半两 麝香一分，别研

上一十一味为细末，入麝香匀，酒煮面糊圆，如梧桐子大。每服三十圆，用温酒下，空心、食前。

熟干地黄散 治妇人劳伤血气，腑藏虚损，风冷邪气，乘虚客搏，肢体烦痛，头目昏重，心多惊悸，寒热盗汗，羸瘦少力，饮食不进。

熟干地黄[⑤]一两 人参去芦、头，一两 芎䓖半两 防风去芦、头并歧股者，半两 附子炮裂，去皮、脐，三分 黄耆锉，去芦头，三分 续断三分 当归去芦头，锉碎，微炒，半两 丹参去芦、头，半两 细辛去苗，半两 白术一两 桂去麄[⑥]皮，一两 白茯苓去黑皮，一两 藁本去苗[⑦]，洗去土，半两

上件药，捣罗为麄散，每服四钱，水一盏半，入生姜半分、枣三枚，擘破，煎至一盏，滤去滓，食前温服。

活血丹[⑧] 治冲任不足，下焦久寒，脐腹疞痛，月事不匀，或来多不断，或过期不来，或崩中去血，或带下不止，面色萎黄，肌肉瘦瘁，肢体沉重，胷胁胀满，气力衰乏，饮食减少。一切气血虚寒，并宜服之。

安息香二十两，捣碎，入好酒同研，澄滤去滓，银器内慢火熬成膏 当归去芦、头，锉，二十两 延胡索二十两 木香二十两 桃仁汤洗，去皮尖，麸炒微黄，二十两 栢子仁炒，二十两 泽兰叶二斤半 牡丹皮二斤半 干姜[⑨]二斤半 黄耆去芦、头，二斤半 桂去麄皮，二斤半 艾叶微炒，二斤半 虎杖二十两 大附子炮裂，

---

① 出汗：通行本、和刻本作“微炒出汗”。
② 去芦、头：通行作“去芦，麻油炒”。
③ 去苗，锉，微炒：通行本作“去芦，酒浸，微炒”；和刻本作“去芦，微炒”。
④ 通行本、和刻本“肉豆蔻仁”后有“炮”字。
⑤ 通行本、和刻本“熟干地黄”后有“酒洒，蒸，焙”四字。
⑥ 麄：吴斑本原阙，据《局方》桂的炮制方法及通行本、和刻本补。
⑦ 妙通行本、和刻本作“芦”。
⑧ 活血丹：通行本、和刻本均作“安息活血丹”。
⑨ 通行本、和刻本“干姜”后有“炮”字。

去皮、脐，二十两　山茱萸[①]二十两　吴茱萸汤浸柒遍，焙干，微炒，二十两　杜仲去皮[②]，二十两，锉，炒　肉苁蓉酒浸，切，焙，五斤　厚朴去麄皮，涂生姜汁，炙令香熟，五斤

上件药捣罗为末，以前安息香膏，入白麵同煑，作糊和圆，如梧桐子大。每服三十圆，食前以温酒下，醋汤亦得。

吴茱萸汤　治妇人脏气本虚，宿挟风冷，胷膈满痛。腹胁疞刺，呕吐恶心，饮食减少，身面虚浮，恶寒战慄，或泄痢不止，少气羸困。及因而生产，藏气暴虚，邪冷内胜，宿疾转甚，并皆治之。

吴茱萸汤浸七遍，焙干，微炒，二两　桔梗去苗，半两　防风去芦、头，并歧股者，半两　干姜半两，炮　甘草炙，微赤，锉，半两　细辛去苗，半两　当归去芦、头，锉碎，微炒，半两　熟干地黄三分

上八味捣罗为麄散，每服三钱，水一盏，煎至八分，细滤去滓，热服，空心食前服。

伏龙肝散　治气血劳伤，冲任脉虚，经血非时，忽然崩下，或如豆汁，或成血片，或五色相杂，或赤白相兼，脐腹冷痛，经久未止。令人黄瘦口干，饮食减少，四肢无力，虚烦惊悸。

伏龙肝[③]一两　甘草炙，微赤，锉，半两　赤石脂一两　芎劳三两　桂去麄皮，半两　当归去芦、头，锉，微炒，三分　熟干地黄[④]二两　麦门冬　生，去心，焙，一两半　干姜[⑤]三分　艾叶微炒，二两

上件捣罗为麄散，每服四钱，水一盏半，入枣三枚，擘破，煎至七分，去滓，食前温服。

温经汤　治冲任虚损，月候不调，或来多不断，或过期不来，或崩中去血，过多不止。又治曾经损娠，瘀血停留，少腹急痛，发热下利，手掌烦热，唇干口[⑥]燥，及治少腹有寒，久不受胎。

吴茱萸三两，汤洗七次，炒[⑦]　麦门冬去心，五两半　半夏二

① 通行本、和刻本“山茱萸”后有“去核”二字。
② 去皮：通行本、和刻本作“去粗皮”。
③ 通行本、和刻本“伏龙肝”后有“即灶心土也”五字。
④ 通行本、和刻本“熟干地黄”后有“酒浸一宿”四字。
⑤ 通行本、和刻本“干姜”后有“炮”字。
⑥ 口：吴斑本原无，据通行本、和刻本补。
⑦ 炒：通行本、和刻本作“焙，炒”。

两半，汤洗七次　当归去芦、头，二两　芎䓖二两　人参去芦、头，二两　芍药二两　牡丹皮二两　桂去麄皮，二两　阿胶碎炒[①]，二两　甘草锉，炒，二两

上为麄末，每服三钱，水一盏半，入生姜五片，煎至八分，去滓，热服，空心，食前服。

禹余粮圆　治妇人带下久虚，胞络[②]伤败，月水不调，渐成崩漏，气血虚竭，面黄体瘦，脐腹里急，腰膝疼重，肢体烦痛，心忪头眩，手足寒热，不思饮食。

禹余粮烧醋淬七遍，飞研，二两　白石脂二两　狗脊去毛，三分　鳖甲涂醋炙微黄，去裙襕，一两　当归去芦、头，锉，微炒，一两白术一两　白芍药三分　附子炮裂，去皮、脐，一两　桑寄生一两　栢叶微炒，一两　厚朴去麄皮，涂生姜汁炙，一两　干姜炮裂，一两　吴茱萸汤浸洗七遍，焙干，微炒，半两

上件药捣罗为末，炼蜜和圆，如梧桐子大，每服三十圆，温酒或米饮下，空心，食前。

逍遥散　治血虚劳倦，五心烦热，肢体疼痛，头目昏重，心忪颊赤，口燥咽干，发热盗汗，减食嗜卧，及血热相搏，月水不调，脐腹胀痛，寒热如疟。又疗室女血弱阴虚，荣卫不和，痰嗽潮热，肌体羸瘦，渐成骨蒸。

茯苓去黑皮[③]，一两[④]　白术一两　当归去芦、头，锉碎，微炒，一两　芍药[⑤]一两　柴胡去苗，一两　甘草炙微赤，锉，半两

上件药捣罗为麄末，每服二钱，水一大盏，烧[⑥]生姜一块切破，薄荷少许，同煎至七分，去滓热服，不拘时候。

小白薇圆[⑦]　治妇人冲任虚损，子脏受寒，久无子息，及断续不产，此因上热下冷，百病滋生。或月水崩下，带漏五色，腰腹疼重，面黄肌瘦；或因产乳不能将护，路厕[⑧]太早，或久坐湿地，并冷风从下入，血藏[⑨]既虚，风邪内乘；或月水当行，失于调摄，伤动胞络，阴阳不和，上焦虚阳壅燥，下脏邪

---

① 碎炒：通行本作“蛤粉碎炒”。
② 胞络：吴珽本原作“胞终”，据文意及通行本、和刻本改。
③ 去黑皮：通行本、和刻本作“去皮，白者”。
④ 一两：吴珽本原阙，据通行本、和刻本补。
⑤ “芍药”后，通行本有“白”字；和刻本有“白者”二字。
⑥ 烧：和刻本作“煨”。
⑦ 本方通行本、和刻本位于下方“白薇圆”之后。
⑧ 路厕：见于道路旁边的厕所。通行本、和刻本作“登厕”。
⑨ 血藏：血脏。即胞宫。

令结伏，致使胎孕不成，冷极伤败，月水不匀，饮食减少，夜多盗汗，面生皯黯，齿摇发落，脚膝疼重，举动少力。常服壮筋骨，益血气，暖下藏，除风冷，令人有子。①

白薇去苗，一两　车前子半两　当归去芦、头，锉碎，微炒，半两　芎䓖半两　蛇床子炒，半两　藁本去苗及土，三分　麦门冬去心，焙，一两半　人参去芦、头，三分　卷柏去根，三分　白芷三分　桃仁汤洗，去皮、尖、双人，麸炒微黄，研，三分　覆盆子去枝、杖②，三分　桂去麄皮，三分　菖蒲三分，微炒　细辛去苗，半两　干姜半两，炮　熟干地黄③一两　白茯苓去皮，三分　远志去心，三分　白龙骨一两　川椒去目及闭口者，微炒，去汗，一两④

上件药捣罗为末，炼蜜和圆，如梧桐子大，每服三十圆，温酒或米饮下，空心，食前。

白薇圆　补调冲任，温暖子宫。治胞络伤损，宿受风寒，久无子息；或受胎不牢，多致损堕。久服去下脏风冷，令人有子。

白薇去苗　牡蒙⑤　藁本去苗及土，已上各一两二钱半　当归去芦、头，锉碎，微炒　干地黄已上各一两七钱半　芎䓖　人参去芦、头　栢子仁微炒　石斛去根　桂去麄皮　附子炮裂，去皮、脐　五味子去枝、梗　防风去芦、头并叉者　甘草炙微赤，锉　吴茱萸汤浸七遍，焙干，微炒　牛膝去苗，酒浸一宿，焙干　桑寄生已上各一两半　姜黄一两七钱半　禹余粮火煅⑥，醋淬七遍，研二两　秦椒去目及闭口者，微炒出汗，半两

上为细末，入研药匀，炼蜜圆如梧桐子大。每服三十圆至五十圆。温酒或米饮下，空心，食前服。才觉妊娠即住服，已怀孕者尤不宜服之。

紫石英圆　治妇人久冷无子，及数经堕胎，皆因冲任之脉虚损，胞内宿寒疾病，经水不时，暴下不止，月内再行，或月前月后，及血脏积冷，虚羸百病，崩漏带下三十六疾，积聚癥瘕，脐下冷痛，少腹急重，小便白浊。已上疾证，皆令孕育不成，以至绝嗣不孕，此药并能主疗。常服除瘀血，温子藏，令

① 常服壮筋骨……令人有子：此段通行本、和刻本列于后面制服法中“空心食前”之后。

② 去枝、杖：通行本作“去梗”；和刻本作“去枝梗”。

③ 熟干地黄：和刻本作“地黄，熟干者，净洗，酒洒，蒸焙”。

④ 通行本、和刻本作：白茯苓、人参、桃仁、卷柏、白芷、藁本、肉桂、远志各三两。

⑤ 牡蒙：紫参之别名。《本草纲目·草部·紫参》：“紫参、王孙，并有牡蒙之名。古方所用牡蒙，多是紫参也。”为蓼科多年生植物拳参的根茎。性味、归经：苦，凉。归肺、肝、大肠经。功效：清热解毒，去湿，散痈肿。主治：湿热泻痢，肺热咳嗽、痈肿，瘰疬，水肿。

⑥ 煅：吴琎本原作“断”，据通行本、和刻本改。

人有孕，临产易生子，及生子充实无病。

紫石英细研，水飞过　天门冬去心，焙，各三两　当归去芦、头，锉碎，微炒　芎䓖　紫葳[①]　卷栢去根　桂去麄皮　川乌头炮裂，去皮、脐熟干地黄　牡蒙　禹余粮烧，醋淬七遍，研　石斛去根　辛夷人，各二两　人参去芦、头　桑寄生　续断　细辛去苗　厚朴去麄皮，涂生姜汁炙，令香熟　干姜[②]　食茱萸　牡丹皮　牛膝去苗，各一两一分　栢子仁微炒，别研　山蓣[③]　甘草微炙赤，锉　乌贼鱼骨烧灰，各一两半

上二十六味为细末，炼蜜圆，如梧桐子大。每服三十圆，温酒或温米饮下，空心，食前。日二服。

四物汤　调益荣卫，滋养气血。治冲任虚损，月水不调，脐腹㽲痛，崩中漏下，血瘕块硬，发歇疼痛，妊娠宿冷，将理失宜，胎动不安，血下不止，及产后乘虚，风寒内搏，恶露不下，结生瘕聚，少腹坚痛，时作寒热。

当归去芦头，锉碎，微炒[④]　川芎　熟干地黄[⑤]　白芍药巳上各一两

上为麄末，每服三钱，水一盏半，煎至八分，去滓，热服，空心，食前。若妊娠胎动不安，下血不止者，加艾十叶、阿胶一片，同煎如前法[⑥]；或血脏虚冷，崩中去血过多，亦加胶、艾煎。

阳起石圆　治妇人子脏虚冷，劳伤过度，风寒结搏，久不受胎，遂致绝子不产。此药服之，大益子宫，消除积冷。

阳起石酒浸半日，细研，二两　干姜炮裂，锉，三分　白术三分　熟干地黄一两　牛膝去苗，酒浸，焙，三分　吴茱萸汤浸七遍，焙干，微炒，三分

上件药捣罗为末，炼蜜和捣三、二百杵[⑦]，圆如梧桐子大。每服二十圆至三十圆，温酒或温米饮下，空心，食前。日二服。若觉有妊，即住服。

白术散　调补冲任，扶养胎气。治妊娠宿有风冷，胎痿不长，或失于将

---

① 紫葳：即凌霄花。为紫葳科多年生蔓性落叶木本植物凌霄的花，性味归经：辛，微寒。归肝、心包经。功效：活血破瘀，凉血祛风。主治：血滞经闭，痛经，癥瘕，血热生风，周身瘙痒。

② 通行本、和刻本“干姜”后有“炮”字。

③ 蓣：吴珽本原作“预”，据通行本、和刻本改。

④ 去芦、头，锉碎，微炒：通行本、和刻本作“去芦，酒浸，微炒”。

⑤ “熟干地黄”后，通行本有“酒洒，蒸”三字；和刻本有“净洗，酒洒蒸，焙”六字。

⑥ 法：和刻本作“方”。

⑦ 三二百杵：通行本作“三百杵”。

理，动伤胎气，多致损堕。怀孕常服，壮气益血，保护胎脏。

白术　芎䓖，各四分　牡蛎烧为粉，二分　蜀椒去目并闭口[①]，微炒出汗，三分

上四味杵为散，每服二钱，温酒调服，空心，食前。

胶艾汤　治劳伤血气，冲任虚损，月水过多，淋沥漏下，连日不断，脐腹疼痛，及妊娠将摄失宜，胎动不安，腹痛下坠；或劳伤胞络，胞阻漏血，腰痛闷乱；或因损动，胎上抢心，奔冲短气，及因产乳，冲任气虚，不能约制，经血淋沥不断，延引日月，渐成羸瘦。

阿胶捣碎，炒令黄燥，二两　芎䓖二两　甘草炙，二两　艾叶微炙，三两　当归去芦、头，三两　白芍药四两　熟干地黄四两

上七味捣罗为麄末，每服三钱，水一盏，酒六分，煎至八分，滤去滓，热服[②]，空心，食前，日三服，甚者连夜并服。

保生圆　养胎益血，安和子脏。治妊娠将理失宜，或因劳役，胎动不安，腰腹痛重，胞阻漏胎，恶露时下，子脏挟疾，久不成胎；或受妊不能固养，痿[③]燥不长，过年不产，日月虽满，转动无[④]力，或致损堕；及临产节适乖宜，惊动太早，产时未至，恶露先下，胎胞枯燥，致令产难，或横或逆，痛极闷乱，连日不产，子死腹中，腹上冰冷，口唇青黑，吐出冷沫。新产恶血上冲，运[⑤]闷不省，喘促汗出，及瘀血未尽，脐腹疞痛，寒热往来；或因产劳损，虚羸未复，面黄体[⑥]瘦，心忪盗汗，饮食不进，渐成蓐劳。入月常服，壮气养胎，正顺产理，润胎易产。产后常服，滋养血气，和调阴阳，密腠理，实腑脏，治风虚，除痼冷。

甘草炙微赤，锉　贝母　秦椒去目及闭口者，微炒出汗　干姜炮　桂去麄皮，碎　黄芩　石斛去根　石膏细研如粉　粳米　大豆黄卷已上一分[⑦]　麻仁子一两半，去壳　当归去芦、头，锉碎，微炒，半两

上十二味末之，蜜[⑧]和圆，如弹子大。每服一圆，并用温酒或枣汤化下，

① 通行本、和刻本“闭口”后有“者”字。
② 热服：通行本、和刻本作“稍热服”。
③ 痿：通行本作“萎”。
④ 无：通行本作“不”。
⑤ 运：通行本、和刻本作“晕”。
⑥ 体：通行本作“肌”。
⑦ 一分：通行本、和刻本作“一两”。
⑧ 蜜：通行本、和刻本作“炼蜜”。

嚼亦得，空心，食前。

榆白皮散 滑胎易产。治妊娠曾因漏胎去血，或临产惊动太早，产时未至，秽露先下，致使胎胞干燥，临产艰难，并宜服之。

榆白皮 葵根① 瞿麦，各一两 木通半两，锉 大麻仁三分，去壳 牛膝三分，去苗，酒浸，切，焙

上为末，每服三钱，水一盏半，同煎至八分，去滓，温服，不拘时候。

当归圆 治产后虚羸，及伤血过多，虚竭少气，脐腹拘急，痛引腰背，面白脱色，嗜卧不眠，唇口干燥，心忪烦倦，手足寒热，头重目眩，不②思饮食；或劳伤冲任，内积风冷，崩中漏下，淋沥不断；及月水将行，腰腿重疼，脐腹急痛。及治男子、妇人，从高坠下，内有瘀血、吐血、下血等病。

当归去芦、头，锉碎，微炒，四两 芎䓖四两 续断四两 干姜四两，炮 阿胶捣碎，炒令黄燥，四两 甘草炙微赤，锉，四两 白术三两 白芷三两 附子炮裂，去皮、脐，三两 桂去麄皮，二两 白芍药二两 熟干地黄十两 真蒲黄微炒，三两③半 吴茱萸汤浸七遍，焙干，微炒，三两

上一十四味，捣罗为末，炼蜜和圆，如梧桐子大。每服二十圆，食前以温酒下，渐加至五十圆。

当归建中圆 治妇人一切血气虚损，及产后劳伤，虚羸不足，腹中疠痛，吸吸④少气，少腹拘急，痛引腰背，时自汗出，不思饮食。

当归去芦、头⑤，四两 桂去麄皮，三两 芍药六两 甘草炙，二两

上为麄散，每服三钱，水一盏半，入生姜五片，枣一枚，擘破，同煎至一盏，滤去滓，热服，空心，食前。产讫直至满月，每日三服，令人丁壮。

大通真圆 治气血劳伤，荣卫不足，寒客经络，侵伤腑脏，月水不调，脐腹疼痛，容颜萎瘁⑥，肌体瘦弱，胁肋虚胀，头目眩重，心忪短气，食减嗜卧，及因产劳伤，虚羸不复；风冷邪气，乘虚客搏，腹胁时痛，肢体疼倦，乍起乍卧，渐成劳损，并宜服之。产后百日内，每日常服，能除宿血，养新血，益气补虚，调和冲任，不生诸疾。

---

① 葵根：通行本、和刻本作“冬葵子”。

② 不：吴珽本原作“可”，据文意及通行本、和刻本改。

③ 两：通行本、和刻本作“分”。

④ 吸吸：呼吸急促貌。

⑤ 去芦、头：和刻本作“去芦，微炒”。

⑥ 萎瘁：萎缩枯槁。通行本作“萎悴”。

蚕纸烧灰，二两半　防风去芦、头及叉者，一两　白芍药三分　桔梗去芦、头，一两　石膏细研，水飞，一两　白芷三分①　当归去芦、头，锉碎，微炒，一两　干姜炮，半两　附子炮裂，去皮、脐，一两　芎䓖半两　藁本去土及芦、头②，半两　泽兰叶一两　白芜荑微炒，半两　食茱萸醋拌微炒，三分　川椒去目及闭口者，微炒出汗，一两　栢子仁微炒，别研，一两　白薇半两　白术半两　苍术③锉碎，微炒，半两　蝉壳微炒，去嘴、脚，半两　人参去芦、头④，一两　甘草炙，微赤，锉，半两　厚朴去麁皮，涂生姜汁炙，三分

上件药，捣罗为末，炼蜜为圆。每一两二钱分十圆，每服一圆，食前，当归酒研下。

半夏茯苓汤　治妊娠恶阻，心中愦⑤闷，头目眩运⑥，四肢怠惰⑦，百节烦疼，胷膈痰逆，呕吐恶心，嫌闻食气，好噉⑧咸酸，多卧少起，全不进食。

半夏汤洗十遍，去滑，切，焙，一两一分　赤茯苓去皮，三分　熟干地黄⑨三分　陈橘皮⑩半两　人参去芦头，半两　芍药半两　旋覆花半两　芎䓖半两　桔梗半两　甘草炙微赤，锉，半两

上一十味，并捣罗为麁末，每服二钱，水一盏半，生姜四片，同煎至八分⑪，去滓，稍热服，食前服。次服茯苓圆，即痰水消除，便能食。

茯苓圆　治妊娠阻病，心中烦愦，头目眩重，憎闻食气，呕逆吐闷，颠倒不安，四肢困弱，不自胜持。当⑫服此药，消痰水，令能食，强力养胎。当先服半夏茯苓汤⑬，次进此药。

赤茯苓去皮，一两　人参去芦、头，一两　桂去麁皮，一两，炒半夏汤洗七遍⑭，去滑，切，焙，一两　陈橘皮一两　白术二

---

① 三分：吴珽本原阙，据通行本、和刻本补。
② 去土及芦头：通行本、和刻本作“微炒”。
③ 通行本、和刻本“苍术”后有“米泔浸一宿”五字。
④ 去芦头：通行本作“去苗”；和刻本作“去芦”。
⑤ 愦：和刻本作“愤”。
⑥ 运：通“晕”，眩晕。通行本、和刻本作“晕”。
⑦ 惰：吴珽本原作“堕”，据通行本、和刻本改。
⑧ 噉：通行本、和刻本作“啖”。
⑨ 通行本、和刻本“熟干地黄”后有“酒浸”二字。
⑩ 通行本、和刻本“陈皮”后有“去瓤，麸炒”四字。
⑪ 八分：和刻本作“七分”。
⑫ 当：通行本、和刻本作“常”。
⑬ 半夏茯苓汤：吴珽本原作“茯苓半夏汤”，据通行本、和刻本改。
⑭ 七遍：通行本作“十遍”。

两　葛根二两　甘草炙，锉，二两　干姜一两，炮　枳实麸炒微黄，去穰，二两

上十味末之，炼蜜和为圆，如梧桐子大，每服三十圆，温米饮下，空心，食前服。

催生丹　治产妇生理不顺，产育艰难，或横或逆，并宜服之[①]。

乳香别研极细，一分　母丁香取末，一钱　麝香别研，一字[②]　十二月[③]兔脑髓去皮膜，研如泥

上四味拌匀，以兔脑和圆，如鸡头穰大，阴干，用油纸密封贴。每服一圆，温水下，即时产下。随男左女右，手中握药圆出是验。

芎䓖汤　治产后去血过多，运闷不省，及伤胎去血多，崩中去血多，金疮去血多，拔牙齿去血多，不止悬虚[④]，心烦眩运，头重目暗，耳聋满塞，举头欲倒。并皆治之[⑤]。

芎䓖三两　当归三两，去芦、头，洗去土，切，焙干

上二味为麄散。每服三钱，水一盏半，煎至一盏，去滓，稍热服，不拘时候。

蒲黄散　治产后恶露不快，血上抢心，烦闷满急，昏迷不省，或狂言妄语，气喘欲绝。

蒲黄生，二两　干荷叶炙，三分　牡丹皮三分　延胡索三分　甘草炙微赤，锉，三分　生干地黄三分

上六味为麄末，每服二钱，水一盏，入蜜少许，同煎至七分，去滓，温服，不拘时候。

当归散　治产后败血不散，儿枕[⑥]块硬，疼痛发歇，及新产乘虚，风寒内搏，恶露不快，脐腹坚胀[⑦]。

当归去芦、头[⑧]，锉，微炒，一两　鬼箭锉，一两　红蓝花一两

上三味为麄散，每服三钱，酒一大盏，煎至七分，去滓，温服，粥食前服。

---

① “并宜服之”后，通行本有“神效”二字；和刻本有“大有神效”四字。
② 别研，一字：吴珽本无此四字，据通行本、和刻本补。
③ 十二月：通行本、和刻本作“腊月”。
④ 悬虚：空虚，空洞。
⑤ 之：吴珽本原作“水”，据通行本、和刻本改。
⑥ 儿枕：应是妇人产后胞中有余血成块，胞中余血成块有如儿枕，故名。即“产后腹痛”。
⑦ “脐腹坚胀”后，通行本、和刻本均注云：“一本作坚痛。”
⑧ 去芦、头：通行本、和刻本作“去苗”。

四顺理中圆 治新产血气俱伤，五脏暴虚，肢体羸乏，少气多汗。才产直至百晬[①]，每日常服，壮气补虚，调养脏气，蠲除余疾，消谷嗜食。

甘草炙微赤，锉，二两 人参去芦、头，一两 白术一两 干姜一两，炮

上四味为细末，炼蜜圆，如梧桐子大。每服三十圆，米饮温下，空心，食前。

漏芦散 治乳妇气脉壅塞，乳汁不行，及经络凝滞，乳内胀痛，留畜[②]邪毒，或作痈肿。此药服之，自然内消，乳汁通行。

漏芦二两半 蛇蜕炙，一十条 瓜蒌急火烧令焦，存性，十个

上三味为细散，每服二钱，温酒调服，不拘时候，良久，喫热羹汤投[③]之。

大圣散 治妇人血海虚冷，久无子息，及产后败血冲心，中风口噤，子死腹中，擘开口灌[④]药，须臾生下，便得无恙。并治堕胎，腹中攻刺疼痛，横生逆产，胎衣不下，血运、血癖、血滞、血崩、血入四肢，应血脏有患，及诸种风气，或伤寒吐逆欬嗽，寒热往来，遍身生疮，头痛恶心，经脉不调，赤白带下，乳生恶气，胎脏虚冷，数曾堕胎，崩中不定，因此成疾，及室女经脉不通，并宜服之。常服暖子宫，和血气，悦颜色，退风冷，消除万病。兼疗丈夫五劳七伤、虚损等病。

泽兰嫩茎叶，去根，二两 白术三分 人参去芦、头，三分 白芷三分 藁本去芦、头[⑤]，三分 桔梗一分[⑥] 厚朴出麄皮，姜汁炙，一两 生干地黄一两半 川椒去目及闭口者，微炒出汗，三分 吴茱萸汤洗七次，炒，一两 卷柏去根，一两 防风去芦、头，一分[⑦] 白茯苓去皮，一两 当归去芦、头[⑧]，一两三分 芍药一两三分 川芎一两三分 甘草炙，一两三分 栢子仁[⑨]一两 石膏研，二两 干姜炮，三分 桂去麄皮，一两一分 白薇半两 川乌头

---

① 百晬：小儿诞生满百日举行的贺宴。宋·孟元老《东京梦华录·育子》："生子百日，置会，谓之百晬。"晬（zuì）。周年，又特指婴儿周岁或满百日。

② 畜：通"蓄"，积聚。通行本、和刻本作"蓄"。

③ 投：通行本、和刻本作"助"。

④ 灌：吴斑本原作"嚾"，据通行本、和刻本改。

⑤ 去芦、头：通行本作"切苗"；和刻本作"去芦"。

⑥ 一分：通行本、和刻本作"一两"。

⑦ 一分：通行本、和刻本作"一两"。

⑧ 去芦、头：和刻本作"去苗"。

⑨ "柏子仁"后，通行本有"微炒"二字；和刻本有"微炒，别研"四字。

炮，去皮、脐，三分 黄耆锉，去芦、头①，三分 白芜荑仁②一两三分 五味子拣净，三分 丹参三分 细辛去苗，一两 阿胶碎炒，令燥，半两

上为细末。每服二钱，空心，临卧，热酒调下。若急疾有患，不拘时候，日三服。

产图

入月安产图

凡产，于入月③一日，贴在卧阁内正北壁。

凡安产，藏衣方位④，并于卧阁内分布。

凡逐月安产，藏衣避忌神杀方位，随节气更换，候交得次月节，即换次月产图。

凡产讫，弃泼⑤秽污不净之水，并随藏衣之方所向，不拘远近弃之，切忌向闭肚之方也。

体玄子借地法⑥

东借十步 西借十步 南借十步

北借十步 上借十步 下借十步

壁方之中，四十余步，安产借地，恐有秽污。或有东海神王，或有西海神王，或有南海神王，或有北海神王，或有日游将军、白虎夫人，远去十丈，轩辕招摇，举高十丈，天符地轴，入地十丈，令此地空闲。产妇⑦氏，安居无所妨碍，无所畏忌，诸神拥护，百邪速⑧去，急急如律令勑⑨。

禁草法 铺草及毡褥讫，即呪⑩曰：

铁铁汤汤，非公所当，是王一言得之铜，一言得之铁，母子相生俱篾铁。

---

① 去芦、头：通行本、和刻本作“去苗”。

② 通行本、和刻本“芜荑”后有“炒微赤”三字。

③ 入月：指妇女孕期足月。

④ 方位：通行本作“方法”。

⑤ 泼（fa）：疏通水流。通行本、和刻本作“沃”。

⑥ 通行本、和刻本“体玄子借地法”后有“咒曰”二字。

⑦ 通行本、和刻本“产妇”后有“某”字。

⑧ 速：通行本作“逐”。和刻本注：“一本作‘逐’。”

⑨ 勑：同“敕”，告诫，嘱咐。通行本、和刻本作“敕”。

⑩ 呪：同“咒”。用以除灾降祸的口诀。通行本、和刻本作“咒”。

急急如律令。

禁水法 欲产时贮[1]水，呪曰：

南无三宝水，水在井中为井水，水在河中为河水，水在器中为净水，水在法中为真水，自知非真，莫当真水。

以净持浊 以正治邪 日游月煞[2] 五士[3]将军
青龙白虎 朱雀玄武 招摇天狗 轩辕女妭[4]
天吞地吞 悬尸闭肚 六甲禁讳 十二神王
土符伏神 各安所在 不得动静 不得忌干
若有动静 若有忌干 施以神呪 当摄汝形

阿佉尼 阿毗罗 莫多梨 娑[5]地梨 沙[6]诃。

产前将护法

按诸家产论云：凡产妇入月，切忌饮酒，恐产时心神昏乱。临产之时，不可令傍人喧扰，大小仓[7]忙，虑致惊动产母。秖[8]可令熟事产婆及稳审谨卓老成亲密三两人扶侍[9]。产母初觉腹痛，且宜任意坐卧，勉强饮食，恐致临产气力虚羸。若腹痛渐甚，唯且熟忍，仍可按节次渐服滑胎榆白皮散一两服。服药之法，慎勿太早，须得其时。又傍人不得逼迫，且须令人扶策[10]徐徐而行。若行步稍难，即凭物而立。须臾扶策再行，直至腹痛连腰相引，作阵痛频，即服催生丹一服，更且勉强扶行，阵痛转甚难以立，认是[11]产时将至，即服催生符毕，然后安详上草[12]。上草之时，慎勿伤早。若太早，则子在腹中，难以转侧。又须仔[13]细体候，直[14]待儿逼欲生，然后令抱腰也。抱腰之人，不得倾斜，则儿得顺其理，自然易产也。又有卧产者，亦待卧定，背平着席，体不伛曲，则子不失其道。苟或不能依此节适，必致产难，纵或幸免，必须变生

① 贮：同“贮”。通行本、和刻本作“贮”。
② 月煞：通行本作“夜煞”；和刻本作“月杀”。
③ 五士：通行本、和刻本作“五土”。
④ 女妭：古代神话传说中的旱神。通行本作“女娲”。
⑤ 娑：通行本、和刻本作“婆”。
⑥ 沙：通行本、和刻本作“娑”。
⑦ 仓：和刻本作“怆”。
⑧ 秖：古同“祇”，宋以后用“只”，仅仅。
⑨ 侍：和刻本作“持”。
⑩ 扶策：搀扶，支撑。
⑪ 是：通行本作“定”。
⑫ 上草：即临产。指临近生产，进入分娩期。
⑬ 仔：吴珽本原作“子”，据通行本、和刻本改。
⑭ 直：和刻本作“宜”。

诸疾[①]。

产后将护法

按经云：妇人非止临产须忧，至于产后，大须将理，慎勿以产时无他，乃纵心恣意，无所不犯，犯时微若秋毫，感病重于嵩岱。且才得分免[②]，切忌问是男是女。看血下多少，随证服压血运药，良久喫粥，服四顺理中圆，便令人从心下按至脐腹，日五七次。若有疾证，即随证服药，粥药相间[③]，频频服饵，且宜闭目而坐，背后倚物，左右看[④]承。常令直立两膝，虽时眠睡，频令唤觉，过一复时[⑤]，方得上床，亦须立膝。高榰[⑥]床头，厚铺裀褥，遮围四向，窒塞孔隙，恐[⑦]御贼风。一臘[⑧]之内，常闻醋烟，以防运闷。一臘之后，渐加滋味，或以羊肉及雌鸡煮取浓汁作糜粥，直至百晬。常服当归圆、当归建中汤、四顺理中圆，日各一两服，以养藏气，补血脉。两臘之后，方得食糜烂肉食。满月之内，尤忌任意饮食，触冒风寒，恣情喜怒，梳头用力，高声，作劳工巧之类，及上厕便溺。如此节养将摄，以至百晬，始得气血和调，腑脏平复。设不依此，即致产后余疾。

逐月安产藏衣并十三神游行法

推行年法

妇人十三岁行年在庚申

生气在西南方坤　产妇宜向之坐卧，及产帐向之开门，大吉。

反支在正月七月　遇此月即铺灰，上用牛皮或马驴皮讫，铺草，勿令恶血汚[⑨]地，吉。

祸害在正南方离　不得于其上产，又不得向之大小便，避之大吉。

绝命在东南方巽　不得于其上产，又不得向之大小便，慎之大吉。

悬尸在辰戌[⑩]日　遇此日产，不得攀绳，宜悬马辔，攀之大吉。

闭肚在正西偏北辛　临月至满月，并不得向之大小便，及弃不净之水，

---

① 疾：吴瑸本原阙，据通行本、和刻本补。

② 免：通“娩”，分娩。通行本、和刻本作“娩”。

③ 间：吴瑸本原作“闻”，据通行本、和刻本改。

④ 看：吴瑸本原作“青”，据通行本、和刻本改。

⑤ 复时：地支相重之时。古人以十二地支记时，每一支为两小时。一复时为一昼夜，今为二十四小时。和刻本作“伏时”。

⑥ 榰（zhī）：支撑。

⑦ 恐：和刻本作“以”。

⑧ 一臘：臘同“腊”。婴儿出生后七日。宋代民间风俗，生子七日为一腊，有一腊、二腊、三腊、满月等说法。宋·吴自牧《梦粱录·育子》曰：“三朝与儿落脐炙囟，七日名‘一腊’，十四日谓之‘二腊’，二十一日名曰‘三腊’。”

⑨ 汚：同“污”。

⑩ 戌：吴瑸本原作“成”，据文意改。

慎之吉。

八疰[1]在正东偏北甲　产帐不得向之开门，慎之大吉。

产母宜着黄色衣，卧宜西南首。

宜唤西南方黄衣师看产。

妇人十四岁行年在己未

生气在正南方离　产妇宜向之坐卧，及产帐向之开[2]门，大吉。

反支在二月八月　遇此月即铺灰，上用牛皮或马驴皮讫，铺草，勿令恶血污地，吉。

祸害在西南方坤　不得于其上产，又不得向之大小便，避之大吉。

绝命在正西方兊[3]　不得于其上产，又不得向之大小便，慎之大吉。

悬尸在卯酉日　遇此日产，不得攀绳，宜悬马辔，攀之大吉。

闭肚在正北偏西壬　临月至满月，并不得向之大小便，及弃不净之水，慎之吉。

八疰在正北偏东癸　产帐不得向之开门，慎之大吉。

产母宜着赤色衣，卧宜正南首。

宜唤正南方赤衣师看产。

妇人十五岁行年在戊午

生气在正北方坎　产妇宜向之坐卧，及产帐向之开门，大吉。

反支在三月九月　遇此月即铺灰，上用牛皮或马驴皮讫，铺草，勿令恶血污地，吉。

祸害在西北方乹[4]　不得于其上产，又不得向之大小便，避之大吉。

绝命在东北方艮　不得于其上产，又不得向之大小便，慎之大吉。

悬尸在寅申日　遇此日产，不得攀绳，宜悬马辔，攀之大吉。

闭肚在正北偏东癸　临月至满月，并不得向之大小便，及弃不净之水，慎之吉。

八疰在正北偏西壬　产帐不得向之开门，慎之大吉。

产母宜着黑色衣，卧宜正北首。

宜唤正北方黑衣师看产。

妇人十六岁行年在丁巳

生气在正东方震　产妇宜向之坐卧，及产帐向之开门，大吉。

反支在四月十月　遇此月即铺灰，上用牛皮或马驴皮讫，铺草，勿令恶

---

① 疰：同“庄”。

② 开：吴珽本原作“门”，据上下文意改。

③ 兊：古同“兑”。

④ 乹：古同“乾”。

血污地，吉。

祸害在东北方艮　不得于其上产，又不得向之大小便，避之大吉。

绝命在西北方乾　不得于其上产，又不得向之大小便，慎之大吉。

悬尸在丑未日　遇此日产，不得攀绳，宜悬马辔，攀之大吉。

闭肚在正东偏北甲　临月至满月，并不得向之大小便，及弃不净之水，慎之吉。

八疰在正西偏北辛　产帐不得向之开门，慎之大吉。

产母宜着青色衣，卧宜正东首。

宜唤正东方青衣师看产。

妇人十七岁行年在丙辰

生气在东北方艮　产妇宜向之坐卧，及产帐向之开门，大吉。

反支在五月十一月　遇此月即铺灰，上用牛皮或马驴皮讫，铺草，勿令恶血污地，吉。

祸害在正东方震　不得于其上产，又不得向之大小便，避之大吉。

绝命在正北方坎　不得于其上产，又不得向之大小便，慎之大吉。

悬尸在子午日　遇此日产，不得攀绳，宜悬马辔，攀之大吉。

闭肚在正东偏南乙临月至满月，并不得向之大小便，及弃不净之水，慎之吉。

八疰在正西偏南庚　产帐不得向之开门，慎之大吉。

产母宜着黄色衣，卧宜东北首。

宜唤东北方黄衣师看产。

妇人十八岁行年在乙卯

生气在西北方乾　产妇宜向之坐卧，及产帐向之开门，大吉。

反支在六月十二月　遇此月即铺灰，上用牛皮或马驴皮讫，铺草，勿令恶血污地，吉。

祸害在正北方坎　不得于其上产，又不得向之大小便，避之大吉。

绝命在正东方震　不得于其上产，又不得向之大小便，慎之大吉。

悬尸在巳亥日　遇此日产，不得攀绳，宜悬马辔，攀之大吉。

闭肚在正南偏东丙　临月至满月，并不得向之大小便，及弃不净之水，慎之吉。

八疰在正南偏西丁　产帐不得向之开门，慎之大吉。

产母宜着黑色衣，卧宜西北首。

宜唤西北方黑衣师看产。

妇人十九岁行年在甲寅

生气在正西方兑　产妇宜向之坐卧，及产帐向之开门，大吉。

反支在正月七月　遇此月即铺灰，上用牛皮或马驴皮讫，铺草，勿令恶血污地，吉。

祸害在东南方巽　不得于其上产，又不得向之大小便，避之大吉。

绝命在正南方离　不得于其上产，又不得向之大小便，慎之大吉。

悬尸在辰戌日　遇此日产不得攀绳，宜悬马辔，攀之大吉。

闭肚在正南偏西丁　临月至满月，并不得向之大小便，及弃不净之水，慎之吉。

八疰在正南偏东丙　产帐不得向之开门，慎之大吉。

产母宜着浅色衣，卧宜正西首。

宜唤正西方浅色衣师看产。

妇人二十岁行年在癸丑

生气在东南方巽　产妇宜向之坐卧，及产帐向之开门，大吉。

反支在二月八月　遇此月即铺灰，上用牛皮或马驴皮讫，铺草，勿令恶血污地，吉。

祸害在东西方兑　不得于其上产，又不得向之大小便，避之大吉。

绝命在西南方坤　不得于其上产，又不得向之大小便，慎之大吉。

悬尸在卯酉日　遇此日产，不得攀绳，宜悬马辔，攀之大吉。

闭肚在正西偏南庚　临月至满月，并不得向之大小便，及弃不净之水，慎之吉。

八疰在正东偏南乙　产帐不得向之开门，慎之大吉。

产母宜着黄色衣，卧宜东南首。

宜唤东南方[1]黄衣师看产。

妇人二十一岁行年在壬子

生气在宜西南方坤　产妇宜向之坐卧，及产帐向之开门，大吉。

反支在三月九月　遇此月即铺灰，上用牛皮或马驴皮讫，铺草，勿令恶血污地，吉。

祸害在正南方离　不得于其上产，又不得向之大小便，避之大吉。

绝命在东南方巽　不得于其上产，又不得向之大小便，慎之大吉。

悬尸在寅申日　遇此日产，不得攀绳，宜悬马辔，攀之大吉。

闭肚在正西偏北辛　临月至满月，并不得向之大小便，及弃不净之水，慎之吉。

八疰在正东偏北甲　产帐不得向之开门，慎之大吉。

产母宜着黄色衣，卧宜西南首。

---

① 方：吴斑本原阙，据上下文意加。

宜唤西方黄衣师看产。

妇人二十二行年在辛亥

生气在正南方离　产妇宜向之坐卧，及产帐向之开门，大吉。

反支在四月十月　遇此月即铺灰，上用牛皮或马驴皮讫，铺草，勿令恶血污地，吉。

祸害在西南方坤　不得于其上产，又不得向之大小便，避之大吉。

绝命在正西方兑　不得于其上产，又不得向之大小便，慎之大吉。

悬尸在丑未日　遇此日产，不得攀绳，宜悬马辔，攀之大吉。

闭肚在正北偏西壬临月至满月，并不得向之大小便，及弃不净之水，慎之吉。

八疟在正北偏东癸　产帐不得向之开门，慎之大吉。

产母宜着赤色衣，卧宜正南首。

宜唤正南方赤衣师看产。

妇人二十三行年在庚戌

生气在正北方坎　产妇宜向之坐卧，及产帐向之开门，大吉。

反支在五月十一月　遇此月即铺灰，上用牛皮或马驴皮讫，铺草，勿令恶血污地，吉。

祸害在西北方乾　不得于其上产，又不得向之大小便，避之大吉。

绝命在东北方艮　不得于其上产，又不得向之大小便，慎之大吉。

悬尸在子午日　遇此日产，不得攀绳，宜悬马辔，攀之大吉。

闭肚在正北偏东癸　临月至满月，并不得向之大小便，及弃不净之水，慎之吉。

八疟在正北偏西壬　产帐不得向之开门，慎之大吉。

产母宜着黑色衣，卧宜正北首。

宜唤北方黑衣师看产。

妇人二十四行年在己酉

生气在东方震　产妇宜向之坐卧，及产帐向之开门，大吉。

反支在六月十二月　遇此月即铺灰，上用牛皮或马驴皮讫，铺草，勿令恶血污地，吉。

祸害在东北方艮　不得于其上产，又不得向之大小便，避之大吉。

绝命在西北方乾　不得于其上产，又不得向之大小便，慎之大吉。

悬尸在巳亥日　遇此日产，不得攀绳，宜悬马辔，攀之大吉。

闭肚在正东偏北甲　临月至满月，并不得向之大小便，及弃不净之水，慎之吉。

八疟在正西偏北辛　产帐不得向之开门，慎之大吉。

产母宜着青色衣，卧宜正东首。

宜唤正东方青衣师看产。

妇人二十五行年在戊申

生气在东北方艮　产妇宜向之坐卧，及产帐向之开门，大吉。

反支在正月七月　遇此月即铺灰，上用牛皮或马驴皮讫，铺草，勿令恶血污地，吉。

祸害在正东方震　不得于其上产，又不得向之大小便，避之大吉。

绝命在正北方坎　不得于其上产，又不得向之大小便，慎之大吉。

悬尸在辰戌日　遇此日产，不得攀绳，宜悬马辔，攀之大吉。

闭肚在正东偏南乙　临月至满月，并不得向之大小便，及弃不净之水，慎之吉。

八狂在正西偏南庚　产帐不得向之开门，慎之大吉。

产母宜着黄色衣，卧宜东北首。

宜唤东北方黄衣师看产。

妇人二十六行年在丁未

生气在西北方乾　产妇宜向之坐卧，及产帐向之开门，大吉。

反支在二月八月　遇此月即铺灰，上用牛皮或马驴皮讫，铺草，勿令恶血污地，吉。

祸害在正北方坎　不得于其上产，又不得向之大小便，避之大吉。

绝命在正东方震　不得于其上产，又不得向之大小便，慎之大吉。

悬尸在卯酉日　遇此日产，不得攀绳，宜悬马辔，攀之人吉。

闭肚在正南偏东丙　临月至满月，并[①]不得向之大小便，及弃不净之水，慎之吉。

八狂在正南偏西丁　产帐不得向之开门，慎之大吉。

产母宜着浅色衣，卧西北首。

宜唤西北方浅衣师看产。

妇人二十七行年在丙午

生气在正西方兑　产妇宜向之坐卧，及产帐向之开门，大吉。

反支在三月九月　遇此月即铺灰，上用牛皮或马驴皮讫，铺草，勿令恶血污地，吉。

祸害在东南方巽　不得于其上产，又不得向之大小便，避之大吉。

绝命在正南方离　不得于其上产，又不得向之大小便，慎之大吉。

悬尸在寅申日　遇此日产不得攀绳，宜悬马辔，攀之大吉。

---

① 并：吴斑本原阙，据上下文意加。

闭肚在正南偏西丁　临月至满月，并不得向之大小便，及弃不净之水，慎之吉。

八疰在正南偏东丙　产帐不得向之开门，慎之大吉。

产母宜着浅色衣，卧宜正西首。

宜唤西方浅衣师看产。

妇人二十八行年在乙巳

生气在东南方巽　产妇宜向之坐卧，及产帐向之开门，大吉。

反支在四月十月　遇此月即铺灰，上用牛皮或马驴皮讫，铺草，勿令恶血污地，吉。

祸害在正西方兑　不得于其上产，又不得向之大小便，避之大吉。

绝命在西南方坤　不得于其上产，又不得向之大小便，慎之大吉。

悬尸在丑未日　遇此日产，不得攀绳，宜悬马辔，攀之大吉。

闭肚在正西偏南庚　临月至满月，并不得向之大小便，及弃不净之水，慎之吉。

八疰在正东偏北甲　产帐不得向之开门，慎之大吉。

产母宜着黄色衣，卧宜东南首。

宜唤东南方黄衣师看产。

妇人二十九行年在甲辰

生气在西南方坤　产妇宜向之坐卧，及产帐向之开门，大吉。

反支在五月十一月　遇此月即铺灰，上用牛皮或马驴皮讫，铺草，勿令恶血污地，吉。

祸害在正南方离　不得于其上产，又不得向之大小便，避之大吉。

绝命在东南方巽　不得于其上产，又不得向之大小便，慎之大吉。

悬户在子午日　遇此日产，不得攀绳，宜悬马辔，攀之大吉。

闭肚在正西偏北辛　临月至满月，并不得向之大小便，及弃不净之水，慎之吉。

八疰在正东偏南乙　产帐不得向之开门，慎之大吉。

产母宜着黄衣，卧宜西南首。

宜唤西南方黄衣师看产。

妇人三十岁行年在癸卯

生气在正南方离　产妇宜向之坐卧，及产帐向之开门，大吉。

反支在六月十二月　遇此月即铺灰，上用牛皮或马驴皮讫，铺草，勿令恶血污地，吉。

祸害在西南方坤　不得于其上产，又不得向之大小便，避之大吉。

绝命在正西方兑　不得于其上产，又不得向之大小便，慎之大吉。

悬尸在巳亥日　遇此日产，不得攀绳，宜悬马辔，攀之大吉。

闭肚在正北偏西壬　临月至满月，并不得向之大小便，及弃不净之水，慎之吉。

八狂在正北偏东癸　产帐不得向之开门，慎之大吉。

产母宜着赤色衣，卧宜正南首。

宜唤正南方赤衣师看产。

妇人三十一行年在壬寅

生气在正北方坎　产妇宜向之坐卧，及产帐向之开门，大吉。

反支在正月七月　遇此月即铺灰，上用牛皮或马驴皮讫，铺草，勿令恶血污地，吉。

祸害在西北方乾　不得于其上产，又不得向之大小便，避之大吉。

绝命在东北方艮　不得于其上产，又不得向之大小便，慎之大吉。

悬尸在辰戌日　遇此日产，不得攀绳，宜悬马辔，攀之大吉。

闭肚在正北偏东癸　临月至满月，并不得向之大小便，及弃不净之水，慎之吉。

八狂在正北偏西壬　产帐不得向之开门，慎之大吉。

产母宜着黑色衣，卧宜正北首。

宜唤正北方黑衣师看产。

妇人三十二行年在辛丑

生气在东方震　产妇宜向之坐卧，及产帐向之开①门，大吉。

反支在二月八月　遇此月即铺灰，上用牛皮或马驴皮讫，铺草，勿令恶血污地，吉。

祸害在东北方艮　不得于其上产，又不得向之大小便，避之大吉。

绝命在西北方乾　不得于其上产，又不得向之大小便，慎之大吉。

悬尸在卯酉日　遇此日产，不得攀绳，宜悬马辔，攀之大吉。

闭肚在正东偏北甲　临月至满月，并不得向之大小便，及弃不净之水，慎之吉。

八狂在正西偏北辛　产帐不得向之开门，慎之大吉。

产母宜着青色衣，卧宜正东首。

宜唤正东青衣师看产。

妇人三十三行年在庚子

生气在东北方艮　产妇宜向之坐卧，及产帐向之开门，大吉。

反支在三月九月　遇此月即铺灰，上用牛皮或马驴皮讫，铺草，勿令恶

---

① 开：吴琎本原作“门”，据上下文意改。

血污地，吉。

祸害在正东方震　不得于其上产，又不得向之大小便，避之大吉。

绝命在正北方坎　不得于其上产，又不得向之大小便，慎之大吉。

悬尸在寅申日　遇此日产，不得攀绳，宜悬马辔，攀之大吉。

闭肚在正东偏南乙　临月至满月，并不得向之大小便，及弃不净之水，慎之吉。

八狂在正西偏南庚　产帐不得向之开门，慎之大吉。

产母宜着黄色衣，卧宜东北首。

宜唤东北方黄衣师看产。

妇人三十四行年在己亥

生气在西北方乾　产妇宜向之坐卧，及产帐向之开门大吉。

反支在四月十月　遇此月即铺灰，上用牛皮或马驴皮讫，铺草，勿令恶血污地，吉。

祸害在正北方坎　不得于其上产，又不得向之大小便，避之大吉。

绝命在正东方震　不得于其上产，又不得向之大小便，慎之大吉。

悬尸在丑未日　遇此日产，不得攀绳，宜悬马辔，攀之大吉。

闭肚在正南偏东丙　临月至满月，并不得向之大小便，及弃不净之水，慎之吉。

八狂在正南偏西丁　产帐不得向之开门，慎之大吉。

产母宜着黄色衣，卧宜西北首。

宜唤西北方黄衣师看产。

妇人三十五行年在戊戌

生气在正西方兑　产妇宜向之坐卧，及产帐向之开门，大吉。

反支在五月十一月　遇此月即铺灰，上用牛皮或马驴皮讫，铺草，勿令恶血污地，吉。

祸害在东南方巽　不得于其上产，又不得向之大小便，避之大吉。

绝命在正南方离　不得于其上产，又不得向之大小便，慎之大吉。

悬尸在子午日　遇此日产，不得攀绳，宜悬马辔，攀之大吉。

闭肚在正南偏西丁　临月至满月，并不得向之大小便，及弃不净之水，慎之吉。

八狂在正南偏东丙　产帐不得向之开门，慎之大吉。

产母宜着浅色衣，卧宜正西首。

宜唤正西方浅色衣师看产。

妇人三十六行年在丁酉

生气在东南方巽　产妇宜向之坐卧，及产帐向之开门，大吉。

反支在六月十二月　遇此月即铺灰，上用牛皮或马驴皮讫，铺草，勿令恶血污地，吉。

祸害在正西方兑　不得于其上产，又不得向之大小便，避之大吉。

绝命在西南方坤　不得于其上产，又不得向之大小便，慎之大吉。

悬尸在巳亥日　遇此日产不得攀绳，宜悬马辔，攀之大吉。

闭肚在正西偏南庚临月至满月，并不得向之大小便，及弃不净之水，慎之吉。

八狂在正东偏南乙　产帐不得向之开门，慎之大吉。

产母宜着黄色衣，卧宜东南首。

宜唤东南黄衣师看产。

妇人三十七行年在丙申

生气在西南方坤　产妇宜向之坐卧，及产帐向之开门，大吉。

反支在正月七月　遇此月即铺灰，上用牛皮或马驴皮讫，铺草，勿令恶血污地，吉。

祸害在正南方离　不得于其上产，又不得向之大小便，避之大吉。

绝命在东南方巽　不得于其上产，又不得向之大小便，慎之大吉。

悬尸在辰戌日　遇此日产，不得攀绳，宜悬马辔，攀之大吉。

闭肚在正西偏北辛　临月至满月，并不得向之大小便，及弃不净之水，慎之吉。

八狂在正东偏北甲　产帐不得向之开门，慎之大吉。

产母宜着黄色衣，卧宜西南首。

宜唤西南方黄衣师看产。

妇人三十八行年在乙未

生气在正南方离　产妇宜向之坐卧，及产帐向之开门，大吉。

反支在二月八月　遇此月即铺灰，上用牛皮或马驴皮讫，铺草，勿令恶血污地，吉。

祸害在西南方坤　不得于其上产，又不得向之大小便，避之大吉。

绝命在正西方兑　不得于其上产，又不得向之大小便，慎之大吉。

悬尸在卯酉日遇此日产，不得攀绳，宜悬马辔，攀之大吉。

闭肚在正北偏西壬　临月至满月，并不得向之大小便，及弃不净之水，慎之吉。

八狂在正北偏东癸　产帐不得向之开门，慎之大吉。

产母宜着赤色衣，卧宜正南首。

宜唤正南方赤衣师看产。

妇人三十九行年在甲午

生气在正北方坎　产妇宜向之坐卧，及产帐向之开门，大吉。

反支在三月九月　遇此月即铺灰，上用牛皮或马驴皮讫，铺草，勿令恶血污地，吉。

祸害在西北方乾　不得于其上产，又不得向之大小便，避之大吉。

绝命在东北方艮　不得于其上产，又不得向之大小便，慎之大吉。

悬尸在寅申日　遇此日产，不得攀绳，宜悬马辔，攀之大吉。

闭肚在正北偏东癸　临月至满月，并不得向之大小便，及弃不净之水，慎之吉。

八狂在正北偏西壬　产帐不得向之开门，慎之大吉。

产母宜着黑色衣，卧宜正北首。

宜唤正北方黑衣师看产。

妇人四十岁行年在癸巳

生气在正东方震　产妇宜向之坐卧，及产帐向之开门，大吉。

反支在四月十月　遇此月即铺灰，上用牛皮或马驴皮讫，铺草，勿令恶血污地，吉。

祸害在东北方艮　不得于其上产，又不得向之大小便，避之大吉。

绝命在西北方乾　不得于其上产，又不得向之大小便，慎之大吉。

悬尸在丑未日　遇此日产，不得攀绳，宜悬马辔，攀之大吉。

闭肚在正东偏北甲　临月至满月，并不得向之大小便，及弃不净之水，慎之吉。

八狂在正西偏北辛　产帐不得向之开门，慎之大吉。

产母宜着青色衣，卧宜正东首。

宜唤正东方青衣师看产。

妇人四十一行年在壬辰

生气在东北方艮　产妇宜向之坐卧，及产帐向之开门，大吉。

反支在五月十一月　遇此月即铺灰，上用牛皮或马驴皮讫，铺草，勿令恶血污地，吉。

祸害在正东方震　不得于其上产，又不得向之大小便，避之大吉。

绝命在正北方坎　不得于其上产，又不得向之大小便，慎之大吉。

悬尸在子午日　遇此日产，不得攀绳，宜悬马辔，攀之大吉。

闭肚在正东偏南乙　临月至满月，并不得向之大小便，及弃不净之水，慎之吉。

八狂在正西偏南庚　产帐不得向之开门，慎之大吉。

产母宜着黄色衣，卧宜东北首。

宜唤东北方黄衣师看产。

妇人四十二行年在辛卯

生气在西北方乾　产妇宜向之坐卧，及产帐向之开门，大吉。

反支在六月十二月　遇此月即铺灰，上用牛皮或马驴皮讫，铺草，勿令恶血污地，吉。

祸害在正北方坎　不得于其上产，又不得向之大小便，避之大吉。

绝命在正东方震　不得于其上产，又不得向之大小便，慎之大吉。

悬尸在巳亥日　遇此日产，不得攀绳，宜悬马辔，攀之大吉。

闭肚在正南偏东丙　临月至满月，并不得向之大小便，及弃不净之水，慎之吉。

八疰在正南偏西丁　产帐不得向之开门，慎之大吉。

产母宜着黄色衣，卧宜西北首。

宜唤西北方黄衣师看产。

妇人四十三行年在庚寅

生气在正西方兊　产妇宜向之坐卧，及产帐向之开门，大吉。

反支在正月七月　遇此月即铺灰，上用牛皮或马驴皮讫，铺草，勿令恶血污地，吉。

祸害在东南方巽　不得于其上产，又不得向之大小便，避之大吉。

绝命在正南方离　不得于其上产，又不得向之大小便，慎之大吉。

悬尸在辰戌日　遇此日产，不得攀绳，宜悬马辔，攀之大吉。

闭肚在正南偏西丁　临月至满月，并不得向之大小便，及弃不净之水，慎之吉。

八疰在正南偏东丙　产帐不得向之开门，慎之大吉。

产母宜着浅色衣，卧宜正西首

宜唤西南方浅衣师看产。

妇人四十四行年在己丑

生气在东南方巽　产妇宜向之坐卧，及产帐向之开门，大吉。

反支在二月八月　遇此月即铺灰，上用牛皮或马驴皮讫，铺草，勿令恶血污地，吉。

祸害在正西方兊　不得于其上产，又不得向之大小便，避之大吉。

绝命在西南方坤　不得于其上产，又不得向之大小便，慎之大吉。

悬尸在卯酉日　遇此日产，不得攀绳，宜悬马辔，攀之大吉。

闭肚在正西偏南庚　临月至满月，并不得向之大小便，及弃不净之水，慎之吉。

八疰在正东偏南乙　产帐不得向之开门，慎之大吉。

产母宜着黄色衣，卧宜东南首。

宜唤东南方黄衣师看产。

妇人四十五行年在戊子

生气在西南方坤　产妇宜向之坐卧，及产帐向之开门，大吉。

反支在三月九月　遇此月即铺灰，上用牛皮或马驴皮讫，铺草，勿令恶血污地，吉。

祸害在正南方离　不得于其上产，又不得向之大小便，避之大吉。

绝命在东南方巽　不得于其上产，又不得向之大小便，慎之大吉。

悬尸在寅申日　遇此日产，不得攀绳，宜悬马辔，攀之大吉。

闭肚在正西偏北辛　临月至满月，并不得向之大小便，及弃不净之水，慎之吉。

八疰在正东偏北甲　产帐不得向之开门，慎之大吉。

产母宜着黄色衣，卧宜向西南首。

宜唤西南方黄衣师看产。

妇人四十六行年在丁亥

生气在正南方离　产妇宜向之坐卧，及产帐向之开门，大吉。

反支在四月十月　遇此月即铺灰，上用牛皮或马驴皮讫，铺草，勿令恶血污地，吉。

祸害在西南方坤　不得于其上产，又不得向之大小便，避之大吉。

绝命在正西方兑　不得于其上产，又不得向之大小便，慎之大吉。

悬尸在丑未日　遇此日产，不得攀绳，宜悬马辔，攀之大吉。

闭肚在正北偏西壬　临月至满月，并不得向之大小便，及弃不净之水，慎之吉。

八疰在正北偏东癸　产帐不得向之开门，慎之大吉。

产母宜着赤色衣，卧宜正南首。

宜唤正南方赤衣师看产。

妇人四十七行年在丙戌

生气在正北方坎　产妇宜向之坐卧，及产帐向之开门，大吉。

反支在五月十一月　遇此月即铺灰，上用牛皮或马驴皮讫，铺草，勿令恶血污地，吉。

祸害在西北方乾　不得于其上产，又不得向之大小便，避之大吉。

绝命在东北方艮　不得于其上产，又不得向之大小便，慎之大吉。

悬尸在子午日　遇此日产，不得攀绳，宜悬马辔，攀之大吉。

闭肚在正北偏东癸　临月至满月，并不得向之大小便，及弃不净之水，慎之吉。

八疰在正北偏西壬　产帐不得向之开门，慎之大吉。

产母宜着黑色衣，卧宜正北首。

宜唤正北方黑衣师看产。

妇人四十八行年在乙酉

生气在正东方震　产妇宜向之坐卧，及产帐向之开门，大吉。

反支在六月十二月　遇此月即铺灰，上用牛皮或马驴皮讫，铺草，勿令恶血污地，吉。

祸害在东北方艮　不得于其上产，又不得向之大小便，避之大吉。

绝命在西北方乾　不得于其上产，又不得向之大小便，慎之大吉。

悬尸在巳亥日　遇此日产，不得攀绳，宜悬马辔，攀之大吉。

闭肚在正东偏北甲　临月至满月，并不得向之大小便，及弃不净之水，慎之吉。

八狂在正西偏北辛　产帐不得向之开门，慎之大吉。

产母宜着青色衣，卧宜正东首。

宜唤正东方青衣师看产。

妇人四十九行年在甲申

生气在东北方艮　产妇宜向之坐卧，及产帐向之开门，大吉。

反支在正月七月　遇此月即铺灰，上用牛皮或马驴皮讫，铺草，勿令恶血污地，吉。

祸害在正东方震　不得于其上产，又不得向之大小便，避之大吉。

绝命在正北方坎　不得于其上产，又不得向之大小便，慎之大吉。

悬尸在辰戌日　遇此日产，不得攀绳，宜悬马辔，攀之大吉。

闭肚在正东偏南乙　临月至满月，并不得向之大小便，及弃不净之水，慎之吉。

八狂在正西偏南庚　产帐不得向之开门，慎之大吉。

产母宜着黄色衣，卧宜东北首。

宜唤东北方黄衣师看产。

催生符

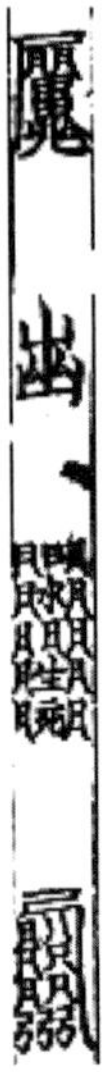

上件符用水飞朱砂书之。

符贴：

催生治产难灵符，每遇产妇将欲上草时，灯焰上烧作灰，不得飞扬了，急投盏中，用净水、温汤调服，须臾即产。

黑神散① 治妇人产后恶露不尽，胞衣不下，攻冲心胷痞满，或脐腹坚胀撮疼，及血晕神昏，眼黑口噤，产后瘀血诸疾，并皆治之。

熟干地黄②四两 蒲黄四两，炒 黑豆半升③ 当归④四两 官桂⑤四两 芍药四两 甘草四两，炙 干姜四两，炮

上为细末，每服二钱，酒半盏，童子小便半盏，同煎调下。急患不拘时候，连进二服。

油煎散 治妇人血风劳，形容憔瘁⑥，肢节困倦，喘满虚烦，噏噏⑦少气，发热汗多，口干舌澁，不思饮食。

当归⑧ 赤芍药 牡丹皮 五加皮，各一两

---

① 本方及下方油煎散，通行本、和刻本别标识为“绍兴续添方”。

② 通行本、和刻本“熟干地黄”后有“酒浸”二字。

③ 半升：通行本、和刻本作“炒，半升，去皮”。

④ 通行本、和刻本“当归”后有“去芦，酒制”四字。

⑤ 官桂：通行本、和刻本作“肉桂，去粗皮”。

⑥ 瘁：通行本、和刻本作“悴”。

⑦ 噏噏（xī xī）：众口附合貌。

⑧ 通行本、和刻本“当归”后有“酒浸”二字。

上为细末，每服一钱，水一盏，将青铜钱一文，蘸油入药，同煎七分，温服。煎不得搅，喫不得吹，日三服。常服此药，能肥妇人。其効妙甚。

诸家名方

滑胎枳壳散 治妇人胎气不足，能令胎滑易产。常服养胎益气，安和子脏，治胎中一切恶疾。

枳壳去穰白，炒，秤，二十四两 甘草爁，秤，六两

上件碾为细末，每服一钱，空心，沸汤点服。入月①，日进三服。

按：通行本、和刻本“大观方”中还有牛膝汤，位当归散之后，活血丹作安息活血丹；“吴直阁增诸家名方”尚有济危上丹、琥珀黑龙丹、南岳魏夫人济阴丹、琥珀黑散、茂香散、竹茹汤6方。丹波元胤《医籍考》亦曰：吴直阁本无“牛膝汤、济危上丹、琥珀黑龙丹、济阴丹、琥珀黑散、茂香散、竹茹汤（妇人）”。黑神散、油煎散2方，通行本另标识为“绍兴续添方”。另外，通行本中，“绍兴续添方”“吴直阁增诸家名方”接“大观方”之后，不在“产图”等内容之后，此又与吴斑本、和刻本不同。通行本、和刻本之“推妇人行年”法，将吴斑本文字论述，按行年吉凶（13～49岁）及七神吉凶，列表排列。

① 入月：指妇女孕期足月。

《增广校正和剂局方》卷之五

治小儿诸疾 诸汤 诸香附

反魂丹[①] 治小儿诸风癫痫，潮发瘈疭，口眼相引，项背强直，牙关紧急，目睛上视，及诸病久虚，变生虚风，多睡昏困，荏苒[②]不解，速宜服之。

当归酒浸，切，焙，微炒 乌犀镑，各二两 干姜炮 枳壳去瓤，麸炒 白术泔浸一宿，微炒 人参去芦 木香不见火 茯苓去皮 丁香不见火 厚朴去皮，姜汁炙熟 藁本去土 天竺黄细研 败龟酒、醋涂，炙黄 蔓荆子去白 桑螵蛸微炒 何首乌泔浸一宿，煮过，切，焙 白芷 虎骨酒、醋炙令黄 晚蚕蛾微炒，各三分 缩砂仁 麻黄去根、节 麝香别研 羌活去芦 羚羊角镑 半夏汤洗七次，姜汁浸三宿，焙干，炒黄 川乌头烧令通红，留烟少许，入坑以盏盖，新土围食顷 防风去芦 白花蛇酒浸一宿，炙令熟，去皮、骨，用肉 白僵蚕去丝、嘴，微炒 槟榔 白附子微炮 天南星汤洗，生姜自然汁煮软，切，焙，炒黄 藿香叶，去土 阿胶碎炒 萆薢微炙 肉桂去粗皮 细辛去苗 陈皮去瓤，微炒 槐胶 乌蛇酒浸一宿，炙熟，取肉用 沉香不见火 干蝎微炙 独活去苗 天麻酒洗，切，焙，各一两 朱砂细研，水飞 石斛去根 雄黄细研水飞 肉豆蔻去壳，微炒 牛黄别研 龙脑别研 水银 附子水浸后，炮，去皮、脐 蝉壳去土，微炒 川芎各半两 乌鸦一个，去嘴、翅、足 腻粉别研，一分 狐肝三具，腊月采取，同乌鸦一个，入新瓮内，以瓦盆盖头，用泥固济，炭火一斤，烧令通赤，烟尽出 候冷，研细用 硫黄研细，用瓷盏盛，慢火养成汁，入水银，急炒如青泥，成砂再研，半两 金箔二十片，为衣

上如法修事，捣研令细，炼白蜜合和，入酥，再捣三五千下，圆如梧桐子大。每一岁儿一圆，温薄荷自然汁化下，不计时候。

定命丹 治小儿急、慢惊风，天吊撮口，潮发搐搦，奶痫壮热，昏塞不省。

青黛研，半钱 蟾酥干者，酒浸一宿，一钱 干蝎全者，七个，

---

① 反魂丹：和刻本作“返魂丹”。位于后面“软金丹”与“鹤顶丹”之间。未列组成，言：“品味与第一卷诸风门乌犀圆同。”

② 荏苒：蹉跎，拖延时间。

微炒　麝香研，一字　白附子炮为末，半分　天南星炮为末，一分

上件细研令匀，以粟米粥和圆，如绿豆大，别以青黛为衣。每服一圆，荆芥薄荷汤下，后困睡无疑。但有患者，先化半圆滴入鼻中，喷嚏者必瘥（一本不用天南星[①]）。

八珍丹　治小儿惊风壮热，精神昏愦，呕吐痰涎，惊悸恍惚，或发瘈疭，目睛上视。

甘草炒　天麻去芦　朱砂研飞　天南星牛胆制，各五两　牛黄研，一分　腻粉研　雄黄飞，各一两一分　天浆子[②]微炒，三百五十个　银箔七十片，为衣

上为细末，入研药匀，炼蜜为圆，如豌豆大，以银箔为衣。每服，一岁儿服一圆，薄荷汤化下。疾证未退，可再服之，更量儿大小加减，奶食后服。

太一银朱丹　治小儿惊风壮热，涎盛发痫，手足搐搦，目睛上视，及风壅痰实，心膈满闷，呕吐痰涎，大便秘涩。

黑铅炼十遍，称三两，与水银结砂子，分为小块，同甘草水煮半日，候冷，取出研，去草不用　水银结砂子　铁粉，各三两　甘草同铅煮，十两　天南星炮为末，三分　朱砂飞研，半两　腻粉研，一两

上同研匀，以面糊为圆，如麻子大。每一岁儿服一圆，用薄荷蜜汤下，微利为度，未利再服，乳食后。

软金丹　治小儿惊风壮热，多睡惊掣，精神昏愦，痰涎壅塞，手足搐搦，目睛上视，项背强硬，牙关紧急。

使君子炒，为末　瓷墨烧，研　青黛细研　麝香细研　腻粉研，各一分　胡黄连为末，一分[③]　寒食面七钱半　天浆子七个，炒，为末

上合[④]研匀，以白面糊为圆，如小豆大。每服一圆，煎金银薄荷汤化下。五岁以上可服二圆，更量大小、虚实加减，不计时候。

鹤顶丹　治大人、小儿风壅痰实，咽膈不利，口干烦渴，睡卧不安，及中暑头痛，躁渴不解。

---

① 一本不用天南星：和刻本无此句。

② 天浆子：即雀瓮。为刺蛾科动物黄刺蛾的虫茧。性味、归经：甘、平，无毒。归肝经。功效：息风止痉，解毒消肿。主治：小儿惊风，脐风，癫痫，乳蛾肿痛。

③ 和刻本注："一本作'三分'。"

④ 合：和刻本作"同"。

麝香研，二两半　朱砂研飞，一百两[①]　牙硝枯研，一百二十五两　寒水石粉一百一十两　甘草炒为末，三十五两

上合研匀，炼蜜搜和，每一两二钱作十圆。大人温生姜水化下一圆。如治中暑，入生龙脑少许，同研细，新水化下。小儿一圆分四服，更量大小加减。又治小儿脏腑积热，心神不宁，夜卧狂叫，口舌生疮，用薄荷自然汁化下，并食后服。

至圣丹　治一切惊风天吊，目睛上视，手足搐搦，状候多端。用药一圆，用温水化，滴鼻中令喷嚏三五次，更用薄荷汤下二圆即愈。如久患五疳，腹胀头大，四肢瘦小，好吃泥土，不思奶食，爱咬指甲，时挦[②]眉毛，头发稀疏，肚上青筋，及久患泻痢，并用米饮下二圆；如久患疳蛔咬心，发歇疼痛，并用苦楝子煎汤下二圆；如鼻下赤烂，口齿疳虫，并口疮等，用儿[③]所吃奶汁研二圆，涂在患处；疳眼、雀目，用白羊子肝一枚，以竹刀子劈[④]开，入药二圆在内，以麻缕缠定，用淘米泔煮熟，空心[⑤]食之。仍令乳母常忌毒鱼、大蒜，鸡、鸭、猪肉等。

熊胆用温水化入药　芦荟研　腻粉同水银研　朱砂研飞，各一分　麝香研，半分　蟾酥干者，酒浸一宿　龙脑研　铅霜研，各一字　雄黄研飞　青黛研　胡黄连末，各半两[⑥]　白附子炮，二钱　水银一钱，与腻粉同研，不见米星[⑦]

上为末，入研药匀，用熬过豮[⑧]猪胆汁浸，蒸饼为圆，如黄米大，汤使如前。此药退惊治风，化虫杀疳，除百病，进乳食。若隔两三日进一服，永无百病，不染横夭之疾，凡有患与服，必见[⑨]功效。

定吐救生丹　治小儿伏热生涎，心膈烦躁，壮热霍乱，乳食不下，呕哕恶心，或发吐逆。

山大戟浆水煮，切，焙干，为末，一十五两　乳香别研　丁香为末，各五两　粉霜研　腻粉研碎，各七两半　龙脑研，二两半　水银　黄蜡　黑铅与水银同结砂子，各一十两半[⑩]

① 和刻本注："一本作'十二两'。"
② 挦（xián）：撕，扯；拔（毛发）。
③ 和刻本"儿"后有"孩子"二字。
④ 劈：和刻本作"批"。
⑤ 心：和刻本作"腹"。
⑥ 各半两：和刻本作"各一两"。
⑦ 米星：和刻本作"光星"。
⑧ 豮：同"豶"，被阉割过的猪。
⑨ 见：和刻本作"有"。
⑩ 各一十两半：和刻本作"各十二两半"。

上件合研令匀，每熔蜡一两，入蜜二钱半①，和为圆，如黄米大。每一岁儿服一圆，如烦躁，研生脂麻、马齿水下；如吐逆，煎丁香马齿汤下。更量虚实加减，食后、临卧服之。此药除热化涎，下膈止吐逆，若胃虚伤冷，呕吐不止者，不可服。凡小儿吐逆，宜速疗之，久不止，遂为慢惊，常宜收此药备急。

五福化毒丹 治小儿蕴积毒热，惊惕狂躁，颊赤咽干，口舌生疮，夜卧不宁，谵语烦渴，头面身体多生疮疖。

桔梗微炒 玄参洗，焙，各六两 青黛研 牙硝枯 人参去芦，各二两 茯苓去皮，五两 甘草炒，一两半 银箔八片，为衣 麝香研，半钱 金箔八片，为衣

上为细末，入研药匀，炼蜜为圆，每两作十二圆。每一岁儿一圆，分四服，用薄荷水②化下；及疮疹后，余毒上攻口齿，涎血臭气，以生地黄自然汁化一圆，用鸡翎扫在口内；热疳肌肉黄瘦，雀目夜不见物，陈粟米泔水化下。食后，临卧服。

灵砂归命丹 治小儿蕴积邪热，潮热不除，颊赤口干，心膈烦躁，痰涎不利，睡卧不安，或发惊痫，涎潮搐搦。又疗积滞不消，下利多日，腹中㽲痛，烦渴呕哕，服药调和不能愈者，并可服之③。

巴豆去心、膜、皮，炒熟，研如面油，三百一十五粒 牛黄研 龙脑研 麝香研 腻粉研，各三两 辰砂研飞，九两 金箔九十片④

上合研匀，炼黄蜡六两，入白沙蜜三分，同炼令匀，为圆如绿豆大⑤。每服二圆，金银薄荷汤下，更量岁数加减。如惊痫搐搦，用龙脑腻粉蜜汤下。服药先以冷水浸少时，服之见效尤速。

大天南星圆 治小儿急、慢惊风，涎潮发搐，目睛上视，口眼相引，牙关紧急，背脊强直，精神昏塞，连日不省。

龙脑研 牛黄研 乳香研，各一钱⑥ 天南星牛胆制者，半两 人参 天麻去芦 防风去芦，各一分 朱砂研，三钱 干蝎十四个，汤浸润，去土，微炒，为末 麝香研，一钱半

上件研，杵令匀，炼蜜和圆，如大鸡头⑦大。每服一圆，荆芥薄荷汤化

---

① 和刻本注："一本作'一钱半'。"

② 水：和刻本作"汤"。

③ 服药调和不能愈者，并可服之：和刻本作"服此药调和，无不愈"。

④ 和刻本未列组成，有"品味与第六卷'积热部门'妙香圆同"句。

⑤ 上合研匀，……为圆如绿豆大：和刻本此句作"上以妙香圆一圆，分作五十圆"。

⑥ 和刻本注："一本作'各半钱'。"

⑦ 和刻本"大鸡头"后有"实"字。

下。量儿大小，以意加减服，不计时候。

五疳保童圆 治小儿五疳。盖其骨肉轻软，肠胃微细，若乳哺有节，则脏腑相调，或乳母寒温失理，饮食无常，醉饱喜怒，及小儿百晬以后，五岁以前，乳食渐多，不择生冷，好餐[①]肥腻、甘酸之物，即成五疳。一曰肝疳，其候摇头揉目，白膜遮睛，流汗遍身，合面而卧，目中涩痒，肉色青黄，发立头焦，筋青脑热，腹中积聚，下痢频多，久而不痊，转甚羸瘦。二曰心疳，其候浑身壮热，吐利无常，颊赤面黄，胸膈烦满，鼻干心躁，口舌生疮，痢久不痊，多下脓血，有时盗汗，或乃虚惊。三曰脾疳，其候腹多筋脉，喘促气粗，乳食不多，心腹胀满，多啼咳逆，面色萎黄，骨立毛焦，形枯力劣，胸膈壅闷，水谷不消，口鼻常干，好吃泥土，情意不悦，爱[②]暗憎明，肠胃不和，痢多酸臭。四曰肺疳，其候咳嗽气逆，皮毛干焦，饶涕多啼，咽喉不利，揉鼻咬甲，壮热憎寒，口鼻生疮，唇边赤痒，腹内气胀，乳食渐稀，大肠不调，频频泄痢，粪中米出，皮上粟生。五曰肾疳，其候肌肉消瘦，齿龈生疮，寒热时作，口鼻干燥，脑热如火，脚冷如水，吐逆既增，乳食减少，泻痢频并[③]，下部开张，肛门不收，疳疮痒痛。以上疾状，并皆治疗。

黄连去须　白鳝头炙令焦黄，无，即炒白芜荑充代　草龙胆去芦　雄黄研飞　青橘皮去瓤[④]　五倍子　夜明砂微炒，各一两[⑤]　蟾头一枚，炙令黄色　苦楝根　天浆子微炒　胡黄连　麝香　青黛研　熊胆研　芦荟研，各一两[⑥]（一本有虾蟆灰、蜗牛微炒）

上为细末，都研令匀，用糯米饭和圆，如麻子大。每服一岁儿一圆，不计时候，温米饮下，日进三服尤妙。一方有蜗牛微炒，一分[⑦]。

熊胆圆 杀疳退惊。治壮热昏愦，呕吐痰涎，颊赤面黄，鼻干目涩，有时盗汗，或即虚惊，荏苒不除，乳食不进。

熊胆研　胡黄连木[⑧]，各二钱[⑨]　使君子麸炮，为末[⑩]　天浆子麸炒，各七个　青黛研，一钱　寒食面三钱　麝香研，一分　细墨烧，淬，半钱

---

① 餐：和刻本作"飡"。飡，同"餐"。
② 爱：和刻本作"喜"。
③ 频并：犹频繁。
④ 瓤：和刻本作"白"。
⑤ 和刻本注："一本作'一分'。"
⑥ 和刻本注："一本作'一分'。"
⑦ 一方有蜗牛微炒，一分：和刻本无此句。
⑧ 木：和刻本作"末"。
⑨ 二钱：和刻本作"二两"。
⑩ 和刻本注："一本作'面裹炮熟，为末"。

上件一处同研匀，用白面糊和圆，如黍米大。每服五圆至七圆，米饮下，不计时候。

虎睛圆 治小儿惊风壮热，痰涎壅滞，精神昏愦，睡多惊啼，或发搐搦，目睛直视。

茯神去木 天麻去苗 腻粉研 天竺黄研 胡黄连，各五两 朱砂研飞，二两 麝香研 白附子炮 天南星炮，各三两 青黛研，七两 使君子一百个 天浆子微炒，四十个[①]

上为细末，以面糊为圆，如梧桐子大。每一岁儿服一圆，薄荷汤化下，更量虚实加减，乳食后服。

天麻防风圆 治一切惊风，身体壮热，多睡惊悸，手足抽掣，精神昏愦，痰涎不利，及风温邪热，并宜服之。

白僵蚕去丝、嘴，炒 干蝎炒，各半两 天麻去苗[②] 防风去苗[③] 人参[④]，各一两 朱砂研飞 雄黄研 麝香研 甘草炙，各一分 牛黄一钱

上为细末，炼蜜为圆，如梧桐子大。每服一圆至二圆，薄荷汤化下，不拘时候。

化虫圆 治小儿疾病多有诸虫，或因脏腑虚弱而动，或因食甘肥而动，其动则腹中疼痛，发作肿聚，往来上下，痛无休止，亦攻心痛，叫哭合眼，仰身扑手，心神闷乱，呕哕涎沫，或吐清水，四肢羸困，面色青黄，饮食虽进，不生肌肤[⑤]，或寒或热，沉沉默默，不的知病之去处。其虫不疗，则子母相生，无有休止，长一尺则害人。

胡粉炒 鹤虱去土 槟榔 苦楝根去浮皮，各五十两 白矾[⑥]枯，十二两半

上为末，以面糊为圆，如麻子大。一岁儿服五圆，温浆水入生麻油一二点，调匀下之，温米饮下亦得，不拘时候。其虫细小者皆化为水，大者自下。

进食圆 治乳食不消，心腹胀满，壮热喘粗，呕吐痰逆[⑦]，肠鸣泄泻，米谷不化；或下痢赤白，腹痛后重，及食癥乳癖，痃气痞结，并皆治之。

---

① 和刻本注："一本作'百四十个，微炒'。"

② 去苗：和刻本作"去芦"。

③ 去苗：和刻本作"去芦、叉"。

④ 和刻本"人参"后有"去芦"二字。

⑤ 肌肤：和刻本作"肌肉"。

⑥ 和刻本"白矾"后有"飞"字。

⑦ 逆：和刻本作"涎"。

代赭石烧，醋淬，研　当归去芦，微炒[①]　朱砂研飞　枳壳去瓤，麸炒微黄　木香各半两　麝香细研，一分　巴豆霜半分

上件药捣罗为末，入研药匀，面糊为圆，如麻子大。每一岁儿服一圆，温米饮下，更量虚实加减服之，食后服。

金箔镇心圆　治小儿风壅痰热，心神不宁[②]，惊悸烦渴，唇焦颊赤，夜卧不安，谵语狂妄。

紫河车用黑豆煮软，切作片，焙干，二十五两　山药一百五十两　牙硝枯，十五两　甘草爁　人参去芦　茯苓去皮，各五十两　朱砂研飞，一百两　龙脑研，十两　麝香研，五两　金箔一千二百箔[③]，为衣

上为细末，炼蜜为圆，每一两半作五十圆，以金箔为衣。每服一圆，薄荷汤化下，含化亦得，食后，临卧。常服安镇心神，散败邪热，凉咽膈，止惊啼。

比金圆　治小儿惊风体热，喘粗痰嗽，心忪颊赤，大小便不利，夜卧不稳。

滑石　腻粉研，各十五两　青黛研，二两半　天南星炮，一十二两半　巴豆七百个，去皮取[④]霜

上为细末，以面糊为圆，如麻子大。每服一岁一圆，薄荷温水下。如急惊风，头热足冷，口噤面青，筋脉抽掣，上膈顽涎，疾状甚者，加一二圆，煎桃符汤下，疏利下蕴毒热涎，立便安愈。小儿疮疹后，余毒不解，宜与服，食后。

香连圆　治小儿冷热不调，泄泻烦渴，米谷不化，腹痛肠鸣；或下痢脓血，里急后重，夜起频并，不思乳食，肌肉消瘦，渐变成疳。

白石脂　龙骨　干姜炮　黄连去须，微炒　白矾煅[⑤]，各半两

上件药，捣罗为末，醋煮面糊和圆，如麻子大。每一岁儿服十圆，米饮下，乳食前服。如烦渴，煎人参汤下，更量儿大小以意加减，日三四服。

紫霜圆　治乳哺失节，宿滞不化，胸腹痞满，呕吐恶心，便利不调，乳食减少。又治伤寒温壮，内挟冷实，大便酸臭，乳食不消，或已得汗，身热不除，及变蒸发热，多日不解，因食成痫，先寒后热。

---

① 去芦，微炒：和刻本作“去芦，米泔浸一宿，锉碎，微炒”。

② 宁：和刻本作“安”。

③ 箔：和刻本作“片”。

④ 取：通行本原作“去”，误。

⑤ 煅：和刻本作“烧令汁尽”。

代赭石醋淬，细研，一两　赤石脂为末，一两　杏仁去皮、尖，麸炒，别研，五十枚　巴豆去皮、心①，出油，炒研，三十粒

上合研匀，汤浸饭②饼圆如黄米大。儿生三十日外，可服一圆；一岁至三岁，并服二圆至三圆，乳汁送下，米饮亦得，微利为度，亦不虚人，未利再服，更量虚实加减，乳食后服。

开胃圆　治小儿脏腑怯弱，内受风冷，腹痛胀满，肠鸣泄利，或青或白，乳食不化，又治脏冷夜啼，胎寒腹痛。

白芍药　麝香细研，各一分　人参③　木香　蓬莪术煨④　白术⑤　当归去苗⑥，微炒，各半两（一本无白术）

上件捣罗为末，都研令匀，汤浸炊⑦饼和圆，如黍米大。每服十五圆，温米饮下。新生儿腹痛夜啼，可服五圆，并乳食前服。

没食子圆　治小儿肠虚受热，下痢鲜血，或便赤汁，腹痛后重，昼夜不止，遍数频多。

没食子　地榆，各半两　黄柏锉，蜜炒，二两　黄连锉，炒，一两半　酸石榴皮一两

上件捣罗为细末，以醋煮面糊为圆，如麻子大。每服十圆至二十圆，温米饮下，食前服。

水银扁圆子　治小儿惊风壮热，涎盛喘粗，或发搐搦，目睛上视，及因乳哺不节，胸满呕逆，精神迷闷，发痫瘈疭，并宜服之。

黄明胶炒令黄燥，一钱三字⑧　腻粉　干蝎全者　百草霜研　牛黄研　铅霜研⑨　青黛研，各一分　巴豆去皮、膜、脂，煮黄⑩　黑铅同水银结砂子　水银，各一两　香墨烧，淬，三钱

上为细末，入研药匀，以陈粟米饭为圆，如绿豆大，捏扁。每一岁儿服一圆，二岁服二圆，三岁服三圆，四岁以上服四圆，用干柿汤下，薄荷汤亦得。更量虚实加减服，利下青黏滑涎为度，乳食后服。此药不得化破。

---

① 心：和刻本作“膜”。
② 饭：和刻本作“蒸”。
③ 和刻本“人参”后有“去芦”二字。
④ 和刻本“煨”后有“乘热锉”三字。
⑤ 和刻本无“白术”，方后注云：“一本有‘白术半两’。”
⑥ 去苗：和刻本作“锉”。
⑦ 炊：和刻本作“蒸。”
⑧ 字：和刻本作“分”。
⑨ 和刻本注云：“一本作‘二分’。”
⑩ 脂，煮黄：和刻本作“醋煮”。

牛黄膏 治惊化涎，凉膈镇心，祛邪热，止痰嗽。

蛤粉研飞，二百两 牙硝枯研[①] 朱砂研飞，各十两 人参[②]二十五两 雄黄研飞，七十五两 龙脑研，四两 甘草爁，五十两 金箔、银箔各二百片，为衣 牛黄二两，别研[③]

上为细末，炼蜜搜和，每一两八钱作二十圆，以金箔、银箔为衣。一岁儿每服如绿豆大，薄荷温水化下，量岁数临时加减服之，食后。

金屑辰砂膏 治小儿心[④]经邪热，颊赤多渴，睡卧不宁，谵语狂妄，痰涎不利，精神恍惚，及大人痰热蕴积，心膈烦躁，咽喉肿痛，口舌生疮。

牙硝枯研 铁粉研，各半两 甘草炙，二两 龙脑研，二钱 辰砂研飞，三两 蛤粉研飞，八两 人参[⑤]一两 金箔三十片为衣

上为细末，炼蜜搜和，每一两半作二十圆，捏扁，用金箔为衣。每服半皂子大，大人一圆分作两服，并用薄荷汤化下，食后，临卧服。

润肺散 治小儿寒壅相交，肺气不利，咳嗽喘急，语声不出，痰涎壅塞，胸膈烦满，鼻塞清涕，咽喉干痛。

贝母去心，麸炒黄 杏仁汤洗[⑥]去皮、尖及双仁者，焙干，面炒，各二两半 麻黄去根、节 人参[⑦]，各二两 阿胶炒令黄燥 桔梗，各半两 陈皮去白，一分 甘草炙，一两

上同杵，罗为粗末。每服一钱，水八分，煎六分，去滓，温服，食后[⑧]。

惺惺[⑨]散 治小儿风热疮疹，伤寒时气，头痛壮热，目涩多睡，咳嗽喘粗，鼻塞清涕。

瓜蒌根 人参[⑩] 细辛去叶 茯苓去皮 白术 甘草炙 桔梗，各一两半

上件同杵，罗为末。每服一钱，水一小盏，入薄荷三叶，同煎至四分，温服。如要和气，即入生姜煎服，不计时。

---

① 和刻本“枯研”后有“水飞过”三字。
② 和刻本“人参”后有“去芦”二字。
③ 和刻本注云：“一本不用”。
④ 心：通行本无“心”字，据和刻本补。
⑤ 和刻本“人参”后有“去芦”二字。
⑥ 洗：通行本无“洗”字，据和刻本补。
⑦ 和刻本“人参”后有“去芦”二字。
⑧ 和刻本“食后”后有“不拘时候，量儿大小加减”十字。
⑨ 惺惺：清醒貌。
⑩ 和刻本“人参”后有“去芦头”三字。

人参羌活散 治小儿寒邪温病，时疫疮疹，头痛体疼，壮热多睡，及治潮热烦渴，痰实咳嗽。

柴胡去苗 独活去芦 羌活去苗，各二两[1] 人参去芦 芎䓖 枳壳去瓤，麸炒 茯苓去皮 甘草炙，各一两 桔梗 前胡 天麻酒浸，炙 地骨皮去土，各半两

上为散。每服一钱，水七分盏，入薄荷少许，煎至五分，去滓，温服，不计时候。

辰砂金箔散 治小儿心膈邪热，神志不宁，惊惕烦渴，恍惚忪悸，夜卧不安，谵语狂妄，齿龈生疮，及痰实咳嗽，咽膈不利。

辰砂研飞，七十两 人参去芦 茯苓去皮 牙硝枯，各三十两 桔梗五十两 蛤粉研飞，八十两 甘草炒，二十五两 金箔二百片，入药 生脑子研，二两

上为细末，一岁儿每服半钱，薄荷汤调下；未满百晬儿，脏腑多热，睡卧不稳，大便不利，蜜汤调下一字，更量儿加减。如[2]大人、小儿咽喉肿痛，口舌生疮，每用少许掺在患处，咽津，立效。大人膈热，每服一钱，新水调下，食后、临卧服。

消毒散 治小儿疮疹已出，未能匀透，及毒气壅遏，虽出不快，壮热狂躁，咽膈壅塞，睡卧不安，大便秘涩，及治大人、小儿上膈壅热，咽喉肿痛，胸膈不利。

牛蒡子爁，六两 荆芥穗一两 甘草炙，二两

上为粗末。每服一钱，用水一盏，煎七分，去滓，温服，食后，小儿量力，少少与之。如治疮疹，若大便利者，不宜服之。

生犀散 治小儿骨蒸肌瘦，颊赤口干，日晚潮热，夜有盗汗，五心烦躁，四肢困倦，饮食虽多，不生肌肉，及大病瘥后，余毒不解，或伤寒病后，因食羊肉，体热不除，并宜服之。

大黄蒸、切、焙 鳖甲汤煮，去裙襕，醋涂，炙黄 麦门冬去心 黄芪 秦艽去苗并土 羚羊角镑 桑白皮锉 人参[3] 茯苓去皮 地骨皮去土 赤芍药 柴胡去苗 枳壳去瓤，麸炒

上各等分，捣为粗末。每服二钱，水一盏，入青蒿少许，煎至六分，去滓，温服，食后，小儿即分为二服。

---

① 各二两：和刻本作“各一两”。

② “上为细末……更量儿加减。如”此段文字通行本阙，据和刻本补。

③ 和刻本“人参”后有“去芦”二字。

清凉饮子 治小儿血脉壅实，腑脏生热，颊赤多渴，五心烦躁，睡卧不宁，四肢惊掣，及因乳哺不时，寒温失度，令儿血气不理，肠胃不调，或温壮连滞，欲成伏热，或壮热不歇，欲发惊痫。又治风热结核，头面疮疖，目赤咽痛，疮疹余毒，一切壅滞，并宜服之。

当归去芦，酒浸 甘草炙 大黄蒸，焙 赤芍药

上等分，为粗末。每服一钱，水一中盏，煎至七分，去滓，温服，量儿大小、虚实加减，微溏利为度，食后、临卧服。

天竺[1]饮子 治大人、小儿腑脏积热，烦躁多渴，舌颊生疮，咽喉肿痛，面热口干，目赤鼻衄，丹瘤结核，痈疮肿痛。又治伏暑燥热，疮疹余毒，及大便下血，小便赤涩。

川郁金用皂角水煮，切作片，焙干 甘草炙，各二十两 大栀子仁微炒 连翘各二十两[2] 雄黄飞研，五两 瓜蒌根十斤

上为细末。每服一大钱，食后、临卧，用新水调服。小儿半钱，临时更量儿大小，以意加减。

朱砂圆 镇心神，化痰涎，利咽膈，止烦渴。

硼砂研，一分 朱砂研飞，五十两 麝香研 梅花脑研，各半两 脑子研 牙硝枯，各一两 甘草浸汁熬膏，五斤 寒水石烧通红，研，四两

上研匀，用甘草膏和，每两作一百圆。每服一圆，含化。小儿夜多惊啼，薄荷水化下。

芦荟圆 治疳气羸瘦，面色萎黄，腹胁胀满，头发作穗，揉鼻咬甲，好吃泥土，利色[3]无定，寒热往来，目涩口臭，齿龈烂黑。常服长肌退黄，杀疳虫，进乳食。

大皂角 干虾蟆用各等分，同烧存性，为末，一两[4]，入下项药：
青黛研，一分 芦荟研 朱砂研飞 麝香研，各一钱

上合研匀，用汤浸蒸饼和为圆，如麻子大。每三岁儿，服二十圆，不计时候，温米饮下，更量大小加减。

和中散 治小儿脾胃不和，呕逆恶心，冷热不调，减食泄泻，腹痛肠鸣，少力嗜卧。

---

① 天竺：古代中国以及其他东亚国家对当今印度和其他印度次大陆国家的统称。
② 二十两：和刻本作“四十两”。
③ 利色：私利和情欲。
④ 一两：和刻本作“每药一两”。

厚朴去皮，姜炙，六两　白术三两　干姜炮　甘草炙，各二两

上为末。每服一钱，水八分盏，生姜二片，煎六分，去滓，稍热服，乳食前服。

人参半夏圆　治肺胃受冷，咳嗽气急，胸膈痞满，喉中呀呷[①]，呕吐涎沫，乳食不下。

半夏汤洗七次，切，焙　厚朴去粗皮，姜汁炙　丁香，各四两　陈皮去瓤　人参去芦　细辛去苗，各二两

上为细末，用生姜汁打面糊为圆，如麻子大。三岁儿每服二十圆，生姜汤下，食后服，量儿大小加减。

辰砂半夏圆　治小儿肺壅痰实，咳嗽喘急，胸膈痞满，心忪烦闷，痰涎不利，呀呷有声。

五灵脂微炒，用酒研飞，去砂土　朱砂研飞，各一两　葶苈水淘净，日[②]干，别杵成膏　杏仁汤浸[③]，去皮、尖及双仁，麸炒，别杵成膏　半夏汤浸七次，去滑，焙干，各半两

上为末，入研药匀，以生姜汁煮面糊和圆，如小麻子大。每服五圆至七圆，淡生姜汤下，食后。

丁香散　治胃虚气逆，呕吐不定，精神羸困，霍乱不安。

人参[④]半两　丁香　藿香叶，各一分

上件同杵，罗为散。每服一钱，水半盏，煎五七沸，入乳汁少许，去滓，稍热服，不拘时候。

六神丹　治小儿疳气羸瘦，脏腑怯弱，泄利虚滑，乳食减少，引饮无度，心腹胀满。

丁香　木香　肉豆蔻去壳，各半两

上三味，用面裹同入慢灰火煨，令面熟为度，取出放冷。

诃子煨，去核　使君子仁，各半两　芦荟细研入药，一两

上件同杵，罗为细末，以枣肉和圆，如麻子大。每服五圆至七圆，温米饮下，乳食前服。

太一丹　治小儿诸风惊痫，潮发搐搦，口眼相引，项背强直，精神昏困，痰涎不利，及一切虚风，并皆治之。

---

① 呀呷：吞吐开合貌。

② 日：和刻本作“晒”。

③ 浸：和刻本作“洗”。

④ 和刻本“人参”后有“去芦”二字。

天南星炮　乌蛇酒炙，取肉，各三钱　天麻去芦，酒浸一宿　附子炮，去皮、脐　麻黄去根、节，各半两　干蝎微炒，一钱半　白附子炮，三钱半　白僵蚕去丝、嘴，炒，四钱

以上为细末，以水一升，调浸三日，以寒食面一斗拌匀，踏作曲，须六月六日，以楮叶罨[①]七日取出，逐片用纸袋盛，挂当风，十四日可用。每曲末一两，入下项药：

琥珀研，一钱　辰砂研飞，六钱　雄黄研飞，三钱　甘草炙，为末，半钱

上合研匀，炼蜜和圆，如鸡头大。每服一圆，温水化下，不计时。

大惊圆　治惊风诸痫，壮热昏愦，神志恍惚，痰涎壅塞，或发搐搦，目睛直视，并皆治之。

蛇黄火煅，醋淬九次，研飞，二钱　青礞石研，一钱　朱砂研飞，三钱　虾蟆灰　雄黄，各一钱[②]　铁粉研，二钱半

上研匀，以水浸饪饼圆如桐子大。每服一圆，煎薄荷水，磨剪刀股化下，日二三服。此药治惊化涎，不用银粉。小儿脏腑、口齿、肠胃柔弱，凡用银粉药，切须慎之，则无他苦。

睡惊丹[③]　治小儿惊邪，风热痰壅，咽膈不利，夜卧不安，睡中啼哭，惊风搐搦。

蛇黄火煅红，米醋淬五遍，再将醋煮干为度　天南星碾[④]为粉，用薄荷汁搜和为饼，炙熟　茯苓去皮　铁粉重罗　使君子仁

以上五味，捣罗为末，各称半斤。

脑子别研，半斤　麝香别研，一两　银箔研　金箔研，各一百片

上前项五味药末，入后项研药拌匀，糯米糊为圆，如皂荚子大，朱砂为衣。用薄荷汤磨下，五岁儿一圆分二服，三岁以下儿一圆分三四服，更量岁数加减。常服安神镇心，定惊控痰。[⑤]

使君子圆　治小儿五疳，脾胃不和，心腹膨胀，时复疞痛，不进饮食，渐致羸瘦，并宜服之。

---

① 罨（yǎn）：本义为捕鸟或捕鱼的网。掩盖、覆盖。
② 和刻本虾蟆灰作一钱半。
③ 本方及以下使君子圆、加减四君子汤共 3 方，通行本、和刻本别标识为“绍兴续添方”。
④ 碾：和刻本作“研”。
⑤ 常服安神镇心，定惊控痰：此句和刻本在上段主治“惊风搐搦”句后。

厚朴去皮，姜汁炙　陈皮去白　川芎，各一分　使君子仁浸，去黑皮，一两

上为细末，炼蜜圆，如皂子[1]大。三岁以上一粒，以下半粒，陈米饮化下，大治小儿腹痛。

加减四君子汤　治小儿吐泻不止，不进乳食。常服调胃进食。

白扁豆蒸熟，焙干　藿香叶　甘草炙　黄芪去苗，各一两　人参　茯苓去皮，焙　白术，各四两

上为细末。每服一钱，入盐点服，或用水七分盏，煎五分，温服。

一本加减四君子汤：白茯苓、人参、白术各一两，甘草半两。上为末，每服一钱，盐汤调服。或㕮咀，姜、枣煎，尤妙。常服调气，加山药；吐泻腹痛，烦渴，加黄芪、白扁豆、藿香、干葛；和气，加生姜；心神不定，加辰砂、枣子；心忪心烦，心神不定，加茯神；惊啼，手足瘈疭，睡卧不安，加全蝎、钓藤[2]、白附子；脾胃虚弱，生风多困，加半夏曲、没食子、冬瓜仁；发渴，加干葛、木瓜、枇杷叶去毛；烦渴，加黄芪；胃冷，呕吐涎沫，加丁香；呕逆，加藿香；脾胃不和，倍加白术、姜、枣；脾困，加人参、木香、缩砂仁；脾弱腹胀，不思饮食，加扁豆、粟米；伤食，加炒神曲；胸满喘急，加白豆蔻；涎嗽，加杏仁、桑白皮、半夏曲；风壅邪热，加生姜、荆芥；经络蕴热，头面生疮，加瓜根、桔梗；有寒及遇天寒发热，去瓜根、桔梗；疮疹已出未出，大便闭涩，发渴，加瓜根；劳热往来，加川芎；盗汗，加陈浮麦；虚汗多，夜喘，加犀角、麦门冬；小腑赤涩，加麦门冬；大腑闭，去白术，加陈皮；温中和气，止泻，加陈皮、枣子；吐逆，四肢厥逆，脑门低陷，加藿香、丁香；吐利过多，脾胃虚乏，欲生风候，加白附子；泄泻，加陈皮、制朴、姜、枣；大腑泻利，加炒罂粟；赤痢，加赤芍药、当归、粟米；白痢，加炮姜、粟米；脏腑滑泄，加煨诃子肉。[3]

诸家名方

蚵蚾[4]圆　治小儿五疳八痢，乳食不节，寒温调适乖违，发竖毛焦，皮肤枯悴，脚细肚大，颅解胸陷，渐觉尪羸，时发寒热，盗汗咳嗽，脑后核起，腹内块生，小便泔浊，脓痢淀青，挦眉咬指，吃土甘酸，吐食不化，烦渴并频，

---

① 皂子：和刻本作“皂角子”。

② 钓藤：即“钩藤”。避宋高宗赵构讳，“钩”改为“钓”。

③ 一本加减四君子汤……脏腑滑泄，加煨诃子：此段通行本无，兹据和刻本补入，以资参考。

④ 蚵蚾（kē　bǒ）：蟾酥的别名。

心神昏瞀，鼻赤唇燥，小蛊[①]既出，蛔虫咬心，疳眼雀目，名曰丁奚，此药救疗，效验如神。

白芜荑去皮　黄连去须　蚵蚾酒浸，去骨，焙　胡黄连，各一两半　青黛半两，为衣

上件碾为细末，猪胆汁面糊圆，如粟米大。每服三十圆，用饭饮吞下，食后、临卧，日进三服。

高良姜散　治小儿冷伤，脾胃不和，腹胀气闷，不欲饮食。

高良姜[②]　草豆蔻去皮　陈皮去白　当归微炒　肉桂去粗皮，各一分　人参去芦，半两

上件捣罗为散。三岁儿每服一钱，水一盏，煎至五分，去滓，温服，不计时候，量儿大小，加减服之。

人参圆　治小儿乳哺，饮冷过度，伤冷脾胃，腹胁胀满，多吐痰涎。

人参[③]　丁香　陈皮去白　干姜焙，白术，各一分　半夏汤洗七次，半两

上件捣罗为末，炼蜜和圆，如麻子大。每三岁小儿服一十圆，温汤下，不拘时，日二服，量儿大小加减。

温脾散　治脾胃气不和，腹胁虚胀，不欲乳食，困倦无力，壮热憎寒，并皆疗之。

诃黎勒皮炮　人参[④]，各三分　甘草炙，一分　白术　木香　茯苓去皮　藿香去梗　陈皮去白　黄芪　桔梗，各半两

上件捣罗为散。三岁儿每服一钱，水一盏，入生姜钱子大片，淮枣一枚，同煎至五分，去滓，温服，不计时候，量儿大小加减。

白豆蔻散　治小儿脾胃不和，憎寒壮热，腹痛呕吐，不纳乳食。

枇杷叶去毛，微炙[⑤]　白豆蔻去皮　陈皮去白　芎䓖　甘草炙，各一分　干木瓜　人参[⑥]　黄芪，各半两

上为粗散。三岁小儿每服一钱，水一小盏，生姜钱子三片，枣一枚，同煎至七分，去滓，温服，不计时候，量儿大小加减。

---

① 蛊：和刻本作“虫”。
② 和刻本“高良姜”后有“锉”字。
③ 和刻本“人参”后有“去芦”二字。
④ 和刻本“人参”后有“去芦”二字。
⑤ 微炙：和刻本作“炙微黄”。
⑥ 和刻本“人参”后有“去芦”二字。

当归圆 治小儿冷热不调，大便青黄，心腹多痛，或腹中气满，或时呕逆，不欲乳食。

白芍药 当归微炒① 人参② 芎䓖，各三分 白术 甘草炙，各半两

上件捣罗为末，水煮面糊圆，如麻子大。三岁小儿每服十圆，粥饮下，日三服，更量儿大小加减。

厚朴散 治小儿外感风冷，壮热憎寒，头痛体重，中寒气逆，呕吐恶心，或手足厥冷，及脾胃不和，并皆治之。

苍术米泔浸一宿，去黑皮、焙 厚朴去皮，姜汁炙 陈皮去白，各一两 干姜炮，三分 甘草炙，半两

上件为细末。三岁小儿每服一钱，水一小盏，入生姜钱二片，枣子一枚，同煎至五分，滤去滓，热服。

柴胡散 治小儿伤寒壮热，头痛体疼，口干烦渴。

石膏 黄芩 甘草 赤芍药 葛根，各一两③ 麻黄去根、节 柴胡去苗，各半两

上捣罗为散。三岁小儿每服一钱，水一小盏，入生姜少许，葱白三寸，豉二十粒，同煎至五分，滤去滓，温服，不拘时候，汗出为效，量儿大小加减。

葛根散 治小儿伤寒，四肢烦热，头疼体痛，心躁口干发渴。

葛根 麻黄去根、节 人参，各半两 肉桂去粗皮 甘草炙，各一分

上件捣为粗散。三岁儿每服一钱，水一小盏，入生姜少许，枣子一枚，同煎至五分，滤去滓，温服，量儿大小加减，不计时候。

豆蔻香连圆 治小儿乳食不节，肠胃虚弱，冷热之气客于肠间，下赤白痢，肠内疞痛，日夜频并，不欲饮食。量儿大小，加减服之。

黄连去须，微炒，三分 肉豆蔻仁二枚 丁香一分 木香 诃黎勒炮，去核，各半两

上捣罗为末，以粟米粥和圆，黍米大。三岁儿服十圆，粥饮下。

木香白术散 治小儿冷痢腹痛，四肢不和，饮食减少，渐致羸瘦。

诃黎勒炮，去核 龙骨 厚朴去粗皮，姜汁炙 当归微炒，各

---

① 微炒：和刻本作“去苗，微炒”。

② 和刻本“人参”后有“去芦，洗”三字。

③ 各一两：和刻本作“各一分”。并注云：“一本作‘各一两’。”

半两　木香　干姜炮　白术，各一分

上捣罗为散。三岁小儿，每服一钱，以水一小盏，入枣二枚，同煎至五分，去滓，温服，食前。量儿大小加减。

龙骨圆　治小儿久患赤白痢，日夜频并，腹痛羸弱，不欲饮食。

黄连去须，微炒　黄柏①　白龙骨　诃黎勒皮炮，去核　木香，各一分　当归微炒　干姜炮　白矾枯研，各半两　胡粉微炒黄，三分

上件捣罗为末，炼蜜和圆，如绿豆大。三岁儿每服十圆，温粥饮下，日三服。量儿大小，临时加减。

乌梅散　治小儿下痢后，津液减少，脏腑虚燥，烦渴引饮，及治诸病烦渴，引饮无度。

乌梅肉微炒，半两　白茯苓　干木瓜，各一两

上捣罗为粗散。三岁儿每服一钱，水一小盏，入生姜钱一片，煎至五分，去滓，温服，不计时候服。量儿大小加减。

白芨散　治小儿肾气不成，脑髓不足。小儿年大，骨应合而不合，头缝开者是也，宜以药涂之。

白芨　柏仁　防风去苗　细辛去叶，各一两

上为细末，每一钱，以乳汁调，涂在儿颅骨上，每日一次用之。

附子散　治小儿大肠虚冷，肛门脱出，多因下痢得之，宜以药敷。

附子生，去皮、脐　龙骨各一两

上捣罗为细散。每用一钱，敷在脱肛上，按令入，频用之。

赤石脂散　治小儿因痢后躽气②下，推出肛门不入。

伏龙肝　赤石脂各等分

上件细研为散。每用半钱，敷肠头上，每日三上用。

柏墨散　治小儿断脐后，为水湿所伤，或绷袍③湿气伤于脐中，或解脱，风冷乘攻，令小儿四肢不和，脐肿啼哭，不能乳哺，宜速治之。

乱发净，洗，烧为灰　釜下黑煤　黄柏末，各等分

上件约，同研令细，每用少许敷之。

半夏散　治小儿咳逆上气，心胸痰壅，不欲乳食。

---

① 和刻本"黄柏"后有"微炒"二字。

② 躽气：指气虚下陷，致小腹睾丸下坠疼痛。躽（yǎn），身体向前弯曲。和刻本作"体"。

③ 绷袍：谓小儿穿的衣服。绷（běng）：同"绷"。和刻本作"绷"。

紫菀去苗，净洗　五味子拣净　半夏汤泡七次　甘草炙，各五两　肉桂去粗皮　细辛去苗，各二两半①

上件为细末。三岁儿每服一钱，水一盏，入生姜一片，煎至五分，去滓，温服，不计时候，量儿大小加减服。

朱矾散　治小儿初生鹅口，其舌上有白屑如米屑者，鼻外亦有，并不能乳。

朱砂细研　白矾枯，各等分

上件药研极细。每用少许，敷儿舌上，每日三次用之，先使乱发频揩舌上垢，令净即瘥。

紫苏子散　治小儿啼气未定，与乳饮之，与气相逆，气不得下。

紫苏子微炒　萝卜子微炒　诃黎勒皮　杏仁去皮、尖，麸炒黄　人参去苗　木香，各半两　青皮去白　甘草炙微赤，各一两

上件捣罗为细散。每服一钱，以水一盏，入生姜钱少许，同煎至五分，去滓，温服，不计时候，量儿大小加减。

犀角人参散　治小儿虚热，及吐泻，烦渴不止，及疏转后，并宜服之。

生犀镑，二两　人参②十五两　茯苓二十五两　甘草爁，五两　桔梗　干葛各，二两半

上为细末。每服一大钱，水一中盏，入灯心五茎，同煎六分，放温服，不计时候。烦渴者，入新竹叶同煎。

益黄散　治小儿脾胃虚弱，腹痛泄痢，不思乳食，呕吐不止，困乏神懒，心胁膨胀，颜色青黄，恹恹③不醒。

丁香四钱，不见火　陈皮去白，二两　甘草爁　诃子炮，去核　青皮去白，各一两

上为细末，每服一大钱，水七分盏，煎至五六分，食前进，量儿④大小，加减与服。此药极有神效，不可尽述。

至圣保命丹⑤　治小儿胎惊内吊，腹肚坚硬，目睛上视，手足抽掣，角弓反张。但是痰涎壅盛，一切急慢惊风，悉皆治之。

---

① 二两半：和刻本注云："一本作'二两'。"

② 和刻本"人参"后有"去芦"二字。

③ 恹恹：精神萎靡貌。亦用以形容病态，患病而精神疲乏。

④ 儿：通行本无"儿"字，据和刻本补。

⑤ 通行本、和刻本中至圣保命丹、挨积圆在"宝庆新增方"中，兹据《医籍考》记载考证，移于此处。

全蝎十四个　白附子　天南星炮　白僵蚕直青者[①]，炒　朱砂研　麝香研[②]，各一钱　防风去芦、叉　天麻，各二钱　金箔十片　蝉蜕去泥，一钱

上为细末，入研药和匀，以粳米煮[③]饭，取中心软者搜为圆，每两作四十圆。初生儿半圆，乳汁化下；周岁儿一圆，金银薄荷汤化下；十岁以上有急候者二圆，薄荷汤化下。常服镇心安神化痰，除一切惊风证候。

挨积圆　治小儿脾胃不和，宿滞不化，腹胀肠鸣，呕逆恶心，便利不调，乳食减少，或疳泻积泻，大便酸臭。亦治丈夫、妇人胸膈不快，酒积食积，呕逆恶心，吐泻脾疼。

京三棱炮　丁香皮不见火，各三两　丁香不见火　青皮去白，各一两　干姜炮　巴豆去皮、膜、油，各二钱半

上件为细末，入巴豆拌匀，面醋糊为圆，如粟米大。每服五十圆至六十圆，二岁儿可服七圆至十圆，生姜汤吞下，熟水亦得，不拘时候。更量儿岁数加减与之。此药不用大黄、硇砂、汞粉之类，并是性温之药，常服消积滞，进乳食，退黄长肌。

诸汤

豆蔻汤　治一切冷气，心腹胀满，胸膈痞滞，哕逆呕吐，泄泻虚滑，水谷不消，困倦少力，不思饮食。

丁香枝杖七斤　甘草炒，十一斤　白面炒，六斤　肉豆蔻面裹，煨，八斤

上炒盐十三斤同为末。每服一钱，沸汤点服，食前[④]。

木香汤　治胸膈痞塞，心腹刺痛，胁肋胀满，饮食减少，噫气吞酸，呕逆噎闷，一切气疾，并皆治之。

木香　青皮，各三斤　姜黄　麦蘖炒，各五斤　甘草炒　盐炒，各一十一斤　蓬术四斤

上为末，每服一钱，沸汤点服，不计时候。

---

① 和刻本“直青者”后有“去丝、嘴”三字。

② 和刻本注：“一本作‘二钱’。”

③ 煮：和刻本作“爊”。

④ 沸汤点服，食前：和刻本作“沸汤食前点服”。

桂花汤 治一切冷气，心腹刺痛，胸膈痞闷，胁肋胀满，呕逆恶心，饮食无味。

干姜炮，九两 桂心 甘草炒，各九斤 缩砂仁三斤十四两

上炒盐十四斤同为末。每服一钱，沸汤点服，食前。

破气汤 治一切冷气攻心腹，胁肋胀满刺痛，噫气吞酸，呕逆恶心，胸膈噎[1]塞，饮食减少。

青皮不去白 陈皮不去白 茴香拣炒[2]，各十二两 杏仁去皮、尖，麸炒，别捣 桂心各一斤 良姜炒 姜黄 荜澄茄 木香，各六两 甘草炒，八斤半 盐炒，十四斤 丁香皮九两

上为末。每服一钱，沸汤点，食前服。

玉真汤 治一切冷气，痰逆恶心，胸膈痞闷，脐腹撮痛，口苦无味，饮食不美。

阿魏面[3]裹，煨 茴香拣净，炒，各三斤 檀香一斤半 胡椒九两 干姜炮，一斤半 杏仁去皮、尖，麸炒，别捣，三斤十二两 白粳米炒，一斗六升 白面炒，六两 甘草炒[4]，十两[5] 盐炒，二十三斤半[6]

上为末。每服一钱，沸汤点服，食前。

薄荷汤 消风壅，化痰涎。治头昏目眩，鼻塞咽干，心胸烦闷，精神不爽。

荆芥穗 盐炒，各三斤[7] 鸡苏叶七斤半 瓜蒌根十一两[8] 缩砂仁三两 甘草锉，炒，四斤[9]

上为末。每服一钱，沸汤点，食后服。

紫苏汤 调气利膈，消痰止嗽。治心胸烦闷，口干多渴。

紫苏叶六斤 乌梅去核，微炒，九斤 甘草炒，十斤 杏仁去皮、尖，麸炒，别捣，三斤

---

① 噎：和刻本注云："一本作'噎'。"
② 拣炒：和刻本作"拣净，炒"。
③ 面：和刻本作"麸"。
④ 炒：和刻本作"炙"。
⑤ 十两：和刻本注云："一本作'十斤'。"
⑥ 二十三斤半：和刻本注云："一本作'二十三两'。"
⑦ 三斤：和刻本作"十斤"。
⑧ 十一两：和刻本作"十二两"。
⑨ 和刻本注云："一本作'七斤'。"

上炒盐十斤同为末。每服一钱，沸汤点服，不拘时候。

枣汤 治脾胃不和，干呕恶心，腹胁胀满，不美饮食。

枣去核，一斤 生姜洗，切，五斤[①] 甘草炙，锉，三斤[②]

上三味，一处拌匀，用盆器盛贮，以布盖，罨一宿，焙干，捣为末。每服一钱，入盐少许，沸汤点服。常服健脾胃，顺气进食。

二宜汤 治冒暑引饮，冷热不调，泄泻多渴，心腹烦闷，痢下赤白，腹痛后重。

桂心四斤四两 干姜砂炒，四斤[③] 甘草砂炒，三十斤 杏仁去皮、尖，砂炒，四斤四两，别研

上为末。每服一钱，沸汤点服。如伤暑烦渴，新水调下，不计时。

厚朴汤 治脾胃虚冷，腹痛泄泻，胸膈痞闷，胁肋胀满，呕逆恶心，不思饮食。

厚朴去粗皮，十斤，用生姜二斤制 枣一斗六升 丁香皮八两 甘草炒，十一斤 丁香枝杖十二两 盐炒，十五斤

上为末。每服二钱，水一盏，入生姜三片，枣二个擘破，同煎至七分，热服。常服温中顺气，进饮食。每服一钱，沸汤点服，食前[④]。

五味汤 温中益气。治胸膈痞满，心腹刺痛，短气噎闷，咳嗽痰唾，呕逆恶心，不思饮食。

五味子洗，九斤 良姜炒 陈皮去白 茴香炒，各一斤半[⑤] 甘草炒，十七斤半 盐炒，二十二斤

上为末，每服二钱，沸汤点服，食前[⑥]。

仙术汤 辟瘟疫，除寒湿，温脾胃，进饮食。

苍术去皮，四十八斤 枣去核，二斗四升 干姜炮，二十四两[⑦] 杏仁去皮、尖，麸炒，别捣，六斤 甘草炒[⑧]，十四斤 盐炒，二十五斤

上为细末，入杏仁和匀。每服一钱，沸汤点服，食前。常服延年，明目

---

① 和刻本注云："一本作'五两'。"

② 三斤：和刻本作"三两"。

③ 和刻本注云："一本作'四十斤'。"

④ 食前：和刻本作"食前服亦得"。

⑤ 和刻本注云："一本作'各一斤'。"

⑥ 热汤点服，食前：和刻本作"沸汤点，食前服"。

⑦ 二十四两：和刻本作"二十两"。

⑧ 炒：和刻本作"炙"。

驻颜，轻身不老。

杏霜汤 调肺气，利胸膈，治咳嗽，止痰逆。

粟米炒，一斗六升 甘草炒，十斤半[①] 盐炒，十六斤 杏仁去皮、尖，麸炒，别研，十斤

上为末，每服一钱，沸汤点[②]服，不拘时。常服悦泽颜色，光[③]润皮肤。

生姜汤 治酒食所伤，心胸烦满，口吐酸水，呕逆不定，饮食无味，胸膈不快。

干生姜二斤 白面炒，三斤 甘草炒，十三斤 杏仁去皮、尖，麸炒，别研，十斤

上炒盐二十二斤[④]同为末。每服半钱，如茶点吃。常服一字，消食化痰，宽利胸膈，不拘时候。

益智汤 治一切冷气，呕逆恶心，脐腹胁肋胀满刺痛，胸膈痞闷，饮食减少。

益智仁四斤半 京三棱煨[⑤]，一斤半 干姜炮，三两 青皮 蓬莪术[⑥] 陈皮，各十二两 甘草炒，十五斤 盐炒，十六斤半

上为细末。每服一钱，沸汤点服，不拘时候。常服顺气宽中，消宿冷，调脾胃。[⑦]

茴香汤 疗元脏气虚冷，脐腹胀满，疛刺疼痛，不思饮食，一切冷气，并皆治之。[⑧]

茴香去土，炒，六斤 川楝子洗，炒 陈皮，各二斤 甘草炒，七斤 盐炒，一斤

上为末。每服一钱，如茶点吃。常服温中益气，利胸膈，进饮食。

---

① 和刻本注云："一本作'二斤半'。"
② 点：和刻本作"调"。
③ 光：和刻本作"充"。
④ 二十二斤：和刻本作"二十二斤半"。
⑤ 和刻本"煨"后有"乘热捣"三字。
⑥ 术：和刻本作"茂"。
⑦ 常服顺气宽中，消宿食，调脾胃：此句和刻本在上段主治后，接"饮食减少"句后。
⑧ 通行本、和刻本后均有"又方见后"四小字注。并在"宝庆新增方"载中"茴香汤"，曰"治疗与前茴香汤同"，但组成有异，为：白芷不见火、肉桂不见火，各二两，桔梗焙，三十两，茴香、甘草并炒，各六两。

诸家名方

挝[①]脾汤 治脾胃不快，宿醒留滞，呕吐酸水，心腹胀痛，不思饮食，伤冷泄泻，并宜服之。

麻油四两 良姜十五两 茴香炒，七两半 甘草十一两七钱半

上炒盐一斤同药炒，为细末。每服一钱，白汤点下。常服快气，大解中酒，美进饮食。

小理中汤 治脾胃不和，中寒上冲，胸胁逆满，心腹疞痛，饮酒过度，痰逆恶心，或时呕吐，心下虚胀，膈塞不通，饮食减少，短气羸困，温中逐水去湿。又治肠胃冷湿，泄泻注下，水谷不分，腹中雷鸣，霍乱吐利，手足厥冷，胸痹心痛，逆气、结气，并皆治之。

苍术米泔浸，焙，五两 生姜五斤 甘草生用，十两 盐炒，十五两

上锉碎同碾，淹一宿，焙干，碾为细末。每一钱，沸汤点，空心服。

白梅汤 治中热，五心烦躁，霍乱呕吐，口干烦渴，津液不通。

白梅研破，二十九斤 檀香十四两[②] 甘草十三斤半 盐炒，十五斤

上为末。每一钱，擦生姜、新汲水下。如酒后干哕，恶心舌涩，如茶吃。

三倍汤 治脾胃不和，胸膈闷满，饮食不化，呕逆恶心；或霍乱呕吐，心腹刺痛，肠鸣泄痢，水谷不分。

草豆蔻仁二两 甘草一两 生姜 盐炒，各五两

上件拌和匀，入瓷器内淹一宿，焙干为末。沸汤点服。

降气汤[③] 治中脘不快，心腹胀满，阴阳壅滞，气不升降，胸膈噎塞，喘促短气，干哕烦满，咳嗽痰涎，口中无味，嗜卧减食，宿寒留饮，停积不消，胁下支结，常觉妨闷。专治脚气上冲，心腹坚满，肢体浮肿，有妨饮食。

紫苏叶去梗，四两 厚朴去粗皮，姜汁制 肉桂去粗皮，不见火 半夏汤洗七次，去滑 川当归去芦 前胡去芦，洗 甘草爁，

---

① 挝（zhuā）：同“抓”。用指或爪挠。

② 十四两：和刻本作“十两”。

③ 降气汤，通行本、和刻本原在卷之三“治一切气，附脾胃、积聚”门之“新添诸局经验秘方”中，兹据《医籍考》所述，移于此处。和刻本作“苏子降气汤：半夏（洗七次）、苏子（净，炒）各二两半，甘草（炙）二两，肉桂（去粗皮，不见火）、前胡（去芦）、厚朴（用姜汁制）、陈皮（去白）各一两，当归一两半。”方后注云：“一本紫苏叶四两，厚朴、肉桂、半夏、川当归、前胡、甘草各三两，陈皮三两半，名降气汤。”

各三两 陈皮去白，三两半

上为㕮咀。每服二钱至三钱，水一大盏，生姜三片，煎至七分，去滓，温服，不拘时候。常服消痰饮，散滞气，进饮食。

诸香

芬积香 沉香锉，二十五两 笺香 檀香锉，茶清[①]浸，炒黄 甲香炭火煮两日[②]，以蜜、酒煮熟 沙木炭，各二十两 丁香 藿香叶 麝香研 零陵[③]香叶 牙硝研，各十两 脑子研，三两，梅花脑研，二两

上除研药外，为细末，用蜜十两炼，同研药，常法烧[④]。

衙香 甲香制法同前 沉香锉 笺香锉，各六两 脑子研 麝香研，各九两 牙硝研，十二两[⑤] 檀香锉，十二斤，腊茶清炒 蜜比香称两加倍用，炼，和香

上为末，入研药，用蜜搜和令匀。如常法烧。

降真香 紫檀香锉，三十两，建茶末一两，汤调湿，拌匀，慢火炒，勿焦，未气尽为度[⑥] 白茅香细锉，三十两 青州枣二十个，擘破，水二大升，煮[⑦]变色，炒色变，拣去枣及黑不用，十五两[⑧] 紫润降真香锉，四十两 黄熟香锉，三十两 焰硝汤化，飞去滓，熬成霜，半斤 粉草锉，五两 瓶香二十两 麝香末十五两 甘松拣净[⑨] 丁香皮 藿香，各十两 龙脑二两 笺香锉，三十两

上为末，入研药，炼蜜搜和[⑩]，如常法烧。

按：通行本、和刻本“治小儿诸疾”门，“大观方”中尚有“人参散”1方，“绍兴续添方”中尚有“消毒犀角饮”1方（方证复见积热类之“吴直阁增诸家名方”中）；“吴直阁增诸家名方”尚有

① 清：和刻本作“青”。

② 和刻本“炭火煮两日”后有“洗净”二字。

③ 陵：和刻本作“苓”。

④ 同研药，常法烧：和刻本作“用研药一并搜和令匀，如常法烧”。

⑤ 和刻本注云：“一本作‘十两’。”

⑥ 建茶末一两，汤调湿，拌匀，慢火炒，勿焦，未气尽为度：和刻本作：“以建茶细末一两，汤调两碗，湿拌香令匀，慢火炒两三时，勿令焦，水气尽为度”。

⑦ 煮：和刻本作“同煎”。

⑧ 十五两：和刻本作“用好者十五两”。

⑨ 和刻本作“甘松，拣净，一两”。

⑩ 和刻本“炼蜜搜和”后有“令匀”二字。

人参散、钱氏白术散2方；“诸香”有清远香1方。另外，至圣保命丹、挨积圆2方在“宝庆新增方”中，不在“吴直阁增诸家名方”中；“降气汤”在“治一切气，附脾胃、积聚”门之“新添诸局经验秘方”中，不在“诸汤”类之“吴直阁增诸家名方”中。丹波元胤《医籍考》对此有所考证，曰：吴直阁本有“降气汤（诸汤诸家名方）”，无“人参散、钱氏白术散（小儿）、清远香（香方）”，“宝庆至圣保命丹、挨积圆（小儿），在诸家名方内”，兹据《医籍考》记载予以删节调整，未列消毒犀角饮、人参散、钱氏白术散3方，通行本、和刻本言“消毒犀角饮，治证并方见前积热类”，但吴斑本“积热类”无此方，疑吴斑本无此方，故未列入。通行本、和刻本“人参散”两见于“大观方”与“吴直阁增诸家名方”，后方注云：“品味与前人参散同”，显为一方。故根据丹波氏记载，均未列入。并将“宝庆新增方”之至圣保命丹、挨积圆、“治一切气”门之降气汤”，移列此处。

附录

进表

昔神农尝百草之味，以救万民之疾；周官设疾医之政，以掌万民之病。著在简编[①]，为万世法。我宋勃兴[②]，神圣相授，咸以至仁厚德，涵养生类。且谓札瘥荐臻[③]，四时代有，救恤[④]之术，莫先方书。故自开宝以来，早敕[⑤]近臣雠校本草，厥后纂次《神医普救》，刊行《太平圣惠》，重定针艾、俞穴，校正《千金》《外台》，又作《庆历善救》《简要济众》等方，以惠天下。或范金[⑥]揭石，或镂板[⑦]联编，是虽神农之用心，成周[⑧]之政治，无以过也。天锡[⑨]神考[⑩]，睿圣[⑪]承统[⑫]，其好生之德，不特见于方论而已。又设"太医局熟药所"于京师，其恤民瘼[⑬]，可谓勤矣。主上天纵深仁，孝述前烈[⑭]，爰自崇宁，增置七局，揭以"和剂""惠民"之名，俾夫修制、给卖，各有攸司。又设"收买药材所"，以革伪滥之弊。比诏会府[⑮]，咸置药局，所以推广祖考之德泽，可谓曲尽。然自创局以来，所有之方，或取于鬻药之家，或取[⑯]于陈献之士，未经参订，不无舛讹，虽尝镂板颁行，未免传疑承误。故有药味脱漏，铢两过差，制作多不依经，祖袭[⑰]间有伪妄，至于贴榜，谬戾[⑱]尤多，殆不可以一二举也。

---

① 简编：书籍、史籍。

② 勃兴：蓬勃兴起。

③ 札瘥：因疫疠、疾病而死。瘥（cuó）：病，疫病。《左传·昭公十九年》："郑国不天，寡君之二三臣札瘥夭昏，今有丧我先大夫偃。"杜预注："大死曰札，小疫曰瘥。"孔颖达疏："（札、瘥、夭、昏）揔说诸死，连言之耳。"荐臻：重至，再来。接连到来；屡次降临。荐，通"洊"。

④ 救恤：救济抚恤。

⑤ 敕：皇帝的诏令。

⑥ 范金：以模子浇铸金属。

⑦ 镂板：亦作"镂版"。谓雕版印刷。

⑧ 成周：借指周公辅成王的兴盛时代。。

⑨ 锡：通"赐"。给予，赐给。

⑩ 神考：指宋神宗赵顼。

⑪ 睿圣：明圣，明智。指圣明的帝王。

⑫ 承统：继承帝位。

⑬ 民瘼：民众的疾苦。

⑭ 前烈：前人的功业。

⑮ 会府：尚书省或节度使之别称。

⑯ 取：和刻本作"得"。

⑰ 祖袭：效法，因袭。

⑱ 谬戾：也作"谬盭"。悖谬乖戾。

顷因条具①，上达朝廷，继而被命，遴选通医，俾之刊正。于是请书监之秘文，采名贤之别录，公私众本，搜猎靡遗，事阙所从，无不研核。或端本以正末，或泝流②以寻源，订其讹谬，析③其淆乱，遗佚者补之，重复者削之。未阅岁而书成，缮写甫毕，谨献于朝。将见合和④者得十全之效，饮饵者无纤芥⑤之疑，颁此成书，惠及区宇⑥。遂使熙丰⑦惠民之美意，崇观⑧述事之洪规⑨，本末巨细，无不毕陈。纳斯民于寿康，召和气于穹壤⑩，亿万斯年，传之无极，岂不韪⑪欤！

将仕郎⑫措置药局检阅方书陈承

奉议郎⑬守太医令⑭兼措置药局检阅方书裴宗元

朝奉郎⑮守尚书库部郎中⑯提辖⑰措置药局陈师文　谨上

---

① 条具：犹条陈。指公文。

② 泝流：亦作“溯流”，逆着水流方向。

③ 析：和刻本作“折”。

④ 合和：调制，制剂。

⑤ 纤芥：亦作“纤介”。细微。

⑥ 区宇：境域，天下。

⑦ 熙丰：指宋神宗熙宁、元丰之年号。

⑧ 崇观：指宋徽宗崇宁、大观之年号。

⑨ 洪规：大法。

⑩ 穹壤：天地。

⑪ 韪：是，对；善，美好。《说文》：“韪，是也。”

⑫ 将仕郎：文散官名，隋炀帝大业三年（607年）始置，属谒者台，从八品，掌出使。唐朝定为文散官，从九品下。宋初因之，神宗元丰三年（1080年）废。徽宗二年（1103年）置为选人新阶官，取代旧阶、军巡判官、司理、司户、司法参军，县主簿、尉。政和六年（1116年）改为迪功郎，改定位第三十七阶，同时改假将仕郎为将仕郎。南宋于迪功郎下，再增置通仕、登仕、将仕三郎。

⑬ 奉议郎：文散官名。隋置通议郎，唐改奉议郎，为文官第十六阶，秩从六品上。五代、宋初因之。太宗太平兴国元年（976年）改为奉直郎。神宗元丰三年（1080年）改京朝官阶官太常、秘书、殿中丞，著作郎为奉议郎，秩正八品。

⑭ 太医令：掌管医疗的官，宋代隶太医局。

⑮ 朝奉郎：文散官名。隋文帝开皇六年（586年）置朝议郎，为八郎之首（朝议、通议、朝请、朝散、给事、承奉、儒林、文林），秩正六品上，隋炀帝时罢。唐为文官第十四阶。宋太平兴国元年（976年）改朝议郎为朝奉郎。神宗元丰三年（1080年）九月，复改京朝官阶后行员外郎与左、右司谏为朝奉郎，秩正七品。为文臣京朝官三十阶之第二十二阶。

⑯ 库部郎中：官名。魏晋南北朝与“库部郎”互称，为尚书省库部朝长官。唐朝置为兵部库部司长官，从五品上。高宗、玄宗时曾随本司改名司库大夫、司库郎中，寻各复旧。五代因之。北宋初年设判库部事一员，以无职事朝官担任，库部郎中为五品寄禄官，库部员外郎为六品寄禄官。神宗元丰改制始为职事官，设库部郎中从六品、库部员外郎正七品，元祐初年以职方司兼领，南宋以驾部司、兵部郎官兼任。

⑰ 提辖：管领。

方剂索引

四画

五画

六画

七画

八画

九画

十二画

十三画

十四画

十五画

十六画

十九画

二十一画